常见内分泌及代谢疾病诊疗

主编 包 蕾 汤 娜 张 靖 刘志超

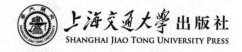

上海交通大学出版社
SHANGHAI JIAO TONG UNIVERSITY PRESS

内容提要

本书以提高临床技能水平、培养临床诊疗思维为编写原则。在内容上，以满足临床实践需要为宗旨，以疾病的诊断与治疗为主线，突出强调了内分泌代谢领域常见疾病的相关知识；在编写安排上，更加注重了疾病的早期诊断、鉴别要点、疗效评价、临床转归与并发症及循证治疗等方面的新进展。本书不仅重视循证医学证据，而且叙述明了，内容简明实用、结构合理、重点突出，是一本科学性和实用性很强的内分泌代谢疾病诊疗的参考书，适合内分泌科、普通内科及基层医务工作者参考使用。

图书在版编目（CIP）数据

常见内分泌及代谢疾病诊疗 / 包蕾等主编. --上海 ：
上海交通大学出版社，2023.12
ISBN 978-7-313-29350-3

Ⅰ. ①常… Ⅱ. ①包… Ⅲ. ①常见病－内分泌病－诊疗②常见病－代谢病－诊疗 Ⅳ. ①R58

中国国家版本馆CIP数据核字（2023）第190312号

常见内分泌及代谢疾病诊疗

CHANGJIAN NEIFENMI JI DAIXIE JIBING ZHENLIAO

主　　编：包　蕾　汤　娜　张　靖　刘志超
出版发行：上海交通大学出版社　　　　　地　　址：上海市番禺路951号
邮政编码：200030　　　　　　　　　　　电　　话：021-64071208
印　　制：广东虎彩云印刷有限公司
开　　本：710mm × 1000mm 1/16　　　经　　销：全国新华书店
字　　数：226千字　　　　　　　　　　印　　张：13
版　　次：2023年12月第1版　　　　　　插　　页：2
书　　号：ISBN 978-7-313-29350-3　　　印　　次：2023年12月第1次印刷
定　　价：198.00元

编委会

主 编

包 蕾 汤 娜 张 靖 刘志超

副主编

迟庆霞 俞冬梅 唐 偲 李 敏

编 委（按姓氏笔画排序）

王忠平（山东省军区潍坊第一离职干部休养所）

包 蕾（山东省青岛市城阳区人民医院）

刘志超（山东省聊城市海吉亚医院）

汤 娜（山东省济南市第五人民医院）

李 敏（新疆医科大学第六附属医院）

迟庆霞（山东省青岛市黄岛区人民医院）

张 靖（山东省枣庄市妇幼保健院）

俞冬梅（甘肃省兰州新区第一人民医院）

唐 偲（重庆市中医院）

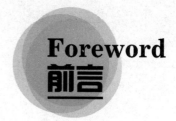
Foreword
前言

　　近年来,随着社会和经济的发展及人口老龄化进程的加快,肥胖症、糖尿病、高脂血症、高尿酸血症等内分泌代谢疾病发病率日益增高,其并发症已成为人群致死、致盲、致残的重要原因之一,引起了医学界的普遍关注。同时,医学科学技术不断进步,特别是分子生物学与细胞生物学技术的迅猛发展和广泛应用,使得内分泌代谢学科获得了突飞猛进的进展,研究的广度和深度不断扩展,大量的研究提供了切实可靠的医学证据,可用于治疗的新药不断进入临床。因此,如何在广大临床内分泌代谢科工作者中普及新技术、新成果、新进展,满足基层医务工作者的临床需要,成为我们需要深入思考的问题。为促进广大医师在临床工作中更好地认识、了解内分泌代谢疾病,及时对疾病做出准确诊断、制订出合理的治疗方案,最终达到提高治愈率的目的,我们在参阅国内外相关研究进展的基础上,结合多年临床诊疗经验,共同编写了《常见内分泌及代谢疾病诊疗》一书。

　　本书以提高临床技能水平、培养临床诊疗思维为编写原则,在满足临床需求的基础上,反映了国内外内分泌代谢领域最新研究成果。在内容上,以满足临床实践需要为宗旨,以疾病的诊断与治疗为主线,突出强调了内分泌代谢领域常见疾病的相关知识,主要介绍下丘脑-垂体疾病、甲状腺及甲状旁腺疾病、糖尿病及相关并发症等;在编写安排上,更加注重了疾病的早期诊断、鉴别要点、疗效评价、临床转归与并发症及循证治疗等方面的新进展。本书不仅重视循证医学证据,而且叙述明了,内容简明实用、结构合理、重点突出,是一本科学性和实用性很强的内分泌代谢疾病诊疗的参考书,适合内分泌科、普通内科及基层医务工作者参考使用。

由于编者专业水平有限,加之编写时间仓促,书中存在的不妥和纰漏之处,敬请读者批评指正,以便日后学习改进。

《常见内分泌及代谢疾病诊疗》编委会
2023 年 1 月

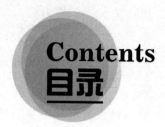

Contents
目录

第一章

内分泌及代谢疾病的检查

第一节 实验室检查

内分泌疾病诊断的步骤首先是确定内分泌的功能状态。检测体内激素水平的高低,是确定内分泌功能状态的一项重要手段。但体液中绝大多数激素的含量很低,用一般的生物法和化学比色法很难检测到。1956年,Yalow和Berson建立的放射免疫分析(RIA)应用于体液中的激素、微量蛋白质及药物等的测定。1966年,Nakane等首次建立了用酶取代放射性核素标记抗体与底物显色的方法,标志着酶免疫分析(EIA)的诞生,为日后酶免疫分析法的发展奠定了基础。RIA和EIA在临床内分泌代谢疾病诊断中的推广和应用,为内分泌等生命科学领域的发展起到巨大的推动作用。虽然RIA测定方法具有灵敏度高、测定方法特异性强等优点,但由于存在放射性污染、标记试剂的放射性强度随时间而衰变等因素的制约,近年来,RIA已逐步被时间分辨荧光免疫分析法(time-resolved fluorescence immunoassay,TRFIA)、化学发光免疫分析法(chemiluminescence immunoassay,CLIA)、电化学发光免疫分析(electrochemiluminescence immunoassay,ECLIA)等方法所替代。

一、内分泌疾病实验室检查原理

(一)RIA 基本原理

RIA的基本原理是放射性核素标记原和非标记抗原对限量的特异性抗体进行竞争性结合反应,RIA反应式见图1-1。

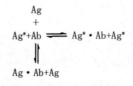

图 1-1　RIA 反应式

Ag* 为放射性核素标记抗原(试剂)，Ag 为非标记抗原(待测成分)，Ab 为限量抗体，
Ag*·Ab为标记抗原与抗体形成的复合物；Ag·Ab为非标记抗原与抗体形成的复合物

在反应体系中，Ag*·Ab 形成的量受 Ag·Ab 的量所制约。当待测样品中抗原含量高，则对限量抗体抗原的竞争能力强，未标记抗原抗体复合物的形成量就增多，标记抗原抗体复合物的形成量相对减少，反之亦然。

(二)酶联免疫吸附试验原理

酶联免疫吸附试验(enzyme-linked immunosorbent assay，ELISA)是在免疫酶技术的基础上发展起来的一种新型的免疫测定技术，ELISA 过程包括抗原(抗体)吸附在固相载体上称为包被，加待测抗体(抗原)，再加相应酶标抗人 IgG 抗体(或相应抗体)，生成抗原(抗体)-待测抗体(抗原)-酶标记抗体的复合物，再与该酶的底物反应生成有色产物。借助酶标仪计算抗体(抗原)的量。待测抗体(抗原)的量与有色产物的产生成正比。ELISA 的基础是抗原或抗体的固相化及抗原或抗体的酶标记。结合在固相载体表面的抗原或抗体仍保持其免疫学活性，酶标记的抗原或抗体既保留其免疫学活性，又保留酶的活性。在测定时，受检标本(测定其中的抗体或抗原)与固相载体表面的抗原或抗体起反应。用洗涤的方法使固相载体上形成的抗原抗体复合物与液体中的其他物质分开。再加入酶标记的抗原或抗体，也通过反应而结合在固相载体上。此时固相上的酶量与标本中受检物质的量呈一定的比例。加入酶反应的底物后，底物被酶催化成为有色产物，产物的量与标本中受检物质的量直接相关，故可根据呈色的深浅进行定性或定量分析。由于酶的催化效率很高，间接地放大了免疫反应的结果，使测定方法达到很高的敏感度。

(三)ECLIA 基本原理

ECLIA 是电化学发光和免疫测定相结合的产物，是一种在电极表面由电化学引发的特异性化学发光反应。ECLIA 测定具有检测灵敏度高、线性范围广、反应时间短的特点，是其他免疫分析技术无法比拟的。

(四)CLIA 基本原理

CLIA 是将具有高灵敏度的化学发光测定技术与高特异性的免疫反应相结

合,用于各种抗原、半抗原、抗体、激素、酶、脂肪酸、维生素和药物等的检测分析技术。是继放免分析、酶免分析、荧光免疫分析和时间分辨荧光免疫分析之后发展起来的一项最新免疫测定技术。

二、激素的实验室测定

(一)甲状腺激素的测定

甲状腺激素的测定方法及参考值,见表 1-1。血清中 99.9% 的 T_4 及 99.6% 的 T_3 与甲状腺结合球蛋白(thyroid-binding globulin,TBG)结合,不具生物活性。在 TBG 正常情况下,总 T_3(total T_3,TT_3)、总 T_4(total T_4,TT_4)浓度可反映甲状腺功能,TBG 浓度的增减均可影响其测定结果。游离 T_4(freeT_4,FT_4)和游离 T_3(freeT_3,FT_3)不受血清中 TBG 变化的影响,直接反映了甲状腺的功能状态。其敏感性和特异性均高于 TT_3 和 TT_4。

表 1-1　甲状腺激素的测定方法与参考值

项目	测定方法		
	TRFIA	CLIA	ECLIA
TT_3	1.3～2.5[A]	1.34～2.73[A]	1.30～3.10[A]
TT_4	69.0～141.0[A]	78.4～157.4[A]	66.0～181.0[A]
FT_3	4.7～7.8[B]	3.67～10.43[B]	2.8～7.1[B]
FT_4	8.7～17.3[B]	1.2～20.1[B]	12.0～22.0[B]
促甲状腺素(TSH)	0.63～4.19[C]	0.2～7.0[D]	0.27～4.20[D]

注:浓度单位 A 为 nmol/L;B 为 pmol/L;C 为 μU/ml;D 为 mU/L。

(二)甲状旁腺激素(PTH)的测定

PTH 以 ECLIA 法测定,测定的参考值:1.6～6.9 pmol/L。在测 PTH 的同时应测钙离子,二者一并分析有助于临床诊断和治疗。由于厂商的产品不同及各地区的实验室差异,各实验室均建有自己的参考值。

(三)肾上腺激素的测定

由于 ACTH 和皮质醇的分泌有昼夜节律性,甲状腺激素的测定值因测定方法、测定时间不同而各异。在测定 ACTH 和皮质醇时,应准确记录取血时间(表 1-2)。

(四)性腺激素测定

不同生理状态黄体生成素(LH)、促卵泡激素(FSH)、雌二醇(E_2)、孕酮(P)采用 TRFIA、CLIA、ECLIA 3 种方法测定的参考值,见表 1-3～表 1-5。

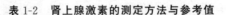

表 1-2　肾上腺激素的测定方法与参考值

项目	测定方法			
	RIA	CLIA	ECLIA	测定时间
醛固酮	9.4～35.2[A]			24 小时
肾素	0.55±0.09[E]			1 小时
血管紧张素Ⅱ	26.0±1.9[E]			
ACTH	2.64～13.2[E]			6～10 小时
皮质醇		0.17～0.44[F]		8 小时
		0.06～0.25[F]		16 小时
			71.0～536.0[A]	7～10 小时
			64.0～340.0[A]	16～20 小时

注:浓度单位 A 为 nmol/L;E 为 pg/mL;F 为 μmol/L。

表 1-3　TRFIA 测定的性腺激素参考值

性腺激素	生理状态				
	青春期	卵泡期	排卵期	黄体期	绝经期
LH(V/L)		1.6～9.3	13.8～71.8	0.5～12.8	15～640
FSH(V/L)	<2.5	2.4～9.3	3.9～13.3	0.6～8.0	31～134
E_2(nmol/L)		0.08～2.1	0.7～2.1	0.08～0.85	0～0.09
P(nmol/L)		1.3～3.4	1.7～2.4	11.6～68.9	0～3.0

表 1-4　CLIA 测定的性腺激素参考值

性腺激素	生理状态				
	卵泡期	排卵期	黄体期	绝经期	成年男性
LH(nmol/L)	2～30	40～200	0～20	40～200	5～20
FSH(nmol/L)	5～20	12～30	6～15	20～320	5～20
E_2(U/L)	0.18～0.27	0.34～1.55	0.15～1.08	0.01～0.14	0.19～0.24
P(μg/L)	0.2～1.2	0.6～2.6	5.8～22.1	0.2～0.9	0.4～1.1

表 1-5　ECLIA 测定的性腺激素参考值

性腺激素	各生理状态测定的参考值				
	卵泡期	排卵期	黄体期	绝经期	成年男性
LH(nmol/L)	2.4～30	14.0～95.6	1.0～11.4	7.7～58.5	1.7～8.6

续表

性腺激素	各生理状态测定的参考值				
	卵泡期	排卵期	黄体期	绝经期	成年男性
FSH(nmol/L)	3.5～12.5	4.7～21.5	1.7～7.7	25.8～134.8	1.5～12.4
E_2(U/L)	0.09～0.72	0.24～1.51	0.15～0.96	0.04～0.15	0.05～0.22
P(μg/L)	0.6～4.7	2.4～9.4	5.3～86.0	0.3～2.5	0.7～4.3

儿童及不同性别者睾酮(T)、催乳素(PRL)和绒毛膜促性腺激素(HCG)的参考值,见表1-6。

(五)胃肠内分泌激素测定

以 RIA 法测定胃泌素和胰泌素时,空腹时的参考值分别是 25～160 pg/mL 和3～15 pg/mL。

(六)胰腺内分泌激素测定

以 CLIA 方法测定空腹时胰岛素水平是 4.0～15.6 U/L,ECLIA 测定值为 17.8～173.0 pmol/L。ECLIA 法测定的 C 肽水平为 250.0～600.0 pmol/L。

表1-6　3种性激素的测定方法与参考值

激素及测定方法		参考值		
		男	女	儿童
T(nmol/L)	TRFIA	8.7～33	0～30	
	CLIA	9.4～37.0	0.18～1.78	
	ECLIA	9.0～27.8	0.22～2.9	0.42～38.5
PRL	TRFIA(ng/mL)	2.3～11.5	2.5～14.6	
	ECLIA(mU/L)	86.0～390.0	72.0～511.0	
HCG(nmol/L)	TRFIA		<50 岁:0～0.27	
			≥50 岁:0～5.36	
	CLIA		<50 岁(成年)	
	ECLIA		<6 岁(成年)	

第二节 病理检查

病理学是一门研究疾病的病因、发病机制、病理改变和转归的医学基础科学。组织病理学是内分泌疾病病理诊断的基础,病理标本的常规染色和光镜检查仍然是大多数内分泌病(尤其是炎症和肿瘤性疾病)的最常用诊断方法。

一、免疫组化染色方法

免疫组化具有特异性强、灵敏度高、定位准确等特点,且能将形态研究与功能研究有机地结合在一起,所以,这门新技术已被广泛地应用于生物学和医学研究的许多领域。在病理学研究中,免疫组化技术的作用和意义更为重要。以肿瘤研究为例,在免疫组化技术出现以前,对肿瘤的诊断和分类还局限于细胞水平,而引入免疫组化技术后,则使研究的深度提高到了生物化学水平、分子水平。

(一)免疫金法

免疫金法是将胶体金颗粒(直径>20 nm)作为呈色示踪物标记在第二抗体或葡萄球菌 A 蛋白(SPA)上,反应过程中不需要经过显色步骤。但免疫金液的浓度要高,否则不易显示出光镜下可见的抗原抗体反应。

(二)多重免疫组化法

在内分泌病理中,应用最多的是多重免疫组化法。多重免疫组化法是根据多个染色系统显色剂的差异加以组合,以不同的颜色反应来代表不同的阳性定位和/或定量。激素分泌细胞的分布和激素种类等的鉴定,主要采用双重染色。近几年已有报道用三重或四重染色获得成功。各种免疫组化染色方法的敏感性和特异性直接影响着诊断的敏感度和特异度。SP 法(链霉抗生物素蛋白-过氧化物酶连结法)由于链霉抗生物素的等电点近中性,不与组织中的内源性物质发生非特异性结合,因此背景清晰,放大效果好,所需抗体量小,敏感性较 ABC(卵白素-生物素法)高 4～8 倍,比 PAP(辣根过氧化物酶-抗辣根过氧化物酶法)高25～50 倍,其应用最为广泛。

二、免疫组化的应用

将病变组织制成切片,或将脱落细胞制成涂片,经不同的方法染色后用显微镜观察,从而千百倍地提高了肉眼观察的分辨能力,组织切片最常用伊红染色法

(hematoxylin-eosin staining,HE 染色)。迄今,这种传统的方法仍然是研究和诊断疾病最常用的基本方法。如仍不能诊断或需进行更深一步的研究,可以采用一些特殊染色和新技术(如电子显微镜)。一般认为特殊染色的目的是通过应用某些能与组织细胞化学成分特异性结合的显色试剂(即组化染色),显示病变组织细胞的化学成分(如蛋白质、酶类、核酸、糖类、脂类等)的改变,特别是对一些代谢性疾病的诊断有一定的参考价值。如戈谢(Gaucher)病,是由于 β-葡萄糖脑苷脂酶缺乏,致使大量葡萄糖脑苷脂酶在细胞内堆积,可用组织化学染色证实。在肿瘤的诊断和鉴别诊断中有的特殊染色方法十分简单实用,如过碘酸 Schiff 反应可用来区别骨内 Ewing 肉瘤和恶性淋巴瘤。前者含有糖原而呈阳性,而后者不含糖原呈阴性;又如磷钨酸苏木素染色在横纹肌肉瘤中可显示瘤细胞胞浆内有横纹;多巴反应可诊断黑色素瘤等。

通过特定抗体标记出细胞内相应抗原成分,以确定细胞类型。如角蛋白是上皮性标记,前列腺特异性抗原仅见于前列腺上皮,甲状腺球蛋白抗体是甲状腺滤泡型癌的敏感标记,而降钙素抗体是甲状腺髓样癌的特有标记。表皮内朗格汉斯细胞、黑色素细胞、淋巴结内指突状和树突状网织细胞等细胞在光镜下不易辨认,但免疫组化标记却能清楚显示其形态。

利用某些细胞产物为抗原制备的抗体,可作为相应产物的特殊标记,如内分泌细胞产生的各种激素,大多数可用免疫组化技术标记出来,据此可对内分泌肿瘤作功能分类,检测分泌异位激素的肿瘤等。一些来源不明的肿瘤长期争论不休,最后通过免疫组化标记取得共识。如颗粒性肌母细胞瘤,曾被认为是肌源性的,但该肿瘤肌源性标记阴性,而神经性标记阳性,证明为神经来源(可能来自神经鞘细胞)。免疫组化被广泛应用于病理学研究和诊断,而且发展迅猛,它除了可用于病因学诊断(如病毒)和免疫性疾病的诊断外,更多的是用于肿瘤病理诊断。其原理是利用抗原与抗体的特异性结合反应来检测组织中的未知抗原或抗体,借以判断肿瘤的组织来源或分化方向,从而进行病理诊断和鉴别诊断。

将抗原-抗体结合、受体-配体结合、激素-激素结合蛋白结合、DNA(RNA)单链-配对链结合的原理,以及单克隆抗体和免疫聚合酶链反应(immuno polymerase chain reaction,IM-PCR)技术的原理应用于病理学诊断,迅速拓展了免疫组织化学的领域,也不断提高了免疫组化法的敏感性和特异性。过去对于肿瘤形态学有争议疑难病例,在应用免疫组化技术后大部分都可获得统一而正确的诊断。免疫组化还可用于肿瘤或其他疾病预后的判断与治疗指导。例如,雌激素受体阳性乳腺癌者的预后优于阴性者,阳性者对内分泌激素治疗有较好反应。类似的情况在所谓的"激素依赖性肿瘤"中屡见不鲜,如甲状腺癌、子宫内膜癌、乳腺癌、卵巢癌、前列腺癌、垂体瘤和睾丸肿瘤等。

三、病理学与 CT、MRI 及核素显像的联合应用

MRI 和 CT 具有分辨力强、空间定位准确等优点,但在同组织密度条件下,难以分辨轻微和微小病变。由于内分泌腺体积小,且多与周围组织缺乏密度差,故难以发挥其优点。增强对比可提高对部分病变的分辨力,若采用放射示踪剂标记特异的内分泌细胞或组织,则明显提高其对疾病的诊断率。如用 ^{131}I 联合 CT(或 MRI)可清晰地显示异位甲状腺、卵巢甲状腺肿组织,用铟-111造影剂可清晰显示胃、肠、胰的神经内分泌肿瘤。

将激素、激素结合蛋白、激素受体、癌基因蛋白等用核素标记做显像检查或定量分析,有助于内分泌肿瘤的分型、鉴别。甲状腺滤泡细胞癌对生长抑素受体有高的表达量,用铟-111 造影剂显像可了解肿瘤所表达生长抑素受体的量,并对肿瘤病灶有放射治疗作用。

上皮细胞来源的癌肿与肿瘤细胞表达 EGF 受体和 TGF 受体有关,用放射核素标记的抗 EGF 受体抗体或抗 TGF 受体抗体与癌细胞结合,可达到靶向放疗的目的。同样,根据肿瘤细胞的表达特征,采用放射免疫靶向治疗可使许多患者的疗效明显提高。

四、超微病理

超微病理学是利用电镜研究细胞的超微结构及其病变,它不仅研究细胞超微结构的损伤和变化,而且还有助于临床对某些难以确诊的疾病作出诊断,其从亚细胞水平探讨疾病的发病机制、对未分化肿瘤的分类有协助作用。在确定瘤细胞的分化程度、鉴别肿瘤的类型和组织发生上,超微结构的研究常常起到重要作用。

虽然迅速发展的免疫组化病理在某些方面取代了电镜在病理学上的应用,但是,由于免疫病理有许多固有缺点(交叉免疫反应、假阳性和假阴性等),而电镜较光学显微镜的分辨力高千倍以上,在观察亚细胞结构(如细胞器、细胞骨架等)或大分子水平的变化方面有明显优势。一般用电镜、免疫电镜来弥补单独免疫病理之不足。多数情况下可提供更多的诊断信息,如果常规病理检查怀疑的诊断需要超微结构特征来佐证,或缺乏特异的免疫组化标志物时,电镜可发挥独到的诊断作用。

第三节 超 声 检 查

超声显像检查自 20 世纪 40～50 年代初开始应用于临床,由于超声显像技术具有实时动态、灵敏度高、无特殊禁忌证、可重复性强、无放射性损伤等优点。使得这一诊断技术成为现今内分泌疾病的检查、诊断和治疗中不可或缺的重要手段之一。随着电子技术和生物工程学的飞速发展,具有细微组织分辨力和高敏感血流检测能力的超声诊断仪研制成功,其功能越来越完善,提供的诊断信息也越来越丰富。超声显像检查与 CT、SPECT、MRI 和 PET 已成为内分泌疾病的五种重要的影像诊断技术,它们各有所长,取长补短,大大地提高了临床诊断水平。而超声检查在体外操作,观察体内脏器的结构及其活动规律,是一种操作简便、安全无痛的检查方法。

一、超声诊断原理

超声诊断仪是利用人体不同类型组织之间、病理组织与正常组织之间的声学特性差异,或生理结构在运动变化中的物理效应,经超声波扫描探查、接收、处理所得信息,并以图像、图形或数字形式为医学诊断提供依据的技术设备。

二、常用超声诊断法

(一)B超诊断法

B超诊断法是将人体组织器官界面的反射回声变成强弱不同的光点,根据超声探头的不断移动扫查,使反射光点连续出现在示波屏上,显示出组织脏器及其病变的切面图像。它是一种非侵入性诊断技术,已用于多种脏器病变的探测,对于肝脏疾病的诊断有较高的临床价值。

(二)多普勒超声诊断法

常用的多普勒超声诊断有脉冲波多普勒和连续波多普勒两种。脉冲波多普勒能定点检测血流,但无检测 2 m/s 以上高速血流的能力;连续波多普勒则能检测 10 m/s 以内的高速异常血流,但不能提供距离信息,无定位检测能力。临床一般两者并用,各取所长。

(三)彩色多普勒血流显像

彩色多普勒血流显像(color doppler flow image,CDFI)是在二维切面声像图的基础上,采用自相关技术将所获得的血流信息转变成可视影像,不同方向的血流以不同的颜色表示。

三、超声诊断检查前的准备

大多数内分泌腺的超声检查无须特殊准备,但有时为了获得内分泌腺更清晰的图像,需做好检查前的准备工作。

(一)胰腺检查

检查前,要求患者空腹8~12小时,即晨起禁食,前一天要少吃油腻食物,检查前8小时(即检查前一天晚餐后)不应再进食,以减少胃内食物引起过多气体,干扰超声传入。对腹腔胀气或便秘的患者,睡前可服缓泻剂,晨起排便或灌肠后进行超声检查。如检查时胃内仍有较多的气体,胰腺显示不清楚时,可饮水500~800 mL,让胃内充满液体作为透声窗,便于显示胰腺。若患者同期还要接受胃肠或胆囊的X线造影,超声检查应安排在它们之前,或在胃肠钡餐3天之后、胆管造影2天之后进行。

(二)卵巢与子宫检查

为了避免肠道内气体的影响,检查前2~3小时应停止排尿,必要时饮水500~800 mL,必须使膀胱有发胀的感觉。必要时口服或注射利尿剂使膀胱快速充盈。适度充盈膀胱的标准以能显示子宫底部时为宜,过度充盈则可使子宫位置发生改变,不利于图像观察。如果是在怀孕初期,则不必饮水,以免膀胱过度充盈而压迫子宫。如果经腹壁扫查,卵巢显示不满意或肿块来源不明显时,可采用经阴道超声检查,此时则无须特别饮水。但对体积较大的盆腔肿块则不适于做经阴道超声检查,同时对未婚、月经期、阴道畸形、炎症等妇女的使用亦受限制。经阴道检查时,应严格注意消毒,防止交叉感染。

(三)睾丸检查

睾丸超声检查时,为了避免交叉感染,应在检查时将探头套一个极薄的塑料膜,在塑料膜与探头之间涂耦合剂,不影响图像质量。做睾丸检查时,可采用仰卧位或站立位。

(四)肾上腺检查

由于肾上腺位置较深,一般彩色多普勒血流图对深部组织的显示效果差,故对肾上腺的检查不必强调采用彩色超声仪。肾上腺的超声检查,也应在空腹8小时后进行,腹部胀气患者需用轻泻剂、灌肠或消胀片才能得到较好的效果。

(五)甲状腺检查

甲状腺的超声检查,无须做特殊的准备,必要时可嘱患者做吞咽动作,以确定甲状腺与病变的关系。

四、超声检查的优点与适应证

(一)超声检查的优点

超声诊断作为形态学检查方法之一,具有以下优点。

(1)超声声像图是切面图,其图像直观,对内部结构显示良好,即使腺体丰富,病灶仍清晰显示。

(2)属于非侵入性检查,对患者无痛苦。

(3)穿透性强、指向性好、分辨率高,且无 X 线辐射,无须应用造影剂,一般无需特殊的检查前准备。

(4)操作时间短,诊断快速。

(5)实用、简便、无创伤并可重复检查反复用于追踪观察与疗效评价。

(6)容易鉴别囊性或实质性病变,对良恶性肿块的判断亦具有一定价值。

(7)可测量某些内分泌腺的大小,估测其体积,评价其功能并可以清晰地显示其病灶的轮廓和形态。

(8)可提供内分泌腺的血流信息。

(9)费用相对低廉,易于普及。

(二)超声检查主要适应证

(1)甲状腺:弥漫性甲状腺肿、非毒性甲状腺肿、结节性甲状腺肿、甲状腺功能低下、甲状腺炎、甲状腺肿块。

(2)甲状旁腺:甲状旁腺瘤、甲状旁腺增生、甲状旁腺癌。

(3)胰腺:胰岛素瘤、胰腺炎、胰腺囊肿、胰腺癌。

(4)肾上腺:皮质腺瘤和腺癌、肾上腺性征异常症、皮质功能不全、新生儿肾上腺血肿、嗜铬细胞瘤、髓样脂肪瘤、肾上腺囊肿。

(5)睾丸:睾丸肿瘤、睾丸萎缩、附睾炎、附睾结核。

(6)卵巢:多囊卵巢综合征、黄体囊肿、畸胎瘤、卵巢实质性肿块。

(7)异位甲状腺、肾上腺外嗜铬细胞瘤。

(8)甲状腺功能亢进性心脏病、糖尿病周围血管疾病和肾脏病变等。

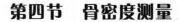

第四节　骨密度测量

骨质密度测量是用来检查是否患有骨质疏松症,骨质疏松症(osteoporosis,OP)是一种以骨量降低、骨折风险增加为特征的疾病。通过骨密度测定,分析骨骼中骨矿物质含量的多少,了解早期骨量减少,预测骨折发生的可能性和检测给予防治药物或措施后的骨量改变。可为诊断、治疗及疗效观察提供依据。

一、骨密度测量概况与基本原理

常用的骨密度(bone mineral density,BMD)即骨矿盐量/骨面积测量方法有单光子吸收法(single photon absorptiometry,SPA)、双光子吸收法(dual photon absorptiometry,DPA)、双能 X 线吸收法(dual energy X-ray absorptiometry,DEXA)和 QCT 等。骨量测定是目前准确性最高的骨折危险性的预测指标,测量任何部位的 BMD,对身体各部位骨折都是一项有效的预测指标。

BMD 测定仪主要有光子吸收法、定量超声法、X 线吸收法和定量 CT 测定法等类型,其原理是利用 γ 射线、超声波或 X 线穿过人体骨骼后发生衰减或吸收,来测量穿透后射线或声波的强度变化,经过数据处理,将软组织的影响扣除,得到人体骨骼中矿物质的含量和人体骨骼的疏松程度。放射学方法测定体内骨矿物质含量(bone mineral content,BMC)和 BMD 是目前评估骨质疏松的重要手段。

光子吸收法是利用核素产生的单光子或双光子能量——γ 射线作为放射源,通过放射源和探测器平行移动,探测晶体进行检测计数,计算机分析处理获得 BMC 和 BMD。

超声骨密度仪是利用超声波穿过机体不同组织时发生衰减量不同进行测定。此种仪器通过超声波传导速度和振幅衰减来定量,以检测骨矿含量、骨结构及强度。其特点是无创,无辐射和携带方便。

X 线吸收法的原理基于 X 线穿透人体骨组织时,对于不同骨矿含量组织 X 线吸收量的不同,经计算机将穿透骨组织的 X 线强度转换为骨矿含量数值。

定量 CT 测定法是利用常规 CT 机扫描,选择特定部位测量骨密度,放射剂量相对较大,价格高,临床上不常用。

二、DEXA 测量

DEXA 是一种能准确测量 BMD 的仪器,其根据 X 线的差别吸收特性(即 X 线穿过机体时,不同密度的组织对 X 线吸收量不同)进行 BMD 测量。其具有测量准确性高、校正性稳定及辐射剂量低等优点。

DEXA 是目前公认测量 BMD 的最佳方法,选择性测量部位也较多,其结果可代表 80% 的 BMD 变化。

三、DEXA 的临床应用

(一)妇产科

(1)监测绝经后的妇女是否出现骨质疏松。

(2)检查早期子宫切除术或卵巢切除术的妇女是否因术后雌激素水平降低而导致骨量减少。

(3)未生育的妇女雌激素水平降低,重新建立骨形成的能力降低,测量 BMD 可观察骨丢失的程度,可帮助选择相应的治疗方案。

(二)骨科

(1)观察人工关节置换术后,与人工假体接触的骨组织密度,以了解患者是否能适应人工假体的安置及对不适应者的治疗效果进行观察。

(2)可用于骨延长术后患者的观察,帮助医师选择撤掉钢板的最佳时间。

(3)在临床使用钢丝固定术之前,一定要测量局部骨组织的 BMD,为医师提供手术的适应证。

(4)测量股骨颈中轴长度,预测髋部骨折的危险。

(5)X 射线片提示压缩性骨折、不明原因的骨折和骨量减少的患者,均需做 BMD 检查以判断骨疏松程度。

(三)内分泌科

过量使用糖皮质激素药物、性腺功能减退、脑垂体疾病、糖尿病、甲状腺毒症、甲状旁腺功能亢进的患者均有出现骨质疏松症的可能,利用骨密度测量仪可了解这类患者是否有骨质疏松症的发生。

(四)儿科

对患有某种可引起骨代谢疾病的病症或使用某些药物导致 BMD 降低时,需要使用骨密度测量仪定期观察骨量。

(五)内科

患有慢性肾脏疾病、慢性肺部疾病、肠道疾病、风湿性疾病的患者均有继发骨质疏松的可能,需要定期监测这些患者的骨量。DEXA 可早期发现关节炎受累关节的 BMD 改变,并可作为痛风性关节炎诊断与病情观察的评价指标。

DEXA 是 BMD 测定的金标准。BMD 检测对早期诊断骨质疏松症,预测骨折危险性和评估干预措施的效果有重要意义。

四、骨组织形态计量与微损伤分析

骨组织计量学是一种应用数学和几何的方法研究骨组织水平的质(骨结构)和量(骨量)等形态学静态特性测量技术。是对骨组织形态进行定量分析的研究领域,属体视学、生物医学组织形态计量学中的一个特殊分支,这种方法能将形态学观察到的骨组织结构改变,用定性、定量的计量方法获得细胞水平、组织水平及器官水平上的活的信息。

骨形态计量学方法可测量骨小梁之间的距离、小梁的厚度及破骨细胞穿孔所留下的窗孔数量,以判定在显微结构水平上的骨丢失情况。此方法目前主要用于骨质疏松的研究,它是唯一能将细胞活性与细胞数量变化区分开来的方法,其测定的结果能提供骨组织中骨基质、骨小梁及细胞活动的各种参数值,为骨质疏松症作出正确的判断。

骨组织形态计量主要用于下列研究:①骨骼病变,如骨质软化等的诊断和骨转换率的评价;②评价骨质疏松症的发病机制和病变过程;③评估药物治疗的效果,与 BMD 或 BMC 测量相比,具有早期诊断和敏感性高等优越性;④骨量的评估;⑤骨组织工程和替代材料的研制与性能评价。另外,应用骨组织形态计量可明确骨病变的特征,为进一步的病因研究提供方向和思路。例如,髋关节病患者髋关节囊内股骨颈骨折的发病率要明显低于一般患者,提示髋关节病对股骨颈骨折有某种保护作用。

骨的微损伤分析用于临床,对损伤是否采取早期干预及预后有一定意义。骨具有应力-应变关系,骨的应力-应变特征取决于与负荷方向有关的骨微结构。皮质骨在纵向(骨单位的排列方向)的强度比横向要大,硬度也较强。负荷力与骨单位方向垂直时,易于发生骨损伤。疲劳性微损伤是一种正常现象,而且是促进骨重建的一种刺激因素,但如果负荷过大,负荷时间过长,或骨的微结构紊乱则可导致微损伤积蓄。无弹性的应力-应变曲线对于纵向排列的骨单位来说,可反映骨结构的不可逆性的微损伤。骨微损伤能启动骨重建,骨重建障碍而导致微损伤积蓄可引发骨折。长期应用二磷酸盐对骨的微结构和骨微损伤积蓄及骨小梁的生物力学特性有明显影响,由于骨吸收功能的长期抑制,微损伤积蓄增加,但也因为 BMD 增加和骨微结构的改善而使增多的微损伤被代偿,故骨的脆性和骨折风险不一定增加。

第二章

内分泌及代谢疾病的诊断

第一节　病因诊断

一、化学检查和体外细胞实验的诊断

特异性高而敏感性低。少数内分泌疾病用化学方法即可作出病因诊断,如地方性缺碘性甲状腺肿可以通过测定尿碘排出量或作甲状腺摄 ^{131} I 率确定其病因。

表观盐皮质激素过多(AME)与原发性高血压的鉴别要点是后者的皮质素/皮质醇比值正常。原发性高血压患者的尿四氢皮质醇及其异构体/四氢皮质素比值升高,可能是 11β-HSD 和 5β-还原酶活性改变所致。有些高血压、糖尿病和长期应用甘草次酸者也伴有 AME 的类似表现,应注意鉴别。

雄激素受体(AR)数目、功能与突变分析能提供性腺功能减退的病因诊断依据。一般,采取外阴皮肤成纤维细胞进行体外培养,然后加入用氚标记的睾酮或二氢睾酮,测定受体结合容量和亲和力,以了解 AR 的量和质的改变;或取患者的外生殖器皮肤成纤维细胞培养,检查 AR 与雄激素结合情况。根据有无结合分为 AR 结合阳性和 AR 结合阴性两类。这些患者可能存在受体后缺陷或其他相关基因突变。与化学检查相似的是,体外细胞实验的诊断特异性高而敏感性较低。AR 的功能改变:①AR 亲和力减低,表现在结合后易于离解,此时可测定离解常数(K_d);②雄激素与 AR 结合后的复合物对热不稳定,反映在温度升高到 42 ℃时,结合量下降到 37 ℃时所测结合量的 20% 以下;③用整体细胞或细胞核与用 ^{3}H-标记的睾酮或二氢睾酮温育,后者与核特异性 DNA 结合量减少或缺如④AR 复合物不能变构而引起静电改变,使之不能与富含阴离子的 DNA 结

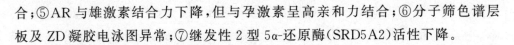

合；⑤AR 与雄激素结合力下降，但与孕激素呈高亲和力结合；⑥分子筛色谱层板及 ZD 凝胶电泳图异常；⑦继发性 2 型 5α-还原酶（SRD5A2）活性下降。

二、细胞学检查提供诊断的特殊信息

阴道细胞随月经周期而变化，据此可以了解雌激素的分泌情况。甲状腺细针穿刺对甲状腺结节的诊断有一定帮助。精液检查对判断睾丸功能有重要价值，无精子产生或数目减少均提示睾酮分泌不足和睾丸功能减退。因睾酮已可直接测定，故已很少用来判断睾丸的间质细胞功能。测定活检组织细胞的激素含量或相关激素有助于异源性激素分泌综合征的诊断。

组织病理检查可明确许多内分泌疾病的病因，如甲状腺癌可见到癌细胞；亚急性甲状腺炎可见多核巨细胞；慢性淋巴细胞性甲状腺炎除淋巴细胞特别多和变性甲状腺滤泡上皮外，在晚期患者中还有上皮细胞增多，早期可见到吞噬胶质的巨噬细胞。手术后切除的组织做病理切片检查可对疾病作出最后诊断，免疫组化可确定肿瘤细胞的类别。

三、疾病标志物为病因诊断提供依据

有些内分泌疾病具有特定的标志物，它们为疾病的诊断提供了有力依据。目前，应用于临床的疾病标志物很多，而特异性较高的内分泌代谢疾病标志物并不多。

(一)血 25-(OH)D

血 25-(OH)D 是评价维生素 D（VD）营养状况和诊断维生素 D 依赖性佝偻病与肾性骨营养不良的关键指标。在排除慢性肝胆疾病、长期服用抗癫痫类药物和结核病（与服用抗结核药，如利福平、异烟肼等有关）与甲旁减后，维生素 D 缺乏症的诊断可以基本成立。

(二)甲状腺球蛋白

不明原因的甲状腺球蛋白显著升高提示甲状腺肿瘤转移，应进一步行全身[131]I扫描。如甲状腺球蛋白仅轻度升高，应重复检查；如仍升高，则用 rhTSH 滴注，连续 2 天后再测定血甲状腺球蛋白和抗甲状腺球蛋白抗体。如经 rhTSH 刺激后，血甲状腺球蛋白无明显上升，或[131]I扫描未发现病灶，可认为肿瘤尚未复发。

(三)血清降钙素

降钙素（CT）升高是甲状腺髓样癌（MTC）的特异性标志物，血清基础 CT 升

高具有较高诊断特异性。MTC患者在滴注钙剂后,血CT进一步升高,可作为本病的诊断依据和家族型MTC成员的筛选指标。此外,测定血CT可用于MTC的病程进展评价,但此法的敏感性很高而特异性较差,因为高降钙素血症可见于许多疾病。如果血CT>100 pg/mL,提示为MTC;10～100 pg/mL时MTC的可能性为25%。20～50 pg/mL的概率为8.3%;<8.5(男性)或5.0(女性)pg/mL可视为正常。

(四)血清PTHrP

约80%的肿瘤相关性高钙血症(CIH)伴有血PTHrP升高,高钙血症伴PTHrP分泌过多提示为分泌PTHrP的非甲状旁腺肿瘤所致。

(五)FGF23

据报道,血清中完整FGF23为44 pg/mL±37 pg/mL,但受年龄、性别、体重和肾小球滤过率的影响。慢性肾病患者的血清FGF23明显升高,并且是心血管事件的预报因子。肿瘤引起的低磷血症和X-性连锁遗传性低磷血症患者血清FGF23亦明显升高,切除肿瘤后下降。由于其他原因所致的低磷血症血清FGF23显著降低,多数低于3 pg/mL,所以血清FGF23明显升高提示低磷血症的病因是FGF23分泌过多或灭活障碍所致,但需进一步查找FGF23升高的原因。

四、免疫检查的敏感性高而特异性较低

1型糖尿病患者血浆中可检出抗胰岛细胞或其他胞质成分的自身抗体,如抗胰岛细胞抗体(ICA)、抗谷氨酸脱羧酶(GAD)、抗胰岛素抗体(IAA)和ICA-512等。在自身免疫性多内分泌腺病综合征中,几乎所有组成的内分泌腺与非内分泌腺疾病都能在血浆中检出相关的特异性自身抗体。在Graves病中,血中可检出甲状腺兴奋性(TSH受体兴奋性)抗体,这种自身抗体只存在于Graves患者血浆中(自身免疫性多内分泌腺病综合征Ⅱ型除外)。此外,抗甲状腺球蛋白抗体(TgAb)和甲状腺过氧化物酶抗体(TPOAb)以慢性淋巴性甲状腺炎的滴度升高最明显,且持续的时间长,甚至可达数年或数十年。TPOAb通过激活补体、抗体依赖细胞介导的细胞毒作用和致敏T细胞杀伤作用引起甲状腺滤泡损伤。TPOAb也可直接与TPO结合,抑制其活性。对于慢性淋巴细胞性甲状腺炎的诊断,血清TPOAb的敏感性优于TgAb,而TgAb的特异性优于TPOAb,因此同时测定两种抗体可进一步提高诊断率。

五、染色体核型和基因突变分析是明确遗传病因的基本手段

(一)染色体核型分析

有些内分泌疾病由染色体畸变引起,如 Turner 综合征(缺失 1 条 X 染色体,或嵌合体,或 X 染色体有畸变)或 Klinefelter 综合征(多一个 X 染色体或嵌合染色体)等。

(二)单基因突变分析

分子生物学技术在内分泌学中的应用使过去病因不明的一些单基因遗传性内分泌疾病(如激素不敏感综合征)得以阐明。一些内分泌肿瘤通过分子生物学技术也使其病因明确,如 II 型多发性内分泌腺肿瘤综合征是由于 RET 原癌基因突变所致,且密码子 634 突变与嗜铬细胞瘤和甲旁亢相联系。确定突变基因对其表达产物是丧失功能或获得功能,应将突变基因进行转染,收集其表达产物与野生型基因的表达产物进行比较。一般来说,错义突变可致病,无义突变肯定致病。例如,由于引起先天性甲减的因素很多,所以应根据临床表现确定待检的候选基因,较常见的突变为 TSH 受体基因、T_3 受体(T_3R)基因、TPO 基因、甲状腺球蛋白基因、$TSH\beta$ 亚基基因或 NIS 基因。又如,钙受体基因突变主要引起 4 种代谢性骨病,即家族性低尿钙性高钙血症(FHH)、新生儿重症甲状旁腺功能亢进症(NSHPT)、常染色体显性遗传性低钙血症(ADH)和常染色体显性遗传性甲状旁腺功能减退症(ADHPT)。其中,FHH 和 NSHPT 为钙受体基因失活性突变所致,而 ADH 和 ADHPT 为活化性突变的结果。

糖皮质激素可治疗性醛固酮增多症(GRA)是常染色体显性遗传病,其特有的生化异常为 18-羟皮质醇和 18-氧皮质醇明显增多,这一现象在醛固酮瘤中亦可见到,但醛固酮瘤患者 18-氧皮质醇很少超过醛固酮的含量,而在 GRA 中则数倍于醛固酮的浓度。编码 11β-羟化酶的 $CYP11B1$ 基因突变分型可确立其诊断。

家族性嗜铬细胞瘤的突变基因诊断较复杂,必要时可参考相关诊断步骤进行筛查。如果在追踪过程中筛选到任何一种致病基因的种系(胚系)突变,就应该对相应的遗传性肿瘤进行全面检查。

$MEN-1$ 基因突变是 MEN-1 必不可少的诊断依据,$Menin$ 基因检查对本综合征的诊断是必需的,并能早期确诊无症状的 MEN-1 病例与亲属携带者。但是,医师不能单独依据染色体核型和基因突变分析做出诊断,如果这些检查能与临床表现(特别是病理检查)相结合,可显著提高疾病诊断的准确度。

第二节 功能诊断

内分泌腺的功能判断可按下面的程序进行。

一、病史询问与体查是内分泌功能诊断的基础

与一般的内科疾病不同,内分泌疾病的临床表现(症状、体征和实验室指标)具有以下显著特点。

(1)症状和体征多与机体的生长发育、代谢、营养或性腺功能有关,而且绝大部分内分泌疾病伴有性腺功能障碍(以女性性腺功能减退最常见)。

(2)症状、体征和实验室指标(如身高、肥胖和血 TSH)均带有"定量"的特点,因而绝大多数内分泌疾病需要体现"定性诊断"和"定量诊断"的两个方面特征。事实上,一个内分泌腺分泌的激素从低到高是一个连续的数量谱,其功能状态至少可以被人为地分成减退、正常和亢进 3 类。近年来,由于激素定量技术的快速发展,临床医师应尽量早期诊断那些"亚临床型功能减退症"和"亚临床型功能亢进症"病例,因为早期诊断和早期治疗可明显改善预后。但是,疾病从亚临床型到临床型的发生和发展多较缓慢,早期的表现不典型,诊断较困难。

(3)内分泌疾病和代谢疾病常合并存在,或经常并发其他心身疾病(如抑郁症、心因性反应和代谢综合征等)。

(4)许多诊断指标的正常参考值不是固定的,而是随着年龄、性别、地区和环境因素的变化而不同,因而一般要求建立当地的诊断指标正常参考数据库,并需要在特定的条件(如兴奋使用或抑制试验)下评价内分泌腺功能。

(5)评价性腺功能(尤其是生殖功能)时,要将配偶作为一个临床单位来对待。

(6)在现代社会,某一疾病的真正自然史是不存在的,因为社会和环境对已经发生和未来出现的疾病都有或多或少的干扰,加上医学干预的早期化与多样化,典型的临床表现越来越少见,因而详细的病史询问对诊断显得尤为重要。

二、围绕主诉进行鉴别与诊断

(一)身高过长和矮小

身高是指从头顶到足底的长度,是判断体格发育的重要指标之一。正常男

性一般在18岁,女性在16岁发育成熟。影响身高的因素有遗传、种族、激素(如GH、甲状腺素、性激素和IGF-1)、营养状态、社会环境和躯体疾病等。人体身高的生长分为青春期前和青春发育期两个阶段。青春期前的身高随年龄增大而增长,1岁时的平均身高约80 cm;1岁以后呈匀速增长,每年增高约5 cm。身高可由下列公式计算:身高(cm)=80+(年龄×5)。在此时期,影响身高增长的激素主要有GHRH、GH、IGF-1、甲状腺激素和胰岛素。这些激素(特别是GH)分泌增多使身高过长;相反,分泌减少则使身高增长减慢,呈矮小症。青春发育期的身高增长很快,这主要是性激素和GH联合作用的结果。

评判儿童及青少年的身高是否发育过快或缓慢,应与同年龄、同性别的正常人群的平均身高比较。身高大于正常平均身高2个标准差者可定为身高过长;反之,身高低于正常平均身高2个标准差者为身高增长过慢。在儿童和少年期,引起身高生长过快的内分泌疾病主要是巨人症和性早熟,偶尔见于Klinefelter综合征、Marfan综合征、Parry-Romberg综合征、Aarskog综合征、Sotos综合征、Bloom综合征、Cohen综合征或Weaver综合征;引起身高生长过慢和矮小症的疾病主要有GHRH受体基因突变、GH缺乏、GH不敏感综合征、IGF-1缺乏症及性腺功能减退症(如无睾症、Turner综合征、Noonan综合征、肥胖-生殖无能综合征和单一性促性腺激素缺乏症)等。

(二)躯体畸形

先天性畸形常提示遗传性疾病,而且某种特定的畸形往往表示特定的遗传性疾病;经验丰富的医师能从表观的畸形中立即追溯到原发疾病。例如,在X射线平片上假性甲旁减表现为骨骺过早愈合;掌(跖)骨及指(趾)骨发育短,严重者呈矩形,常以第1、4、5掌骨和第1、4跖骨最明显,两侧可对称或不对称。指(趾)骨变短,中节指骨增粗,末节指骨短于正常,掌骨征阳性。根据这一特殊表现,一般即可确立诊断。

后天性畸形也有特别重要的诊断意义,根据病史和畸形的特点即可提示重大疾病的诊断。公元前5世纪,希波克拉底注意到脓胸患者合并有"指甲弯曲和手指温暖"的杵状指表现,后来称为"希波克拉底指",其病理特征是甲床增厚、结缔组织增生、胶原沉积、毛细血管扩张及淋巴细胞与浆细胞浸润,引起掌面软组织增生和轻度畸形;而肥大性骨关节病主要见于发绀型先心病患者,始发于掌骨、跖骨和上、下肢长骨的远端。组织学的早期变化是骨膜、滑膜和关节囊与毗邻皮下组织水肿及圆细胞浸润,新骨形成并伴有骨吸收加速;有时,上、下肢长骨可出现酸痛、压痛或剧痛。在内分泌代谢病领域里,引起杵状指的疾病主要见于神经内分泌肿瘤(如 GH 瘤、类癌综合征等)。

目前认为,杵状指(趾)与肥大性骨关节病的发病机制基本相同,因为两者的锝(Tc)代谢示踪观察与杵状指及长骨骨膜的亲和性研究结果与病理表现完全一致。发绀型先心病患者通过右向左分流,使巨核细胞胞质中的血小板生长因子(PGF)及转化生长因子-β(TGF-β)作用于指(趾)的骨膜毛细血管。血小板生长因子是一种强效的有丝分裂原,能与反应细胞的受体结合,但因半衰期极短,所以仅发挥局部作用。这些细胞因子作用于骨髓间质细胞,促进蛋白合成,导致结缔组织增生及细胞增殖;而中性粒细胞、T 淋巴细胞、单核细胞及成纤维细胞的趋化因子促进细胞外基质增生。

(三)肥胖与消瘦

体重是衡量体格发育和营养状态的重要指标之一。超重是指个体的重量超过标准体重的 20% 以内者;肥胖症是指体内脂肪总量占总体重的 20% 以上或体质指数(BMI)在 25 kg/m² 以上。体重低于同年龄、同性别正常人平均标准体重的 20% 以内者为低体重(体重过轻),而低于 20% 以上者称为消瘦。但在特殊人群中,超重 20% 以上不一定代表肥胖(如举重和健美运动员)。体重受诸多因素的影响,如遗传因素、神经精神因素、躯体疾病、营养、经济状况和某些激素等;后者主要包括 GH、甲状腺激素、胰岛素、瘦素、糖皮质激素、儿茶酚胺和性激素。作用于下丘脑食欲中枢的激素和神经递质对体重也有重要影响,如食欲素和神经肽 Y。发生肥胖的常见内分泌代谢疾病有下丘脑性肥胖、库欣综合征、胰岛素瘤、2 型糖尿病、性腺功能减退症、甲状腺功能减退症、糖原贮积症、多囊卵巢综合征和代谢综合征等。引起消瘦的常见内分泌代谢疾病有甲状腺功能亢进症(甲亢)、1 型糖尿病、晚期 2 型糖尿病、肾上腺皮质功能减退症、席汉病、嗜铬细胞瘤、内分泌腺肿瘤、神经性厌食和胰性霍乱(VIP 瘤)等。

(四)多饮与多尿

下丘脑的口渴中枢主要受血浆渗透压的调节;血浆渗透压升高引起口渴而多饮,多饮引起多尿。肾脏的水和电解质或其他血液成分滤过增多而肾小管又不能有效重吸收时,尿中的溶质增加而引起尿量增多,水分排出增多使血浆渗透压升高,继而引起多饮。伴有多饮、多尿症状的内分泌代谢疾病主要有糖尿病、醛固酮增多症、肾小管酸中毒、范可尼综合征、甲状旁腺功能亢进症(甲旁亢)、尿崩症和抗利尿激素不敏感综合征等。

(五)高血压并低钾血症

高血压伴有低血钾的内分泌代谢疾病主要有肾小管性酸中毒、原发性醛固酮增多症、表观醛固酮过多（AME）、肾素瘤、库欣综合征和 Liddle 综合征等。应该与这些综合征进行鉴别的非内分泌疾病主要有急进型原发性高血压、肾血管性疾病和失钾性肾病等。

（六）皮肤色素沉着和色素脱失

皮肤色素沉着可遍及全身或为局部性。沉着的色素可为黑色素、胡萝卜素或含铁血黄素，其中以黑色素沉着最多见。与黑色素沉着有关的激素有ACTH、雌激素、孕激素和雄激素，前者是由于其分子结构中含有黑色细胞刺激素（MSH）；后者可能有刺激 MSH 细胞增生的作用。全身性黑色素沉着增加的特点是皮肤色素加深，并以正常色素沉着较多的部位（如乳晕、脐孔、会阴肛门区及掌纹）和皮肤摩擦部位更明显，唇、口腔黏膜、牙龈和瘢痕处的色素也加深，一般与正常皮肤无截然分界。皮肤色素沉着主要见于原发性肾上腺皮质功能减退症、Nelson 综合征、先天性肾上腺皮质增生症、异位 CRH/ACTH 综合征、CRH/ACTH依赖性 Cushing 病和 POEMS 综合征等；引起局部黑色素加深的内分泌代谢疾病有 A 型胰岛素不敏感综合征及其变异型（伴黑棘皮病）、黄褐斑（女性）及 McCune-Albright 综合征（皮肤咖啡斑）。

虽然咖啡斑可见于许多临床情况，如 1 型神经纤维瘤病、Noonan 综合征、Turner 综合征、多内分泌腺肿瘤综合征和类癌综合征、Carney 复合症、Leopard综合征、Pentz-Jeghers 综合征、库欣综合征、胰高血糖素瘤等，甚至亦可见于肥大细胞增多症、自身免疫性疾病、非内分泌肿瘤、施万细胞瘤和某些皮肤病；但在内分泌疾病的诊断中，皮肤咖啡斑仍然具有特殊诊断意义。如果患者一旦伴有性早熟，即可基本确立 McCune-Albright 综合征的诊断。

胡萝卜素在肝脏转变为维生素 A 的过程依赖于甲状腺激素的参与，故甲减导致体内胡萝卜素堆积。胡萝卜素为脂溶性，因而色素沉着只见于皮脂腺较丰富的部位，如口唇周围、手掌和足底。钩虫病引起的贫血也常出现手掌和足底黄色色素沉着，应与甲减引起者鉴别。此外，体内铁堆积（血色病）亦引起色素沉着，色素沉着的皮肤含有多量的含铁血黄素和黑色素。

（七）多毛与毛发脱落

毛发分为毳毛和终毛两种，前者为无色素毛，纤细而短；后者为成熟毛，有色素，粗而长。根据依赖于雄激素的程度，毛发又分为性毛、无（非）性毛和间性毛3 种。前者对性腺类固醇激素有反应而后者无反应。性毛分布于面部、下腹部、大腿前部、胸部、乳腺区、阴部和腋部。青春发育期间，循环血中的雄激素迅速增加,两性均出现腋毛和阴毛生长,而男性还出现面部、胸部的性毛生长。性毛包括耻骨上、下腹正中、靠阴唇外侧的大腿上部,以及鼻毛、耳毛及鬓际(两鬓)的毛发;非性毛包括头发、眉毛、睫毛、前臂和小腿毛;两性毛主要包括下三角区的阴毛、腋毛和唇毛。这些部位的毫毛在雄激素的作用下,转变为粗而深的终毛。如果女性雄激素过多或毛囊对雄激素的敏感性过高,即出现与男性相似的终毛生长。秃顶是头顶毛发生长初期缩短并向毫毛退变的表现,秃顶对男性来说属于生理现象,而对女性来说,提示病理性雄激素过多。

临床上,一般以 Ferriaman 和 Gallway 提出的毛发评价改良(mFG)法为基础,如果面部和躯体终毛>5 mm,mFG 评分≥8 分,即可诊断为多毛症(蒙古族除外)。多毛症主要发生于女性,正常女性上唇两外侧可有短小的浅色毛,下腹正中、乳晕可有少数终毛。但如很明显,加上前臂和小腿的终毛较长,则为多毛症。多毛与遗传、种族和雄激素有关,伴多毛的内分泌疾病有多囊卵巢综合征、先天性肾上腺皮质增生(11β-和 21α-羟化酶缺陷症)、库欣综合征、卵巢雄激素分泌瘤、儿童型甲亢(多毛见于背部,病因不明)、特发性多毛和药物(如苯妥英钠、达那唑和环孢素等)引起的多毛。局部毛发增多见于胫前黏液性水肿、A 型胰岛素不敏感综合征及其变异型(黑棘皮病)。

女性特发性多毛以前臂、小腿、上唇两外侧、下腹正中线和乳晕等处的毛发增多为主,偶在下颏也有少数较粗的终毛,可能与局部毛囊对雄激素过于敏感或 5α-还原酶活性增强有关。

雄激素分泌减少促使毛发(包括"性毛""非性毛"和"两性毛")脱落。各种原因引起的睾丸功能减退症、肾上腺皮质功能减退症、卵巢功能减退症、自身免疫性多内分泌腺综合征和甲减可伴头发或体毛脱落,其中甲减患者以眉毛(外$1/3$)脱落较常见而特异。

毛发脱落和毛发稀少亦应进行定量评估,引起毛发脱落的疾病主要有垂体功能减退症、甲状腺功能减退症(甲减)、甲亢、甲状旁腺减退症(甲旁减)、糖尿病、生长激素缺乏症、高催乳素血症、多囊卵巢综合征、先天性肾上腺皮质增生症、库欣综合征或女性雄性化肿瘤等。

(八)皮肤紫纹和痤疮

皮肤紫纹是由于皮下结缔组织断裂和毛细血管破裂,加之皮肤变薄形成的。新出现者呈红色,久者变为暗红色,最后形成白纹。皮肤紫纹多见于正常妇女的妊娠期和肥胖症;一般来说,妊娠纹只见于腹部。紫纹的常见部位为下腹两侧、臀外侧、大腿内、腋前区和上臂内侧。伴有紫纹的内分泌疾病主要为Cushing综合征,其特征为纵向分布,两头尖,中间宽(较少发生于腋前区和上臂内侧)。

痤疮的发生可能与皮脂腺对雄激素过敏感有关,高脂和高糖饮食、刺激性食物或化妆品等为其常见诱因。好发部位为脸部、背部和上胸部,男多于女。痤疮呈红色或暗红色,稍高于皮面,刺破后可挤出白色黏稠物,合并感染时可见脓性分泌物。病理性痤疮见于库欣综合征、先天性肾上腺皮质增生症、多囊卵巢综合征、分泌雄激素的卵巢肿瘤和女性长期服用睾酮制剂等。

(九)男性乳腺发育

正常新生儿、男性青春发育期及老年人可有生理性乳腺发育,但能自行消退。青春期前和青春发育后期的男性出现乳腺发育则属病理状态,前者见于Klinefelter综合征、完全性睾丸女性化、分泌雌激素的睾丸肿瘤、性发育障碍、甲亢和先天性肾上腺皮质增生症等;后者见于药物(避孕药、异烟肼、西咪替丁、氯米芬、甲基多巴、洋地黄类和三环类抗抑郁药等)、肝硬化、营养不良及支气管肺癌等。特发性男性乳腺发育的病因不明,无躯体疾病,可能与乳腺组织对雌激素的敏感性增高或芳香化酶活性增强有关。

(十)突眼

引起突眼的疾病很多,如颅内肿瘤、GH瘤、慢性缺氧、脑水肿、海绵窦血栓形成、眼眶疾病、眶周炎、绿色瘤和转移性眼眶癌等。内分泌性突眼常见于Graves病,偶见于慢性淋巴细胞性甲状腺炎或IgG_4相关性甲状腺炎。恶性突眼患者常伴有结膜充血水肿、睑闭不合、角膜溃疡、复视、眼球运动障碍或眼球固定,一般只见于Graves病。

(十一)溢乳和闭经

溢乳伴有闭经称为闭经-溢乳综合征,多见于产妇,但未婚女性也可发生,偶见于男性。女性溢乳和闭经常同时存在,但也可只有溢乳而无闭经,或只有闭经(或经量减少)而无溢乳。引起催乳素分泌增多的原因有生理性、病理性和功能性3种。病理性溢乳见于催乳素瘤、下丘脑-垂体肿瘤、垂体柄受压(或断裂)、甲状腺功能减退症等。

(十二)骨痛与骨折

骨髓为造血组织,小儿因骨髓腔小,发生病变后张力高,故骨痛症状常很突出。白血病时,骨髓腔内充满白血病细胞,腔内压力增大,引起剧烈骨骼疼痛;胸骨压痛是白血病的早期典型症状。急性粒细胞白血病侵犯颅骨、眼窝,形成绿色瘤,表现为眼球突出、复视和脑神经麻痹等症状;侵犯胸骨、肋骨和脊柱时可向外

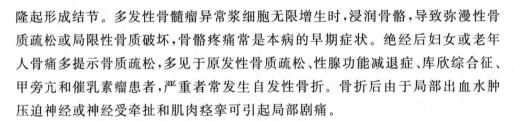

隆起形成结节。多发性骨髓瘤异常浆细胞无限增生时,浸润骨骼,导致弥漫性骨质疏松或局限性骨质破坏,骨骼疼痛常是本病的早期症状。绝经后妇女或老年人骨痛多提示骨质疏松,多见于原发性骨质疏松、性腺功能减退症、库欣综合征、甲旁亢和催乳素瘤患者,严重者常发生自发性骨折。骨折后由于局部出血水肿压迫神经或神经受牵扯和肌肉痉挛可引起局部剧痛。

三、生化指标间接反映激素分泌水平

原发性醛固酮增多症和库欣综合征患者的血钾降低,在普通饮食和低钾血症情况下,每天的尿钾排出量仍增多;选择性低肾素低醛固酮血症和 Addison 病患者的血钾与尿钾的变化相反。引起血钠和血钾异常的内分泌疾病还有继发性醛固酮增多症、Bartter 综合征、Bartter/Gitelman 综合征、肾素瘤、糖尿病酮症酸中毒、高渗性高血糖状态和胰性霍乱(VIP 瘤)等。抗利尿激素不适当分泌综合征因水潴留而引起继发性血钠和血钾降低。

血钙与 PTH、维生素 D 和降钙素有密切关系。血钙与血磷水平保持一定的浓度比,其中之一的浓度变化可影响到另一个指标值。引起血钙浓度升高的疾病主要是原发性甲旁亢、肿瘤相关性高钙血症和维生素 D 中毒,前两者常伴有血磷降低,而后者的血磷正常;甲旁减(包括假性甲旁减)的血钙磷变化相反。血糖测定、糖化血红蛋白(HbA1c)、饥饿试验和糖耐量试验(口服法或静脉法)对糖尿病、糖耐量异常和低血糖症的诊断很有帮助。

四、根据代谢产物排量推断激素水平

测定 24 小时尿皮质醇代谢产物 17-羟皮质类固醇(17-OHCS)、17-酮皮质类固醇(17-KS)和 17-生酮类固醇(17-KGS)可以间接判断皮质醇和肾上腺雄激素的分泌量,但因这些生化指标的特异性和敏感性较差,目前已经基本上被尿游离皮质醇、肾上腺皮质类固醇类性激素测定所代替。测定 24 小时尿香草基扁桃酸(VMA)、间甲-肾上腺素和间甲-去甲肾上腺素总量可以判断体内肾上腺素和去甲肾上腺素的产量,虽然这些指标的特异性能满足临床诊断的需要,但敏感性较低,难于达到早期诊断的目的。测定尿碘可了解体内是否缺碘,但有时病史和流行病学资料显得更为重要。临床上,也可通过测定同时释放的代谢产物来判断该激素的分泌量,如胰岛素原裂解后释放出来胰岛素和 C 肽;1 分子的胰岛素释放伴有 1 分子的 C 肽生成,因此血清 C 肽反映了胰岛素的分泌量,已使用过胰岛素治疗的糖尿病患者可通过 C 肽了解胰岛 β 细胞的功能。测定血 TSH、FSH 和 LH-β 亚基可了解 TSH、FSH 和 LH 的分泌量。激素代谢产物测定应排除食物

和药物因素的影响。

五、激素与激素代谢物测定诊断内分泌代谢病

体内的激素水平是反映内分泌代谢功能状态的直接指标,也是诊断内分泌代谢疾病的重要依据之一。

(一)激素测定

需要较高的技术条件。体液中绝大多数的激素含量很低,用一般化学方法很难检测到。随着放射免疫分析(RIA)的应用,20世纪50年代及前期开展的缺乏敏感性和特异性的化学比色法和生物法相继被取代,特别是随着材料科学技术、蛋白质制备技术和单克隆抗体杂交瘤技术的应用和进步,极大地推动了激素测定技术的迅速发展和更新换代。继RIA后,Males等于1968年建立了用放射性核素标记抗体的免疫放射分析法(IRMA),该法的检测灵敏度比RIA高10~100倍,特异性更强,且方法更简易。1970年,有学者首先报道了ACTH的放射受体分析法(RRA),进一步拓宽了放射性核素标记技术测定激素的应用范围。但在RIA和RRA的发展过程中,也暴露了放射性核素对人体有害和污染环境、标志物容易衰变和测量仪器昂贵等缺点。人们用酶取代放射性核素标记抗体与底物显色的方法,有学者建立了酶联免疫吸附法(ELISA),早期由于受多种因素的影响,其检测灵敏度和准确性不够理想。20世纪80年代后期,酶免疫分析技术取得了突破性进展,相继建立了"杂交"的酶联免疫荧光分析法(ELIFA)、生物素-亲和素系统(BAS)、BAS-ELISA和酶供体免疫分析法(CEDIA)等多种新型的酶免疫分析技术。现在,酶免疫分析技术已发展为形式各异,各具优点和用途的定位、半定量和超微定量分析技术,与放射性核素标记免疫分析技术(RIA、IRMA和RRA)相比,其最大优点是酶标志物的有效期长(可超过1年)和稳定性好,不同批次试剂盒之间变异小;与放大系统联用时,检测的灵敏度明显高于放射性核素标记技术,可达 10^{-19} mol/L,且无放射性;使原有的绝大部分(80%以上)放射性核素标记免疫分析法的测定项目已被酶免疫分析法等非核素标记免疫分析技术取代。

随着科学技术的进步,又进一步发展建立了许多新的免疫分析技术,如荧光免疫分析法(FIA)、时间分辨荧光免疫分析法(TRFIA)、化学发光免疫分析法(CLIA)、电化学发光免疫分析法(ECLIA)和免疫聚合酶链反应(immuno-PCR)技术等。1983年,Pettersson等首次报告用TRFIA测定HCG,该法解决了FIA存在的自然本底荧光干扰问题,其特异性明显提高,灵敏度可达 10^{-17} mol/L,标

志物稳定,检测速度快。经过十多年的发展,实现了全自动化测定,其精密度更好,可自动检测的激素已达近 100 种。自 20 世纪 70 年代中期由 Arakawe 等首次报道 CLIA 以来,该法已从实验室的稀有技术发展为临床常规检测技术。它结合了免疫和化学发光技术,检测灵敏度达 10^{-18} mol/L,测试简便快速。ECLIA 不同于一般化学发光分析技术,它采用电促发光原理,能产生高效、稳定的连续光源,试验步骤简化,反应时间短,测定速度快,检测灵敏度达 10^{-12} mol/L,能满足临床的诊断要求。免疫 PCR 分析技术是 Sano 等于 1992 年首次报道的,它将抗原抗体反应的特异性与 PCR 强大的扩增能力相结合,是迄今建立的最敏感的分析技术,可检测到的最低浓度为 10^{-16} mol/L(HCG)、10^{-19} mol/L(TSH),对小牛血清蛋白(BSA)的检测灵敏度达到 9.6×10^{-22} mol/L。上述各方法都是以抗原-抗体的免疫反应为基础的激素测定技术。此外,还有基于先分离后分析为特征的高效液相色谱法(HPLC)和高效毛细管电泳法(HPCE),在激素的测定领域也得到了广泛应用。HPLC 和 CE 的分离效能高(可分离同分异构体),分析速度快,样品用量少(可分析单个细胞内液),分析精密度和灵敏度高,应用范围广。

(二)激素代谢产物测定

一般来说,直接测定激素水平的意义高于激素代谢产物,如血清皮质醇的敏感性远高于尿 17-OHCS、17-KS 和 17-KGS。但是,有些激素代谢产物的测定至少不低于激素本身的测定,有时甚至高于相应的激素。例如,AVP 测定为尿崩症的诊断提供了方便,但测定 AVP 相关糖肽 copeptin 具有更多优越性,因为测定 copeptin 的血清或血浆仅需 5 μL,标本不需要预处理,也不需要加入蛋白酶抑制剂。在室温下,血清或血浆放置 7 天不受影响。又如,用血清 C 肽评价 β 细胞分泌能力比胰岛素更可靠;因为胰岛素可被肝、肾组织中的胰岛素酶灭活,半衰期仅 4 分钟,而靶器官利用 C 肽很少,半衰期长(约 30 分钟)。在周围血液中,C 肽与胰岛素的摩尔浓度比相对恒定,为 5:1~10:1;大约 70% 的 C 肽由肾小管再摄取,24 小时 C 肽的平均排出量为 36 μg,因此也可根据尿 C 肽来判断肾功能正常者的胰岛 β 细胞功能。由于胰岛素抗体和 C 肽不存在交叉免疫反应,外源性胰岛素不含 C 肽,故 C 肽测定的特异性很高,对糖尿病的分型、治疗和预后估计有重要意义。

(三)激素测定和结果分析原则

能够用现代方法测定的激素已经很多,除了以前的经典内分泌激素外,近年来还开展了 AVP、排磷素和 PTHrP 等痕量激素的测定。例如,目前已经用商业测试盒监测血清和卵泡液中的抗苗勒管素(AMH),多囊卵巢综合征患者的血清和卵泡液 AMH 升高,而且与患者的胰岛素抵抗、高睾酮血症及无排卵相关。另一方面,AMH 升高还可能是下丘脑性闭经和下丘脑性无排卵、卵巢早衰及子宫内膜异位的病因。因此,AMH 可作为女性生殖功能和无排卵的标志物。尽管如此,激素测定仍然还有许多问题没有解决,过分依赖激素测定诊断内分泌代谢疾病的现象应该避免。激素测定结果分析是一种综合思维的过程,应该遵循以下基本原则。

1."质量控制"原则

激素测定应特别注意提高可重复性、特异性和敏感性。实验室技术测定的质量是内分泌代谢疾病诊断的关键环节,一般至少应做到以下几点:专业学会认可的质量控制;采用双管测定;结果与临床诊断不符时重复测定;激素测定测试盒应一次用完,并注意示踪物(核素、光)的半衰期;注意标本收集时间和所用试管的要求;有些激素测定应空腹,有些则不然;收集标本时,有的标本要加入蛋白抑酶或抗凝剂(如测定血醛固酮的试管要用肝素抗凝);避免食物成分和药物对测定结果的影响;同时测定尿中激素的排出量与测定血激素水平不但具有相同意义,而且可以佐证诊断的准确性,如血和尿 GH、醛固酮、游离皮质醇、肾上腺素和去甲肾上腺素测定等。尿中的激素测定结果主要受尿液收集是否完全的影响,所以一般要求收集患者的 24 小时尿标本。

2."动态"分析原则

体内的激素是实现内分泌调节的中心分子,当机体的内外环境发生变化时,激素的分泌也发生相应的变化。"动态"分析激素测定结果至少应注意以下几点:确定某激素水平是否正常时,正常参考值只是参照的一个方面,医师更应该动态测定和分析结果。例如,影响胰岛素和 C 肽变化的病理情况和疾病很多,如肝脏疾病、心脏疾病、肾脏疾病、胰腺疾病、骨骼肌疾病、代谢紊乱和内分泌疾病等。因此,当存在以上情况时,其结果只能作为诊断的参考,不能作为诊断依据;一般在消除影响因素后重新测定才有较高的诊断意义。充分考虑激素分泌的昼夜节律对其分泌量的影响。许多下丘脑-垂体激素均有昼夜分泌节律,克服昼夜节律对测定值影响的有效方法是固定采血时间(例如,多数激素在上午早餐前采血,而 PTH 应在上午 10 点后采血测定)。充分考虑激素脉冲分泌对其分泌量的影响,有些激素的脉冲性分泌峰值与谷值之差可达数倍;因此,最好根据激素脉冲分泌的频率特点,在规定时段内采集多个时间点的血标本测定,取其均值。为了消减脉冲节律的影响,应该根据激素的正常脉冲时间确定测定基础激素水平的两个时间点。例如,某激素的正常脉冲节律为40分钟,那么两次基础水平的测定时间点应该相差20分钟而非40分钟。育龄期女性的性激素有周期性分泌特点,性腺激素(如雌二醇、孕酮)及其代谢产物的正常参考范围有年龄和性别之差,有些激素还有月经周期变化;而绝大多数激素的血清水平随年龄而变化。用"量变引起质变"的观点评价激素测定值。内分泌代谢疾病均含有定量的概念,临床病例的病情相差悬殊,非典型病例的病情较轻,所以在疾病早期,激素的变化往往不明显或仍在正常范围内,此时不能据此否定疾病的诊断,必要时需要用动态试验才能确立诊断;如果仍有困难,应该"动态"观察一段时间,随着病情发展,激素水平可以逐渐变得明朗化。

激素测定的方法不同,所得的数值会有一定差异。为了减少误差,提高诊断的准确率,血和尿激素测定要至少重复1次,有些激素代谢产物和作为动态试验的基础值测定应重复两次。居于临界值时,应在适当时候复查,或测定激素的游离组分,或测定激素的结合蛋白。一些激素在血循环中转运时大部分与其结合球蛋白结合,仅1％左右呈游离状态;当激素结合蛋白增高时,所测的激素总量增加,但游离部分水平不变。例如,妇女怀孕时,由于雌激素水平升高而刺激甲状腺素结合球蛋白合成增多,因此判断怀孕女性有无甲亢时,应测定 TSH、FT_3 和 FT_4。

3."辨证"分析原则

激素测定和激素动态试验结果受许多因素的影响,因此需要辨证分析其临床意义。第一,血浆激素组分不均一给临床诊断带来困难。一般,活性组分仅占各组分总量的少部分,使免疫活性与生物活性分离,有时活性组分所占比例很低(如 PTH-N,约5％),各组分总量难以代表该激素的分泌速率和分泌量,因此用多克隆抗体测得的激素浓度不能代表活性组分的量。第二,注意激素"不适当正常"与激素"不适当分泌"对诊断的影响。例如,从理论上讲,ACTH 瘤患者的血清 ACTH 水平应该是升高的,但临床上所观察到的病例很少出现这种情况,如果升高的血清皮质醇不能将 ACTH 明显抑制而仍处在正常范围内,就足以反映这种正常的 ACTH 是"不适当"的。除 ACTH 瘤外,还有许多类似的临床情况,如早期 Graves 病的 TSH"不适当正常"、肿瘤性高钙血症的 PTH"不适当正常"等。激素分泌不适当的例子也很多见,如糖皮质激素不敏感综合征的皮质醇不适当分泌、原发性醛固酮增多症的醛固酮不适当分泌、表观盐皮质激素过多综合征的皮质醇不适当分泌、糖尿病与应激性高血糖症时的胰高血糖素不适当分泌及肥胖症与代谢综合征时的瘦素不适当分泌等。第三,根据"反馈调节"原理分析激素测定结果是评价临床意义的重要方法。甲状腺性甲亢患者由于高浓度的 T_3、T_4 对 TSH 细胞的强烈和持久抑制，血清 TSH 降低。在甲状腺疾病的诊断程序中，可将 TSH 列为基础检测项目来确定甲状腺功能并指导进一步检查。但是，特殊病例（如下丘脑-垂体疾病）不能用 TSH 反映甲状腺功能。甲状腺结节时，除 TSH 外应根据需要选择其他诊断方法，防止漏诊或误诊。另一方面，原发性甲减时血清 T_4 降低，TSH 基础值升高。对下丘脑性垂体功能减退者，尤其是 FT_4 正常者需用 TRH 兴奋试验进一步明确诊断。

4."综合"分析原则

如上所述，单用"负反馈"原理诊断内分泌疾病是不够的，一般还应该找到其他的支持依据。例如，儿童原发性甲减患者需要进行心电图检查和必要的影像检查，特别是骨龄检查。如临床或 X 线检查疑似本病而不能确诊，应进一步依次行 B 超、SPECT、CT 和 MRI 等影像检查评价甲状腺的形态、大小与功能。甲状腺核素扫描检查是发现和诊断异位甲状腺（舌骨后、胸骨后和纵隔内甲状腺，卵巢甲状腺等）的最佳方法。有时，还应根据临床表现，对候选基因（TSH 受体基因、T_3R 基因、TPO 基因、Tg 基因或 NIS 基因等）及其类型进行突变检测。

单凭某激素测定能确立诊断的情况少见。在诊断过程中，一般均需要搜集多项支持与不支持该诊断的依据，以确保诊断的准确性。当激素水平（尤其是敏感性较低者）稍高或稍低时，一般对诊断的意义不大。此时，应当采取不同的方法作出进一步处理。例如，当患者的 TSH 和 T_3/T_4 发生矛盾时，一般主要根据 TSH 值进行判断，因为 TSH 的敏感性远高于 T_3/T_4。男性 GnRH 兴奋试验可了解垂体促性腺激素细胞的储备功能，鉴别下丘脑性和垂体性睾丸功能减退症。但在女性，GnRH 兴奋试验主要用于闭经、性早熟、体质性青春期发育延迟、垂体功能减退症的诊断和鉴别诊断。GnRH 促进垂体促性腺激素的合成和释放，给受试者注射外源性 GnRH 后，在不同时间取血测定 LH 和 FSH，若垂体功能良好，LH 和 FSH 升高，反之则反应较差。除性激素测定外，性早熟更需要根据 LH/FSH 水平、睾丸体积和精子生成状况等确立诊断，而病因诊断可能更为复杂，因为血 LH 和 FSH 降低只是周围性早熟的共同特点。先天性肾上腺皮质增生或肾上腺皮质肿瘤所致者，除男性第二性征发育外，阴茎明显增大，但睾丸体积无增大，无精子生成。由 11β-羟化酶缺陷所致者，血皮质醇降低而 11-脱氧皮质醇、17-羟孕酮和尿 17-KS 增高；由 21-羟化酶缺陷引起的男性患者有多毛、阴茎肥大及色素沉着。血皮质醇和 11-脱氧皮质醇均降低，而 17-羟孕酮升高明显，24 小时尿 17-KS 增高；由肾上腺皮质肿瘤所致者的血皮质醇及 24 小时尿 17-KS

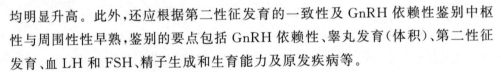
均明显升高。此外,还应根据第二性征发育的一致性及 GnRH 依赖性鉴别中枢性与周围性性早熟,鉴别的要点包括 GnRH 依赖性、睾丸发育(体积)、第二性征发育、血 LH 和 FSH、精子生成和生育能力及原发疾病等。

5."追踪观察"原则

如果确立诊断很困难,有时需要进行定期追踪,根据病情变化的特点和规律作出最后诊断。例如,原发性甲减伴性早熟在用甲状腺激素治疗后可逆转;缺碘性甲状腺肿在补偿适量碘剂后,甲状腺肿明显缩小;先天性肾上腺皮质增生症在给予糖皮质激素治疗后,血清 ACTH 降至正常而增生肿大的肾上腺缩小等。

6."优先治疗"原则

确立诊断的目的是为了得到更适当而有效的治疗,显然临床工作不能因追求诊断而延误治疗,更需杜绝因诊断而导致的疾病处置失误。事实上,有些疾病的诊断需要在治疗中才能确立。原发性醛固酮增多症的病因诊断复杂,有时需要较长时间,停用降压药可能出现高血压危象等风险,此时需要使用对诊断试验无明显影响的降压药物。又如,在确立嗜铬细胞瘤和副神经节瘤的过程中,应随时避免发生高血压危象,病情不允许时,应该"优先治疗"。

第三节　定位诊断

定位诊断的目的是确定疾病的发病部位,即病理解剖诊断。正常人的内分泌激素来源于一定部位(正位分泌),少数可能来源于异位组织(异位分泌)。另外,内分泌腺肿瘤可伴发异位激素分泌综合征,术前必须作出定位诊断,以便确定手术路径和方式。在很多情况下,需要从多个方向进行定位与定性鉴别,鉴别时,考虑的范围要广,尤其不能只局限于内分泌代谢疾病领域,但是,经过鉴别所提出的初步诊断却要求少而精。临床上用于定位诊断的方法如下。

一、同时测定垂体促激素和靶腺激素协助定位诊断

同时测定血浆 ACTH 和皮质醇,如两者均升高提示病变在垂体;如 ACTH 降低而皮质醇升高则病变在肾上腺皮质。如 TSH 和 T_3/T_4 同时升高,则可能为垂体 TSH 瘤或全身性甲状腺素不敏感综合征;如 TSH 明显降低,而 T_3/T_4 升高则为甲状腺病变引起的甲亢。如 FSH 和 LH 升高,提示病变在性腺;减低

则提示病变在垂体或下丘脑等。

另外,根据某些激素分泌的部位特殊性,激素测定本身就具有定位意义。例如,只要证实是内源性高胰岛素血症性低血糖症,其病变就必然在胰腺,因为目前尚无异位胰岛素瘤的报道(胰腺发育异常者例外,但异位胰腺组织亦在正常胰腺附近)。同样的情况也见于原发性甲旁亢和原发性醛固酮增多症,这些疾病的诊断重点是确定病变的性质(如肿瘤或增生)和病变的位置(双侧或单侧,尾部或头部,上甲状旁腺、下甲状旁腺或异位甲状旁腺等)。

二、激素动态试验是定位诊断的重要手段

20世纪以前,人们根据激素的反馈调节理论和环境因素调节内分泌代谢功能的原理,在内分泌代谢疾病的诊断中设计了许多激素的动态试验,其中一些激素动态试验仍是目前诊断的重要手段。例如,TRH和GnRH兴奋试验可判定甲状腺和性腺功能减退症的病变部位。血清基础TSH升高,注射TRH后有过度反应,提示病变在甲状腺;基础TSH降低,注射TRH后无升高反应,提示病变在垂体;如果注射TRH后TSH有升高反应,但高峰延迟,则病变在下丘脑。GnRH兴奋试验有与TRH相同的定位意义。TRH、GnRH和CRH联合静脉注射,可同时了解甲状腺、性腺和肾上腺皮质疾病的病变部位。但是,随着科学技术的进步,尤其是下丘脑激素测定和高分辨影像检查的应用,激素动态试验在诊断中的地位在逐渐下降,有些敏感性和特异性较差或不良反应较大的动态试验已经少用或被淘汰。

(一)健康教育和心理辅导

进行动态功能试验前,应详细向患者和家属讲解试验的目的、意义、操作方法、要求与注意事项等。帮助患者消除顾虑,取得充分配合,确保试验的预期完成。

(二)试验护理

认真负责、准确无误、熟练轻巧地完成试验,如按规程完成各项操作,正确采集血、尿标本,定时测量体重和血压,保证液体的准时、准量输入等。

(三)操作规程

应严格执行查对制度,检查采集血标本的抗凝管是否准确(如肾素和醛固酮标本要分别放入不同的抗凝试管内);做好环节质量管理,杜绝因工作疏忽而造成的误差。

(四)病情观察

某些激素分泌的动态试验具有特殊的时间要求,但病情又容易出现变化,如饥饿试验要认真交代禁食的时间,密切观察巡视,及时发现和处理低血糖反应。又如,在执行下丘脑-垂体功能检查(如禁水-升压素试验)或钙负荷试验时,必须事先做好抢救预案,静脉推注升压素或钙制剂的速度要慢,出现面色苍白、胸闷不适等表现时,要及时处理。

(五)采集标本

避免应激情况的发生,进行皮质醇或儿茶酚胺标本采集,告知患者避免饥饿、紧张、兴奋、活动、失眠等应激情况。进行尿儿茶酚胺代谢产物测定要详细指导患者收集小便,避免进食咖啡、柑橘、西红柿、香蕉和巧克力等干扰检测结果的食物。采集的血标本要及时送检或放置在适宜容器内,有的标本应放在 4 ℃干冰容器中或按照特殊要求送检。

(六)测定方法

20 世纪 50 年代,逐渐用 RIA 淘汰了化学比色法和生物测定法,后来又用免疫放射分析法(IRMA)取代了 RIA。目前,采用的放射受体法(RRA)、酶免疫分析法(EIA)、酶联免疫分析法(ELISA)、化学发光酶免疫分析法(CLEIA)和时间分辨免疫荧光法(TRFIA)、电化学发光免疫分析法(ECLIA)及免疫聚合酶链反应法(IPCR)有了更高的敏感性和特异性。有条件的单位应及时更新检测方法。

三、影像检查为定位诊断提供依据

(一)X 线照片

X 线照片对骨骼病变的诊断意义较大,对某些内分泌腺病变(如垂体肿瘤)也有定位价值。例如,蝶鞍增大、蝶鞍骨质被吸收而变薄、前或后床突抬高或被破坏提示垂体占位性病变,而空泡蝶鞍综合征一般需用CT/MRI才能确诊。

(二)B 超检查

B 超检查用于甲状腺、肾上腺、胰腺、性腺和甲状旁腺肿瘤(或结节)的定位,但肿瘤或结节太小(直径<0.5 cm)不能检出,而且 B 超技术的发展似乎总是跟不上CT/MRI 的步伐。但是,术中 B 超检查可用于多种内分泌肿瘤手术时的定位。

(三)CT/MRI/PET/PET-CT

CT 和 MRI 是目前用作内分泌腺病变性质检查的常用方法。一般病变直径

＞0.5 cm 均可检出(高分辨 CT)。为提高病变的检出率,内分泌腺的 CT 和 MRI 检查要注意以下 3 点:①扫描层厚要薄,如＜3 mm,最好 1 mm;②同时做增强和/或脂肪抑制扫描;③对腺体进行连续的动态观察。

一般认为,CT 与 MRI 的差异是:MRI 观察病变与邻近组织的关系比 CT 效果好,而增强扫描比平扫使病变显示更清楚。CT 和 MRI 虽可对病变作出精确定位,但不能分辨病变的性质。如 CT 和 MRI 难以分辨肾上腺肿瘤的部位(皮质或髓质)。正电子断层扫描(PET)可协助动态观察肾上腺、甲状腺和胰腺的功能变化,甚至代谢过程,除了解腺体形态变化外,还具有功能定量的优点,是诊断许多疑难内分泌疾病(如 MEN)的重要方法,用放射性药物做肾上腺显影能提供髓质功能的有关信息;双模式显影平台将 CT 与核素显影技术结合起来,提高了肾上腺功能的评价水平。

四、特殊检查具有定位诊断价值

核素检查是根据某些内分泌腺有摄取某种核素的功能,或能摄取核素标志物的特点判定内分泌腺功能。放射性核素肿瘤显像的种类很多。^{201}Tl、^{99m}Tc-MIBI 肿瘤显像常用于乳腺、甲状腺、甲状旁腺和淋巴瘤显像,用于甲状旁腺显像时,一般要求先服碘剂数天,以封闭甲状腺的显影功能。^{67}Ga 肿瘤显像常用于肿瘤转移灶的定位显像或寻找原发部位不明的肿瘤病灶。^{131}I、^{123}I、^{111}In 和 ^{99m}Tc 标记抗体的放射免疫肿瘤显像常用于可疑肿瘤及转移肿瘤的定位与定性。特异性示踪剂 Na^{18}F-脱氧葡萄糖或 ^{18}F-胆碱(^{18}F-choline)可以提高骨显像的特异性和敏感性,PET-CT 联合骨髓穿刺活检对隐性多发性骨髓瘤(SMM)和单克隆γ病(MGUS)有早期诊断价值。

(一)甲状腺摄^{131}I 率

甲状腺摄取和浓集碘的功能与甲状腺功能密切相关,摄^{131}I 增多和/或高峰提前提示甲亢;摄^{131}I 率低提示甲减。这一检查还可用做甲亢和缺碘性甲状腺肿的鉴别,后者摄^{131}I 率增多,但高峰不提前。^{131}I 甲状腺扫描可用于判断甲状腺结节的功能,但有较多不良反应,因血清 TSH、FT$_3$ 和 FT$_4$ 的测定技术已经相当敏感,甲状腺摄^{131}I 率已很少采用。

(二)核素扫描

单光子发射断层扫描(SPECT)可确定甲状腺结节的位置和功能。SPECT 检查是用放射性核素^{99m}Tc 或^{131}I 作放射源,先用碘剂封闭甲状腺,再用^{131}I 做卵巢扫描,有助于卵巢甲状腺肿伴甲亢的定位。^{131}I 标记的胆固醇作肾上腺皮质扫描可对有功能的腺瘤作出定位。肾上腺有摄取胆固醇的功能,皮质醇瘤摄取[131]I 标记的胆固醇增多,故有放射性浓聚,对侧的肾上腺由于过量皮质醇反馈抑制了垂体 ACTH 的分泌而萎缩,因而摄取[131]I 标记的胆固醇减少。用放射性核素锝(99mTc 氯酸锝)和 99mTc-甲氧异腈(sestamibi,甲氨异丁基异腈-MIBI,99mTc-MIBI)或[201]Tl 做甲状旁腺和甲状腺双重显影,可对病变作出定位。核素-PET 和 CT-PET 可显示肾上腺皮质细胞摄取胆固醇增加,双侧肾上腺皮质增生,[131]I-胆固醇浓集于双侧肾上腺皮质区,呈双侧对称性增强。如[131]I-胆固醇浓集于一侧肾上腺皮质则提示为功能性肾上腺皮质瘤;如 CT 或 MRI 确定一侧肾上腺有肿瘤,而不摄取[131]I-胆固醇者多为无功能性肿瘤或转移癌。

[123]I 和 99mTc-甲氧异腈减影扫描可发现 82% 的甲状旁腺病变,99mTc 和[201]Tl 双重核素减影扫描(与手术符合率 92%)可检出直径 1 cm 以上的病变,对于甲状旁腺外病变也特别敏感,阳性率 83%,敏感性 75%。在临床上,[123]I 和 99mTc-甲氧异腈不能对肿瘤定位的原因是肿瘤太小或病因为甲状旁腺增生。

(三)激素分泌率测定

用激素分泌率测量来判断内分泌腺功能有一定意义,但如果同时有该激素代谢清除率增加,则无功能亢进。因测定技术复杂,患者要接受放射性核素,故只用于研究而不作为疾病诊断的常规检查。

(四)激素抵抗的评价

用患者的体细胞(周围血红细胞、白细胞和成纤维细胞)与核素标记和未用核素标记的相同激素一同温育,测定该激素受体与激素的亲和力和激素受体数目,与正常人相同细胞进行比较,可检出该激素有无受体缺陷而引起的激素抵抗。如果证明存在激素抵抗,一般应进一步进行相关基因的突变检测。

(五)特殊检查联合应用

任何形式的单项检查均存在一定的缺点。影像检查应该与激素分泌的动态试验甚至致病基因筛选结合进行,以提高诊断效率。例如,遗传性嗜铬细胞瘤需根据家族史和风险度确定候选基因筛选和追踪的程序,有家族史的腹部副神经节瘤患者按顺序对 *SDHB*、*SDHD* 和 *VHL* 基因测序;双侧肾上腺嗜铬细胞瘤而无甲状腺髓样癌或甲状腺肿时应先对 *VHL* 基因测序,如 *VHL* 无突变,再检测 RET;发病年龄<20 岁的单侧肾上腺嗜铬细胞瘤可按顺序对 *VHL*、*RET*、*SDHB*、*SDHD* 基因测序。

五、有创检查协助疑难病例的定位诊断

(一)静脉插管分段采血

静脉插管分段采血属于有创性诊断方法,不作为常规定位方法。一般,仅在临床症状提示某种激素分泌增多,而以上定位检查又不能精确定位时采用。此方法对异位激素分泌综合征(如异位嗜铬细胞瘤)的诊断特别有效。插管至所怀疑的内分泌腺或异位激素分泌肿瘤的引流静脉或邻近静脉中,采血后边退出导管,边采血至周围静脉,测定各节段血中的激素水平,一般激素最高水平的部位就是病变的部位。垂体病变可插管到岩下窦采血测垂体激素(如 ACTH)。胰腺肿瘤可插管到门静脉分支,采血测定胰岛所分泌的激素以确定胰岛肿瘤的部位。

双侧岩下窦采样(BIPSS)用于疑难 Cushing 病的诊断效率很高。Cushing病患者中枢的 ACTH 浓度明显高于外周血,而异源性 CRH/ACTH 综合征患者无此变化。结合 CRH 试验,比较注射前后中枢与外周血 ACTH 的浓度差别,Cushing 病的诊断准确性进一步提高;或在BIPSS同时做去氨升压素试验,可明显提高 ACTH 依赖性库欣综合征的鉴别效率。

(二)选择性动脉造影

对于直径较小而不能用 CT 和 MRI 等方法作出定位时,可采用此方法。将导管经动脉插管到内分泌腺或肿瘤的动脉分支中(B 超引导),然后注入造影剂多时相照片。肿瘤的血管丰富,因此血管丛集的部位即为病变部位。此方法检查获得成功的前提是插管位置必须精确。

(三)术中定位

垂体、胰岛和甲状旁腺的术前精确定位相当困难,但只要能在术前确定腺体存在病变,那么可以在探查性手术中,通过直视、超声等方法进一步确定病变的具体位置和性质。例如,甲状旁腺术中可用高分辨超声定位,必要时结合甲氧异腈(MIBI)定位,这样可发现 90% 以上的腺瘤。血 PTH 监测也有助于术中定位。

第三章

下丘脑-垂体疾病

第一节 侏 儒 症

一、垂体性侏儒症

垂体性侏儒症是指在青春期生长发育以前,因下丘脑-垂体功能缺陷,生长激素释放激素(GHRH)-生长激素(GH)-生长介素(SM)任一环节分泌缺乏或生物效应不足所致的生长发育障碍,又称 GH 缺乏症(GHD)。按病因可分为特发性和继发性两类,按病变部位可分为垂体性和下丘脑性两种,按受累激素的多少可分为单一性 GH 缺乏和伴垂体其他激素缺乏症的不同类型。

(一)病因及发病机制

1.特发性

特发性占 60%～70%,男性多见,原因不明,可分为单一性 GH 缺乏和伴垂体其他激素缺乏症的不同类型。

2.继发性

继发于下丘脑-垂体及其附近肿瘤、感染、创伤和手术等。使下丘脑-腺垂体或垂体门脉系统中断,GHRH 不能到达腺垂体,致 GH 释放减少。儿童期长期大剂量应用肾上腺皮质激素也可引起。

3.遗传性

遗传性可分为遗传性单一 GH 缺乏,遗传性多种腺垂体激素缺乏,GH 增多性侏儒症(如 Laron 综合征)等。

(二)临床表现

1.生长迟缓

大多数患儿出生时身高、体重正常,1～2岁后生长节律逐渐变慢,与同龄正常人平均身高的差距随年龄增长而越来越明显。至成年时低于130 cm。骨龄延迟2年以上,身体比例似儿童,即上半身长于下半身。垂体性矮小者的智力与年龄相符,学习成绩与同龄者无差别。垂体性矮小症者的身材矮小,匀称协调,至成人后仍保持儿童外貌和矮小体型,皮肤较细腻而干燥,有皱纹,皮下脂肪丰满,身高不到130 cm。

2.骨骼发育不全

长骨短小,骨化中心发育迟缓,骨龄相当于身高年龄,比年龄晚4年以上。骨骼延迟融合,常至30岁仍不融合,有的患者甚至终身不融合。

3.性器官不发育

至青春期后仍无第二性征出现,男性生殖器小似幼儿,睾丸小而软,常伴有隐睾;女性有原发性闭经,乳房不发育,臀部不发达,无女性体型,无腋毛及阴毛,外阴幼稚,子宫小。

4.特殊面容

面容幼稚,皮下脂肪丰富,成年后呈特征性"老小孩"模样。

5.智力

智力与年龄相等,虽然身材短小,性器官发育不良,但智力发育正常,学习成绩与同龄同学相仿。但久病后可有少数患者出现抑郁、反应迟钝和长期血糖偏低,可使智力减退。

6.垂体病变表现

特发性患者无垂体压迫症状表现,若为肿瘤引起,可有垂体、垂体周围组织或下丘脑受压的临床表现,如头痛、视力下降或视野缺损、尿崩、嗜睡、肥胖及垂体功能低下等表现。

(三)实验室检查

1.一般常规检查

其主要包括血常规、尿常规及相关生化检查,以了解全身基本情况。注意有无血吸虫病和肠寄生虫病。由于GH分泌呈脉冲式,峰值与谷值相差较大,故不能仅靠基础GH值来诊断本病。一般可根据需要和重点怀疑的病因选择必要的检查,如T_3、T_4、FT_3、FT_4、TSH、ACTH、皮质醇、LH、FSH、PRL、睾酮和雌二醇等。

2.糖代谢紊乱

在口服糖耐量试验(OGTT)中,不少患者在服糖后 2～3 小时血糖偏低。部分患者可表现为糖耐量减退。OGTT 示糖尿病样曲线,血浆胰岛素分泌反应较正常差。用 GH 治疗后,糖耐量改善,胰岛素分泌增加。

3.垂体功能检查

对垂体性矮小症的诊断,常须做 GH 兴奋试验,如胰岛素低血糖试验、精氨酸兴奋试验、左旋多巴试验和可乐定试验等,一般选择两项。精氨酸和精氨酸与 GHRH 序贯联合试验。血清 IGF-1、IGFBP-3 测定对本病诊断亦有一定帮助。

(1)胰岛素低血糖-GH 刺激试验。①原理:低血糖刺激脑内葡萄糖受体,激活单胺类神经元通过α受体促进 GHRH 分泌,同时抑制 SS 分泌。②方法:普通胰岛素 0.1 U/kg 体重加入 2 mL 生理盐水中 1 次静脉注射。采血测 GH 的同时测血糖,血糖低于 2.78 mmol/L 或比注射前血糖值降低 50% 以上为有效刺激。试验前试验后 30、60 和 90 分钟采血测 GH、血糖。③结果判断:刺激后 GH 峰值 10 μg/L 以上时为正常反应,<5 μg/L 为反应低下。

(2)左旋多巴-GH 刺激试验。①原理:左旋多巴通过刺激 GHRH 促进 GH 的分泌。②方法:患者餐后服左旋多巴制剂 500 mg,体重 15～30 kg 者服 250 mg;服药前及服药后 30、60、90 和 120 分钟分别采血测 GH 值。③结果判断:正常人 60～120 分钟时 GH≥7 μg/L,垂体性矮小者无反应。于口服左旋多巴前 20 分钟内上下楼梯 20 次左右可提高试验的反应性,称运动-左旋多巴试验。

4.其他检查

特发性侏儒症垂体可缩小,或垂体不发育;肿瘤引起者可有蝶鞍扩大、鞍上钙化;骨化中心发育迟缓,骨龄幼稚,一般延迟 4 年以上,有 TSH 和 GnH 缺乏者至 30 岁骨骺仍不融合。

(四)诊断依据

垂体性矮小症主要依据其临床特点和血清 GH 明显降低做出诊断,必要时可进行 GH 兴奋试验,如血清 GH 仍无明显升高(<7 μg/L)则符合本病的诊断。在临床上,本病须与其他疾病相鉴别。

1.全身性疾病所致的矮小症

患者在儿童时期患有心、肝、肾、胃和肠等慢性疾病或各种慢性感染,如结核病、血吸虫病和钩虫病等都可因生长发育障碍而致身材矮小。

2.呆小症(克汀病)

甲状腺功能减退症(甲减)发病于胎儿或新生儿,可引起患者的生长发育障碍。患儿除身材矮小外,常伴甲减表现及智力低下。

3.Turner 综合征

Turner 综合征为性染色体异常所致的女性分化异常,其性染色体核型常为45,XO。除身材矮小外,伴有生殖器官发育不全,原发性闭经,亦可伴有颈蹼、肘外翻、盾形胸等畸形,患者血清 GH 正常。

4.青春期延迟

生长发育较同龄儿童延迟,常到 16～17 岁以后才开始第二性征发育,智力正常,无内分泌系统或慢性疾病依据。一旦开始发育,骨骼生长迅速,性成熟良好,最终身高可达正常人标准。

5.Laron 矮小症

患者的血清 GH 免疫活性测定正常或升高,但 IGF-1 低下(由于 GH 受体缺陷)。先天性 IGF-1 抵抗患者的血清 GH 基础值及兴奋试验均为正常反应。

(五)治疗

肿瘤引起者或有明显病因者应进行病因治疗。特发性病因不明者应进行内分泌治疗。垂体性侏儒症的治疗目的是使患儿尽量达到正常身高。

1.GH 治疗

对 GHD 最理想的治疗是用 GH 替代治疗。早期应用可使生长发育恢复正常。身高及体重增加,使骨纵向生长,但骨龄及性征不变。rhGH 治疗剂量多按临床经验决定。近年来用药剂量已至每周 0.5～0.7 U/kg。增加剂量会提高生长反应。多数医师认为,每天给药疗效优于每周注射治疗,间歇治疗(治疗 6 个月停药 3～6 个月)效果不如连续治疗好。临睡前注射使血中 GH 浓度如正常入睡后升高,采用夜晚注射具有更佳的效果。

2.GHRH 治疗

目前认为,GHRH 治疗仅应用于 GH 分泌障碍较轻的下丘脑性 GHD 患儿,但其剂量、用药途径,包括鼻吸用药及注射频率尚未确定,严重的 GHD 儿童仍用 rhGH 治疗。

3.性激素

多年来临床试用合成类固醇来促进患儿的生长,常用人工合成的蛋白同化苯丙酸诺龙,对蛋白质合成有强大的促进作用,能促进骨的纵向生长,对性征和骨骼融合影响小。一般 14 岁开始治疗,剂量为每月1.0～1.5 mg/kg体重,每 1～

2周肌内注射1次,连用3个月后停用3个月,共用1～3年。女性患者剂量不宜过大。治疗2～3年后生长减慢,并最终因骨骺融合而停止生长,开始治疗时一般1年可增高10 cm左右。

4.绒毛膜促性激素(HCG)

在接近发育年龄后开始应用,每周2次,每次500～1 000 U,以后可增至1 500～2 000 U,连用2～3个月为1个疗程,停药3个月后再开始第二疗程,可用4～6个疗程,对性腺及第二性征有促进作用。多与雄激素交替使用。

5.甲状腺素

对于伴有甲状腺功能低下者应用甲状腺片,在补足GH的同时,补充小量的甲状腺片,有促进生长和骨骺融合的作用,剂量从每天15 mg开始,1～2周后加量至30～60 mg维持,并长期应用。

6.其他

部分GHD患者可有多发性垂体激素缺乏。GH治疗可使潜在的下丘脑性甲减病情加重。若患儿对GH反应不理想,或血清T_4水平降至正常值以下,应及时补充甲状腺素。确有肾上腺皮质功能减退者应长期补充可的松。必要时可给小剂量的促性腺激素或性激素以诱发青春发育。近年来,又研制了可口服或鼻内吸入的GHRH制剂,它们的促GH分泌作用是特异的,不激活垂体的腺苷环化酶,不抑制GH的分泌。但其效果有待进一步观察。

二、特殊类型侏儒症

(一)原基因性侏儒症

原基因性侏儒症属遗传性疾病,可能由隐性基因遗传。患儿在出生时即有体重轻、瘦小,酷似早产儿,出生后生长缓慢,比同龄儿童小,全身成比例的矮小,骨龄、骨骼比例、外貌、智力和性发育与年龄大致相一致。成年以后呈特征性的"缩小成人"。各内分泌腺功能、激素水平正常。个别患者可能有"鸟头"等其他畸形。

(二)家族性侏儒症

本病身材矮小,骨骼比例、骨龄、智力、牙龄成熟和性发育等与年龄一致,内分泌功能正常,家族中有类似患者。

(三)体质性矮小症

本病患者的身高和性发育比正常儿童略晚2～3年,而有的同正常人无区别,为矮小的成年人,一旦青春期发动,身高、体格发育及性发育迅速加快,最终一切同正常人,仅在家族中有类似生长发育延迟的家族史。

第二节　巨人症与肢端肥大症

一、巨人症

(一)病因及发病机制

主要是由于腺垂体 GH 细胞瘤或细胞增生发生在青少年期,由于骨骺未融合,在大量生长激素的作用下,引起机体迅速生长而形成巨人症。在少年期起病的巨人症患者,有的病例在骨骺融合后可继续发展,成为肢端肥大性巨人症。该病在本质上与肢端肥大症发病时间不同,而病因及发病机制一致。

(二)临床表现

本病较少见,病程可分为形成期和衰退期两个阶段,临床特点如下。

1.形成期

(1)过度生长:从儿童期起生长非常迅速,至 20 岁时身高可超过 2 m。由于骨龄多延迟,骨骺一直不融合,可持续至 30 岁,此时身高可达 2.5 m,肌肉发达,臂力过人,由于四肢生长快,指距大于身长,内脏器官如心、肝、脾、胃、肠、胰和肾均呈肥大。

(2)内分泌代谢变化:①大部分患者由于促性腺激素不足,引起性腺发育不良,男性表现睾丸、阴茎小,女性表现为乳房、阴道发育不良,阴毛稀少;②甲状腺和肾上腺早期功能正常,晚期可有继发性减低;③糖代谢的形成期糖耐量一般在正常范围内,部分患者晚期可有糖耐量减低甚至发生糖尿病。

2.衰退期

患者生长至最高峰期以后,逐渐开始过早衰退,表现为精神不振、疲乏无力、肌肉松弛、毛发脱落、性腺萎缩、性欲减退、不育、智力低下、体温低、心率慢、血糖异常及合并显性糖尿病。此期历时 4～5 年后,患者一般早年死亡,平均寿命20 岁左右。由于抵抗力下降,患者多因感染而死亡。

(三)实验室检查

GH 明显升高,大多数患者在 10 μg/L 以上,个别高达 100 μg/L 以上,且不

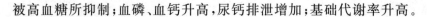

被高血糖所抑制；血磷、血钙升高，尿钙排泄增加；基础代谢率升高。

(四)诊断依据

(1)过度生长或合并肢端肥大。

(2)蝶鞍扩大，骨龄延迟。

(3)GH 在 20 μg/L 以上且不被高血糖抑制。

(4)12 岁以后仍有高血磷。

(五)治疗

同肢端肥大症。

有人主张女性患者身高超过 1.65 m 者即应开始性激素治疗，14 岁以后再用性激素治疗一般疗效不理想。

二、肢端肥大症

肢端肥大症是由于腺垂体持久地分泌过多 GH 引起的疾病，其病理基础为垂体前叶 GH 瘤或垂体 GH 细胞增生，但肿瘤或增生的病因未明。也有少数为下丘脑分泌生长激素抑制激素(SS)不足所致。多在青春期以后骨骼已融合者表现为肢端肥大症，发展慢，以骨骼、软组织、内脏的增生肥大为主要特征；少数患者起病于青春期，至成人后继续发展形成肢端肥大性巨人症。本症早期体格、内脏普遍性肥大，垂体前叶功能亢进，晚期多有体力衰退，腺垂体受 GH 瘤压迫而引起继发性垂体前叶功能减退，尤其是促性腺激素受累最为明显。

(一)病因及发病机制

1.垂体前叶 GH 瘤

本病多数为 GH 腺瘤，少数为腺癌，肿瘤导致 GH 分泌过多。很多证据支持垂体腺瘤为单克隆来源。一些证据提示，约 40％的 GH 瘤与体细胞的 G 蛋白(Gs)异常有关。

2.增生

垂体前叶 GH 细胞增生。

3.下丘脑功能紊乱

下丘脑分泌 GIH 不足或 GHRH 过多，也可引起肢端肥大症。

4.异源性 GHRH 分泌综合征

近几年来，报道了数例无垂体肿瘤，但有胰腺、肺、肾上腺、乳腺、卵巢和神经节等部位肿瘤的肢端肥大症患者。经过手术切除这些肿瘤后，GH 过度分泌状况及由此产生的临床表现(如过度出汗、肥胖和关节增大)随之缓解。这些垂体外肿瘤大多数能分泌 GHRH。

(二)临床表现

1.特殊体貌

(1)头面部:面部增长变阔,眉弓及双颧隆突,巨鼻大耳,厚唇肥舌,下颌突出,牙列稀疏,鼻旁窦与喉头增大,言语不清,浊音明显。

(2)四肢:手指足趾明显增粗、肥大,掌跖肥厚,渐觉手套、鞋子小。

(3)其他:全身皮肤粗厚,多汗,多脂,皮肤毛孔增大,胸椎后凸,脊柱活动受限,胸廓增大,晚期因骨质疏松而成佝偻。因肋骨与肋软骨交界处增生而成明显串珠样改变。

2.内分泌代谢变化

(1)甲状腺:约20%的患者有弥漫性甲状腺肿大,个别呈结节样肿大,基础代谢率增高,但^{131}I吸收率、T_3 和 T_4 正常,少数患者有甲状腺功能亢进症表现。晚期可因垂体功能低下出现继发性甲减。

(2)肾上腺:皮质肥大而髓质正常,皮质束状带及网状带增生,个别可有腺瘤形成,尿 17-酮升高,17-羟正常。女性可有多毛和阴蒂增大,但一般无肾上腺皮质功能亢进表现。晚期亦可出现继发性肾上腺皮质功能减退症。

(3)性腺:男性睾丸肥大,疾病早期性欲亢进,但以后多逐渐减退,发展成阳痿。女性性欲减退、月经紊乱、闭经不孕。性腺功能减退主要是垂体肿瘤压迫所致,促性腺激素的分泌减少。

(4)催乳:肢端肥大症患者有20%～50%PRL 水平升高,催乳者占4%左右。男性可有乳房发育。高 PRL 血症可能是由于肿瘤压迫垂体柄及垂体门脉系统,使 PRL 抑制素不能到达腺垂体而导致腺垂体分泌 PRL 增加,也可能是由于同时合并有 PRL 瘤所致。另外,GH 的分子结构同 PRL 存在一定的同源性,故 GH 有溢乳活性。

(5)糖代谢:肢端肥大症患者常伴有糖代谢异常。50%患者表现为糖耐量减低,25%～35%出现继发性糖尿病。

3.内脏肥大

在过度 GH 的作用下,心、肝、肾、胃和肠等脏器均呈肥大性改变,尤其是心血管系统病变如心脏肥大、高血压、高血脂、动脉硬化及心力衰竭是本病致死致残的主要原因之一。

4.肿瘤压迫症状

(1)约60%的患者诉头痛,多为两颞侧或额部的胀痛。后期肿瘤增大致颅内压升高,可有全头痛,并伴有恶心、呕吐和视盘水肿等颅内高压表现。

(2)视力障碍及视野缺损:40%左右的患者存在视力改变,以视野缺损多见,最常见的视野缺损为双眼颞侧半盲(视交叉中心受压)、单眼颞侧半盲或全盲,久之另一眼颞侧半盲(视交叉前方受压)、双眼同侧半盲(视交叉后方受压)等。常由肿瘤对视神经或血管的压迫,视神经萎缩导致。

(3)下丘脑受损症状:若肿瘤增大,下丘脑受压时即有尿崩症、嗜睡、多食和肥胖等表现。

(三)实验室检查

1.血清 GH 测定

人 GH 呈脉冲式分泌,具昼夜节律分泌特征,受运动、应激及代谢变化的影响,正常人一般在 5 $\mu g/L$ 以内。肢端肥大症患者的 GH 分泌丧失昼夜节律性,血 GH 基础值增高,可在 15 $\mu g/L$ 以上,活动期可高达 100~1 000 $\mu g/L$,且不受高血糖抑制,甚至高血糖抑制后反常升高。

2.血 IGF-1 测定

GH 通过促进肝脏合成 IGF-1,而一般认为肢端肥大的临床表现主要是由于 IGF-1 的作用增强所致;IGF 呈持续性分泌,半衰期长,不受取血时间、进餐与否、睾酮和地塞米松等的影响;因此血清 IGF-1 水平是反映慢性 GH 过度分泌的最优指标。当血清 IGF-1 水平高于同性别、同年龄的正常人均值 2 个标准差以上时,判断为血清 IGF-1 水平升高。

3.其他垂体激素测定

ACTH、TSH 多为正常,PRL 正常或升高,GnRH 下降。血 PRL 升高提示肿瘤分泌 PRL 或压迫了垂体柄。

4.钙、磷测定

少数患者血清钙、磷升高,尿排钙增多,尿磷减少,AKP 一般正常。PTH 和降钙素水平正常。若有持续高钙血症者应警惕合并甲状旁腺功能亢进或多发性内分泌腺瘤的可能。

5.其他靶腺激素测定

约50%的患者有基础代谢率升高,但 T_3、T_4、血皮质醇、17-羟和 17-酮均正常,疾病晚期可有各种促激素及相应靶腺激素水平低下。

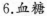

6.血糖

本病患者血糖可高于正常,可出现糖耐量曲线异常,甚至出现显性糖尿病的血糖改变。

7.血 IGF 结合蛋白-3(IGFBP-3)

IGFBP-3 的分子量为 150×10^3 的三元复合物,由于 IGFBP-3 是由 GH 通过 IGF-1 诱导产生的,因此 IGFBP-3 的浓度有助于肢端肥大症和巨人症的生化评估。大多数正常成人的血 IGFBP-3 浓度为 $2 \sim 4$ mg/L,而病情活动的本病患者常超过 10 mg/L。

8.血 GH 结合蛋白(GHBP)持续低血 GHBP 水平

其提示肢端肥大症处于活动期。

9.口服葡萄糖抑制试验

该试验为临床确诊肢端肥大症和巨人症最常用的试验,亦为目前判断各种药物、手术及放疗疗效的金标准。患者口服 75 g 葡萄糖,分别于口服葡萄糖前 30 分钟,服葡萄糖后 30、60、90、120 分钟采血测 GH 浓度。正常人于服糖 120 分钟后,GH 降至 2 μg/L 或更低。多数肢端肥大症患者 GH 水平不降低,呈矛盾性升高,GH 水平对葡萄糖无反应或部分被抑制。

10.影像学表现

巨人症 X 线检查示全身骨骼均匀性增长变粗,二次骨化中心出现及愈合均可延迟,但骨皮质与骨松质密度及结构一般正常。该病在颅骨及手足骨具有较典型的 X 线表现。前者表现为内外板增厚、以板障增厚为著;后者以末节指骨骨丛增生呈花簇状为特征,可并有手足骨增粗、骨皮质增厚、关节间隙增宽和掌骨与近侧指骨头部小的外生骨疣。其他尚可见椎体增大、椎体边缘骨质增生,肋骨呈串珠样改变。MRI 和 CT 扫描可了解垂体 GH 腺瘤的大小和腺瘤与邻近组织的关系,MRI 优于 CT。

(四)诊断依据

肢端肥大症凭临床征象及 X 线表现即能确诊,不必再行其他影像学检查来协助诊断。但因其大部分患者是垂体肿瘤所致,为了发现较小的垂体肿瘤,应尽早行垂体 CT 或 MRI 检查。

凡有以下表现者证明病情处于活动期:①肢端呈进行性增大;②视野呈进行性缩小;③持久或进行性头痛加重;④糖耐量试验异常或合并糖尿病;⑤GH 水平明显升高,且不被高血糖抑制;⑥高血磷或高血钙;⑦基础代谢升高;⑧多汗、溢乳。

(五)治疗

主要治疗方案是手术、放疗、药物和联合治疗。本病的治疗需要多学科专家小组权衡利弊和风险，制订个体化治疗方案，并遵循规范的治疗流程：多数患者将手术作为一线治疗，如果手术未能治愈，则可接受药物治疗。如果最大剂量的SSA或多巴胺受体激动药仍不能充分地控制病情，则应根据疾病的临床活动性和生化指标，考虑进行放疗，或者再次手术。肢端肥大症的治疗目的主要是根除GH瘤，解除垂体肿瘤对正常组织的压迫症状，减少生长激素的过度分泌，以及对糖尿病等内分泌紊乱的相应治疗和处理。

1.手术治疗

大部分垂体GH腺瘤的首选治疗方法。主要手术方法为经蝶窦腺瘤切除术，主要适用于肿瘤较小者，经CT扫描定位并诊断为微腺瘤者，术后并发症少。部分患者可达根治效果。对于向鞍上或鞍外生长的巨大肿瘤、有严重而发展迅速的视力障碍和垂体卒中，可考虑采用经额入路方式摘除垂体肿瘤。确诊患者原则上均适于手术治疗；部分患者经药物治疗后可适合手术治疗，改善手术效果。手术禁忌证：①鼻部感染、蝶窦炎和鼻中隔手术史（相对）；②巨大垂体腺瘤明显向侧方侵入海绵窦、颅中窝，向额叶底、向鞍背后方斜坡发展者（相对）；③有凝血机制障碍或其他严重疾病而不能耐受手术者。

2.放疗

目前，放疗不建议作为垂体GH腺瘤的首选治疗方法，最常用于术后病情缓解不全和残余肿瘤的辅助治疗。目前，采用垂体放疗方法有超高压放疗、α粒子放疗、伽马（γ）刀、^{90}Y丸植入治疗或立体成像放疗（SCRT）等。其中，以SCRT效果最好，治疗效果与手术相近。垂体放疗的主要不良反应是在放疗后可出现垂体前叶功能减退症，有时，对视交叉和下丘脑腹侧有损害。垂体放射的剂量为4～5周内给予40～50 Gy，每周放疗5天。

3.药物治疗

药物治疗包括生长抑素类似物（SSA）、多巴胺受体激动药及GH受体拮抗剂。SSA是目前药物治疗的首选，在本病治疗中的5个阶段均发挥作用：一线治疗；术前治疗，以缩小肿瘤体积；肿瘤切除后残余肿瘤的辅助治疗；放疗后的过渡治疗；并发症治疗。

（1）多巴胺能药物：多巴胺能药物对正常人可兴奋GH的释放，对肢端肥大症患者可使血浆GH下降。约半数肢端肥大症患者的GH分泌可被多巴胺及其激动药所抑制，其抑制机制尚不清楚。临床上应用的多巴胺能激动药有溴隐亭、长效溴隐亭、培高利特(硫丙麦林)、麦角乙胺、卡麦角林及 CV209-502。国内主要应用溴隐亭,一般小剂量渐加至每次 5 mg,每天 3～4 次,可有恶心、呕吐、腹痛和直立性低血压等不良反应,治疗一段时间后可消失。溴隐亭只是通过抑制 GH 的分泌而起治疗作用,并不破坏肿瘤,所以停药后,患者 GH 可迅速上升,肿瘤增大,若同时用放疗,复发率要低得多。故建议应用溴隐亭治疗同时给予放疗。

(2)SSA:生长抑素对 GH 释放具有抑制作用,可抑制垂体瘤分泌 GH。天然生长抑素的半衰期太短,并抑制胰岛素、胰高血糖素和促胃液素等多种激素的分泌,停用后 GH 分泌有反跳,不适于临床应用。八肽生长抑素类似物(奥曲肽)是一种长效生长抑素类似物,对 GH 的释放抑制作用强而持久,适合临床应用治疗肢端肥大症。起始剂量 50 μg,每天 2～3 次,以后根据血 GH 水平调整剂量,最高剂量可达每天 1 500 μg,治疗 1～2 周后多数患者症状可明显改善,GH 浓度不同程度地减少,75%病例可达正常值。

(3)赛庚啶:9-羟色胺拮抗剂,20 世纪 90 年代用于治疗肢端肥大症,其药理机制不十分清楚。可能使血 GH 水平降低,推测可能是通过直接抑制垂体分泌 GH,也可能作用于下丘脑,减少 GHRH 的分泌或增加 GH 释放抑制激素的分泌。一般每天服用 4～32 mg,可使症状好转,糖代谢有所改善,但对较严重者及伴有重型糖尿病者的效果不理想。

(4)性激素:性激素有对抗 GH 的外周作用,并且还可抑制 GH 的释放,对部分患者的病情有一定程度的缓解。常用甲羟孕酮 10 mg,每天 3～4 次,可与雌激素交替使用。雌激素不能减少 GH 的分泌,但长期使用可使症状有所改善。

(5)其他治疗:合并糖尿病等按并发症予以相应治疗。疾病晚期并发垂体前叶功能减退时,应以相应激素进行替代治疗。

第三节　尿　崩　症

尿崩症是由于抗利尿激素(ADH)分泌和释放不足,或肾远曲小管、集合管上皮细胞对 ADH 失去反应所导致的以多尿、低比重尿和低渗尿为特征的临床综合征。由于下丘脑-神经垂体病变导致 ADH 分泌不足者称为中枢性尿崩症

（CDI），肾脏病变导致 ADH 受体不敏感或受体后信息传导障碍者称为肾性尿崩症（NDI）。

一、发病机制

ADH 也称为精氨酸升压素（AVP），是自由水排泄的主要决定因素。抗利尿激素由下丘脑的视上核及室旁核合成，然后经由核神经元的轴突向下延伸进入垂体后叶，并以囊泡形式存储到神经垂体束末梢中，在血浆渗透压升高等刺激下，神经冲动下传至神经垂体的神经末梢，囊泡以胞吐方式将 AVP 释放到血循环中发挥抗利尿作用。

研究表明，视上核与室旁核合成的最初产物为 AVP 的前体分子（AVP-NPⅡ），包括信号肽、AVP 序列、神经垂体后叶素转运蛋白Ⅱ（NPⅡ）序列及一个由 39 个氨基酸残基组成的多肽。信号肽在信号肽酶作用下从前体裂解下来后，AVP 和 NPⅡ 结合形成分泌颗粒沿着轴突向垂体后叶运输。AVP 和 NPⅡ 基因异常可导致产生变异型 AVP-NPⅡ 蛋白，变异型 AVP-NPⅡ 蛋白生物活性下降，而且不被正常降解而具有毒性，可导致细胞死亡。AVP 和 NPⅡ 基因异常为常染色体显性遗传，其引起的尿崩症属中枢性尿崩症之一。

AVP 的受体是一类 G 蛋白偶联受体，根据其结构和功能情况，分为 V1、V2 受体，V1 受体主要分布于血管和垂体 ACTH 细胞，介导血管收缩，促进 ACTH 释放；V2 受体主要分布于肾小管，参与调节体内水代谢。ADH 与肾脏远曲小管和集合管细胞膜上的 V2 受体结合后，使 Gs 蛋白与腺苷酸环化酶耦联，导致细胞内的 cAMP 增加，从而激活蛋白激酶 A。蛋白激酶 A 活化水通道蛋白 2（AQP-2），使其附着在管腔膜上，形成水通道，水分顺着渗透压差从管腔进入渗透压较高的肾间质中，从而保留水分，浓缩尿液。当 ADH 缺乏时，管腔膜上的 AQP 可在细胞膜的衣被凹陷处集中，后者形成吞饮小泡进入胞质，导致管腔膜上的水通道消失，对水再吸收作用消失。近年来发现肾小管上皮细胞膜上至少存在 5 种 AQP，其中 AQP-2 基因突变导致 AQP-2 生成减少或活性下降是肾性尿崩症的主要原因之一，其他 AQP 突变也可能导致肾性尿崩症。

AVP 分泌的调节：①血浆渗透压感受性调节，动物研究显示，下丘脑前部的终板血管器（OVLT）和穹隆下器细胞是主要的渗透压感受器。渗透压感受器以阈值或调定点形式控制 AVP 分泌。当禁水或失水，血浆渗透压在调定点以上时，渗透压感受器细胞内水分外移，细胞脱水，导致神经冲动传导至视上核和室旁核，引起 AVP 释放及血浆 AVP 上升，使肾脏重吸收水增多，尿量减少，体液平衡得以维持或恢复。②容量或血压感受性调节,冠状动脉、主动脉、颈动脉窦和心房中存在压力感受器,血容量或血压发生剧烈变化时,压力感受器受刺激,发出神经冲动经由迷走神经和舌咽神经投射到下丘脑,从而促进 AVP 合成和释放,使血管收缩,产生升压作用。妊娠期血压或血容量大幅度降低时,容量感受器调定点可下降。③化学感受性调节,颈动脉体存在化学感受器,当血氧分压低于 8.0 kPa(60 mmHg)或二氧化碳分压升高时,化学感受器兴奋,神经冲动传入下丘脑,促进 AVP 释放增加。④神经递质和药物调节,下丘脑乙酰胆碱、组织胺、缓激肽、去甲肾上腺素、前列腺素、血管紧张素 Ⅱ 等神经递质和神经肽调节 AVP 合成分泌,同时尼古丁、吗啡、长春新碱、环磷酰胺、氯贝丁酯、氯磺丙脲、氯丙嗪、苯妥英钠及一些三环类抗惊厥药和抗抑郁药也可影响 AVP 释放。⑤糖皮质激素具有拮抗 AVP 的作用,其增高 AVP 释放渗透压阈值。此外,糖皮质激素也能直接作用于肾小管,降低水的通透性,促进水的排泄。因此,尿崩症患者若合并糖皮质激素缺乏,则尿量减少,在糖皮质激素替代治疗后,尿量增多,症状加重。

综上所述,当某种原因导致下丘脑视上核、室旁核合成分泌 AVP 和 NPⅡ 减少或异常,或视上核、室旁核的神经元到垂体后叶的轴突通路受损及垂体后叶受损时便引起中枢性尿崩症。而肾脏 AVP 受体或 AQP 作用减少引起肾性尿崩症。

二、病因

(一)中枢性尿崩症

中枢性尿崩症是指各种病因导致的下丘脑视上核和室旁核 AVP 合成、分泌与释放受损,具体病因如下。

1.特发性中枢性尿崩症

无明确病因的中枢性尿崩症定义为特发性尿崩症。研究发现,特发性尿崩症患者血循环中存在针对下丘脑神经核团的自身抗体,导致下丘脑视上核及室旁核细胞功能损伤,Nissil 颗粒耗尽,AVP 合成、释放减少。采用针对 AVP 分泌细胞的抗体进行免疫组化染色和成像技术研究发现,特发性尿崩症发病率占中枢性尿崩症的 30% 左右。淋巴细胞性垂体炎患者存在针对 AVP 分泌细胞的抗体,可归为特发性尿崩症。

2.继发性中枢性尿崩症

肿瘤、手术和外伤是导致下丘脑垂体后叶损害的常见原因。其中,肿瘤所致的中枢性尿崩症约占 25%，常见肿瘤包括颅咽管瘤、生殖细胞瘤、松果体瘤和垂体瘤等。手术导致的尿崩症占中枢性尿崩症发病率的 20% 左右，经蝶手术腺瘤切除术术后发生中枢性尿崩症概率为 10%～20%，而传统开颅手术切除大腺瘤术后中枢性尿崩症发病概率为 60%～80%，但其中大部分为一过性中枢性尿崩症。如手术造成正中隆突以上的垂体柄受损，则可导致永久性中枢性尿崩症。头部外伤或蛛网膜下腔出血导致的尿崩症约占中枢性尿崩症的 15% 左右，其他引起中枢性尿崩症的原因包括肉芽肿、结节病、组织细胞增多症、脑炎、结核、梅毒、动脉瘤和淋巴瘤等。

3.遗传性中枢性尿崩症

约 10% 的中枢性尿崩症为家族遗传性尿崩症，可为 X 连锁隐性、常染色体显性或常染色体隐性遗传。研究表明，染色体 20p13 上的 AVP-NPⅡ基因突变可导致 AVP-NPⅡ变异蛋白产生，其对 AVP 神经元细胞具有毒性并破坏神经元。此外，编码 wolframin 四聚体蛋白的 WFS1 基因突变也可引起中枢性尿崩症。wolframin 作为一种新型的内质网钙离子通道蛋白存在于胰岛 β 细胞和下丘脑视上核和室旁核神经元中。WFS1 基因突变导致的尿崩症可以是 Wolfram 综合征或称 DIDMOAD 综合征的一部分，其临床综合征包括尿崩症、糖尿病、视神经萎缩和耳聋，极为罕见。AVP 前体基因突变，AVP 载体蛋白基因突变可产生无活性 AVP，也可导致中枢性尿崩症。

（二）肾性尿崩症

肾性尿崩症病因有遗传性和获得性两种。

1.遗传性肾性尿崩症

约 90% 遗传性肾性尿崩症与 X 染色体 $q28V2$ 受体基因突变有关，由于为 X 性连锁隐性遗传，大多患者为男性。女性携带者通常无症状，少数携带者尿渗透压下降。迄今为止，超过 200 个 V2 受体突变位点被报道。另外，10% 遗传性肾性尿崩症是由于染色体 12q13 编码 AQP-2 的基因突变所致，可为常染色体隐性或显性遗传。

2.继发性肾性尿崩症

多种疾病导致的肾小管损害可导致肾性尿崩症，如多囊肾、阻塞性尿路疾病、镰状细胞性贫血、肾淀粉样变、慢性肾盂肾炎、干燥综合征、骨髓瘤等。代谢紊乱如低钾血症、高钙血症也可致肾性尿崩症。多种药物可导致肾性尿崩症，如锂盐、地美环素、两性霉素 B、西多福韦、庆大霉素、诺氟沙星、奥利司他等。其中用于治疗精神性疾病的锂盐可导致尿素转运蛋白和 AQP-2 减少，是最多见的引起肾性尿崩症的药物。

(三)妊娠性尿崩症

妇女妊娠时,血容量增加 1.4 倍,血浆渗透压降低 8～10 mmol/L,妊娠期分泌更多抗利尿激素,但胎盘会产生氨肽酶,这种酶水平第 10 周可增高,第 22～24 周达高峰。氨肽酶可降解 AVP 和催产素,由于 AVP 降解增多,患者出现尿崩症症状,在妊娠中晚期开始有多尿、口渴,直至妊娠终止。有人认为此类患者未妊娠时即有很轻的中枢性尿崩症,每天尿量为 2.0～2.5 L,妊娠时尿量可增加至 5～6 L/d。

三、临床表现

尿崩症的主要症状是多尿,同时伴有烦渴与多饮。一般起病缓慢,也有突然起病者。患者每天尿量多为 2.5～20.0 L,超过 20 L 的较少,同时夜尿显著增多。患者尿比重多在 1.001～1.005,不超过 1.010。多数患者因口渴中枢完整,除了因饮水、小便次数多、夜尿增多影响生活质量外,可正常生活。长期多尿可导致膀胱容量增大,因此排尿次数有所减少。若患者因呕吐、意识丧失、短期内断绝饮水供应或口渴障碍不能充分补充水分,可导致脱水和严重高钠血症,进一步损伤中枢神经系统,引发昏迷、癫痫、颅内出血等严重后果。

不同病因所致的尿崩症有不同的临床特点。遗传性中枢及肾性尿崩症常幼年起病,表现为尿布更换频繁,喝奶增加,若治疗不及时,饮水量不充分,可出现脱水及高钠血症,严重者可出现高渗性脑病,表现为呕吐、发热、呼吸困难、抽搐,重者昏迷甚至死亡。如能幸存,多存在智力和体格发育迟缓,成年后多尿症状可减轻。

肿瘤导致的中枢性尿崩症有头痛、视野缺损等占位效应,若影响到下丘脑可产生睡眠障碍、体温改变、进食增加等下丘脑综合征表现。生殖细胞瘤可有性早熟。若压迫腺垂体可出现激素分泌低下表现,如畏寒、食欲缺乏、乏力等。若合并糖皮质激素或甲状腺激素缺乏则多尿症状减轻,使用上述激素替代后,多尿症状可加重。

下丘脑或垂体部位的手术、肿瘤及炎症等,导致中枢性尿崩症同时可能损伤下丘脑渴感中枢。由于渴感障碍,中枢性尿崩症患者不能及时摄入足够水分,极易导致严重脱水和高钠血症。慢性高钠血症可表现为淡漠、嗜睡、抽搐等。肿瘤还可能同时破坏下丘脑渗透压感受器,若强制摄入大量水分,可导致水中毒和低钠血症,出现头痛、恶心、呕吐、精神错乱、惊厥、昏迷以至死亡。

颅脑手术或外伤性中枢性尿崩症可为一过性尿崩症、永久性尿崩症或典型三相变化:多尿-抗利尿-多尿。第一期多尿是由于垂体柄阻断,AVP 运输障碍,可在术后头 2 天发生,维持1 天至数天。第二期抗利尿期是由于储存在神经垂体中的 AVP 释放入血,患者尿量减少,可维持1~2 天。由于储存神经垂体的 AVP 分泌不受渗透压感受器调控,若此期大量输液可能会导致水中毒。第三期多尿期在储存 AVP 释放完毕后出现。多数三相性尿崩症在手术损伤导致的下丘脑垂体柄出血控制、炎性水肿消退后可恢复正常。少数患者由于手术导致视上核-神经束损毁,AVP 分泌细胞坏死、萎缩,转为永久性尿崩症。

尿崩症患者合并妊娠时,由于糖皮质激素分泌增加,拮抗 AVP 作用,可使尿崩症的病情加重,分娩后尿崩症病情减轻。妊娠尿崩症多在妊娠中晚期出现多尿、低比重尿、烦渴、多饮、恶心、乏力等症状,主要由于氨肽酶分泌在中晚期更明显。

部分患者症状较轻,每天尿量在 2.5 L 左右,如限制水分致严重脱水时,尿比重可达 1.010 ~ 1.016,尿渗透压可超过血浆渗透压,达 290 ~ 600 mOsm/(kg·H_2O),称为部分性尿崩症。

甲状腺功能低下时,尿溶质的排泄减少,也可使多尿症状减轻。

四、实验室和辅助检查

(一)实验室检查

1.尿液检查

尿量超过 2.5 L,可达 10 L 以上,中枢性尿崩症比重常在 1.005 以下,肾性尿崩症尿比重在1.010以下。部分性尿崩症患者尿比重有时可达1.016。

2.血、尿渗透压测定

患者血渗透压正常或稍高[血渗透压正常值为290~310 mOsm/(kg·H_2O)],中枢性尿崩症尿渗透压多低于 200 mOsm/(kg·H_2O),尿渗透压/血渗透压比值<1.5。肾性尿崩症尿渗透压多低于300 mOsm/(kg·H_2O),尿渗透压/血渗透压比值<1.0,但严重脱水或部分性尿崩症患者可正常。

3.血生化检查

中枢性尿崩症患者严重脱水可导致血钠增高,尿素氮、肌酐升高。继发于肾脏疾病的肾性尿崩症也可出现尿素氮、肌酐、胱抑素升高或酸碱平衡障碍。

4.血浆 AVP 测定(放射免疫法)

正常人血浆 AVP(随意饮水)为 2.3~7.4 pmol/L,禁水后可明显升高。中枢性尿崩症患者 AVP 水平下降,禁水后无明显变化。肾性尿崩症患者 AVP 水平增高,禁水时可进一步升高。由于血浆 AVP 不稳定,且大多与血小板结合,致测定准确度不高。现推荐测定 Copeptin 反映 AVP 水平。Copeptin 来源于 AVP 前体,前血管升压素原。由于血浆 Copeptin 稳定,故测定准确度高、敏感性好。

5.AVP 抗体和抗 AVP 细胞抗体测定

其有助于特发性尿崩症的诊断。

(二)禁水-升压素试验

禁水-升压素试验是尿崩症的确诊试验。试验原理为禁饮时血容量下降,血浆渗透压升高,刺激下丘脑 AVP 合成及垂体后叶释放 AVP 增加,使肾脏水重吸收增加,尿量减少,尿渗透压、尿比重升高,而血浆渗透压和血容量保持稳定。尿崩症患者因 AVP 缺乏或受体后通道障碍导致禁饮时远端肾小管对水分的重吸收障碍,尿量不减少,尿渗透压、尿比重没有明显升高。禁水试验可鉴别尿崩症与精神性烦渴多饮;阴性者,皮下注射 AVP,可鉴别中枢性或肾性尿崩症。

试验方法:试验前先测体重、血压、心率、血尿渗透压。试验后不能喝水和进食,禁饮时间视患者多尿程度而定,一般试验前晚 8～10 pm 开始禁水,尿量＞10 000 mL/24 h者,可于清晨0点或 2 点开始禁饮。禁饮开始后每小时留尿,测尿量、比重和尿渗透压,同时测体重和血压,当尿渗透压(或尿比重)达到平顶,即继续禁饮不再增加尿量时,此时再抽血测血渗透压、尿渗透压,然后皮下注射 AVP 5 U,注射后仍继续每小时留尿,测尿量、尿比重、尿渗透压共2次,停止试验。禁水总时间 8～18 小时,但如患者排尿量甚多,虽禁饮不到 18 小时,体重已较原来下降3％～5％或血压明显下降,也应停止试验。

临床意义:正常人不出现明显的脱水症状,禁饮以后尿量明显减少,尿比重＞1.020,尿渗透压一般＞800 mOsm/L。精神性烦渴,禁饮前尿比重低,尿渗透压小于血渗透压,但禁饮-升压素反应如正常人。完全性中枢性尿崩症患者禁水后尿量仍多,尿比重多数＜1.010,尿渗透压小于血渗透压,部分性中枢性尿崩症患者尿比重有时可＞1.010,但＜1.016,尿渗透压大于血渗透压。注射 AVP 后,部分性尿崩症患者尿渗透压增加达注射前的 10％～50％,完全性尿崩症增加 50％以上。肾性尿崩症患者注射 AVP 后尿量不减少,尿比重、渗透压不增加。

(三)高渗盐水试验

正常人静脉滴注高渗盐水(2.5％～3.0％氯化钠注射液)后,血浆渗透压升高,AVP 分泌增多,尿量减少,尿比重增加。中枢性尿崩症患者滴注高渗盐水后尿量不减少,尿比重不增加,注射升压素后,尿量明显减少,尿比重明显升高。肾性尿崩症则尿量减少。试验过程中注意血压监测,高血压和心脏病患者慎行此项检查。

(四)其他检查

继发性尿崩症需确立病因或原发病。考虑继发性中枢性尿崩症需要进行颅脑和垂体 MRI、CT 或 X 线检查。MRI 对颅内肿瘤、感染、血管性病变都有很好的鉴别能力,而且可以发现垂体容积、垂体柄状态、垂体后叶高信号区变化。垂体后叶高信号区消失是中枢性尿崩症的特征性变化,有助于中枢性尿崩症诊断。继发性肾性尿崩症需要进行肾脏 B 超、CT,肾脏 ECT,血气分析等检查。考虑肾淀粉变时可行肾脏病理检查。

针对 AVP(包括 AVP-NPⅡ)基因、AVP 受体基因、AQP-2 基因等突变分析可明确部分遗传性尿崩症的分子机制。对 X 连锁的隐性遗传携带者胎儿进行基因检测有助于早期发现患儿,及时治疗,避免夭折。

五、诊断和鉴别诊断

(一)诊断

典型的尿崩症诊断不难,根据临床表现和禁水升压素试验及血尿渗透压测定多可明确诊断。尿崩症诊断成立后,应进一步确立中枢性或肾性,确立尿崩症的病因或原发疾病,确立为部分性尿崩症或完全性尿崩症。其中禁水-升压素试验是确定诊断、鉴别中枢性尿崩症和肾性尿崩症,区分部分性或完全性的关键。

(二)鉴别诊断

尿崩症应与下列以多尿为主要表现的疾病相鉴别。

1.精神性烦渴

精神性烦渴可出现类似尿崩症症状,如烦渴、多饮、多尿与低比重尿等,但AVP 并不缺乏,禁水-升压素试验正常。如果发现患者上述症状与精神因素相关,并伴有其他神经官能症状,可排除尿崩症。

2.糖尿病

糖尿病有多尿、烦渴症状,但血糖升高,尿糖阳性,容易鉴别。

3.慢性肾脏疾病

慢性肾脏疾病可影响肾脏浓缩功能而引起多尿、口渴等症状,同时也可引起

AVPV2 受体和 AQP-2 合成障碍导致肾性尿崩症,主要鉴别有赖于禁水-升压素试验。

4.干燥综合征

除明显口干、多饮、多尿外,同时合并眼干和其他外分泌腺及腺体外其他器官的受累而出现多系统损害的症状,其血清中有多种自身抗体和高免疫球蛋白血症,免疫学检查有助于诊断。

5.高尿钙症

高尿钙症见于甲状旁腺功能亢进症、结节病、维生素 D 中毒、多发性骨髓瘤、癌肿骨转移等病,有原发病症状和禁水-升压素试验有助鉴别。

6.高尿钾症

高尿钾症见于原发性醛固酮增多症、失钾性肾病、肾小管性酸中毒、Fanconi 综合征、Liddle 综合征、Bartter 综合征等,测定血尿电解质和禁水-升压素试验有助于诊断。

7.颅脑手术后液体滞留性多尿

颅脑手术时,患者因应激而分泌大量 AVP,当手术应激解除后,AVP 分泌减少,滞留于体内的液体自肾排出,如此时为平衡尿量而输入大量液体,即可导致持续性多尿而误认为尿崩症。限制液体入量,如尿量减少血钠仍正常,提示为液体滞留性多尿;若尿量不减少且血钠升高,给予 AVP 后尿量减少,血钠转为正常,尿渗透压增高,则符合损伤性尿崩症的诊断。此外,尿崩症患者因血液浓缩和 AVP V1 受体功能障碍而致尿酸清除减少,血尿酸升高,而液体滞留性多尿及精神性多饮患者血液被稀释,尿酸清除正常,所以尿酸无升高。据报道,血尿酸 $>50\ \mu g/L$ 有助于两者的鉴别,并强烈提示为损伤性尿崩症。

六、治疗

(一)一般治疗

患者应摄入足够水分,并根据季节和气候进行调整,在可能导致水源供应障碍的场合应携带水。若患者同时存在渴感中枢障碍或渗透压感受器受损,应合并使用 AVP 替代治疗的同时通过血钠、血浆渗透压、尿量确定饮水量。若要经历手术及麻醉,应告知手术和麻醉医师尿崩症病史,以保证手术和麻醉期间足够液体输入,同时术中密切观察生命体征、血浆渗透压、血钠水平和尿量以调节液体输入量。宜低盐饮食,避免使用溶质性利尿剂,限制咖啡、茶和高渗饮料的摄入。

(二)去除诱因

部分获得性中枢性尿崩症和肾性尿崩症在原发病因解除后,多饮、多尿症状可缓解或减轻。如合并脑炎、脑膜炎、结核、真菌感染等,抗感染、抗病毒等,相应治疗可改善症状。下丘脑-垂体肿瘤通过手术治疗后,多尿症状缓解。淋巴性垂体炎采用激素治疗后,多数患者多尿症状减轻。肾盂肾炎、尿路梗阻疾病、药物导致的肾性尿崩症通过控制感染、解除梗阻、停用药物可缓解多尿症状。因此,应积极治疗获得性尿崩症的原发疾病。

(三)中枢性尿崩症可使用 AVP 替代疗法

1.1-脱氨-8-右旋-精氨酸血管升压素

1-脱氨-8-右旋-精氨酸血管升压素(DDAVP)是目前最常用的抗利尿剂替代方案。DDAVP 为天然精氨盐升压素的结构类似物,系对天然激素的化学结构进行两处改动而得,即 1-半胱氨酸脱去氨基和以 8-D-精氨酸取代 8-L-精氨酸。通过上述结构改变,DDAVP 的血管加压作用只有天然 AVP 的 1/400,而抗利尿增强 3 倍,抗利尿/升压作用比从天然 AVP 的 1∶1 变为 2 400∶1,抗利尿作用强,升压作用弱,是目前最理想的抗利尿剂。DDAVP 有口服、肌内注射、鼻喷 3 种给药方式。常用为口服制剂,用法为每天 1~3 次,每次 0.1~0.4 mg。剂量应个体化,具体剂量可根据尿量确定,调整药物剂量使尿量控制在 1.0~2.5 L。过量使用可导致水中毒,因此对于婴幼儿、渴感中枢障碍、渗透压感受器受损的患者还需要通过血钠、血浆渗透压、每天液体出入量精确调整药物剂量和饮水量,维持渗透压平衡。由于价格昂贵,也可采取睡前口服以减少夜尿,改善睡眠,白天通过饮水维持血浆渗透压。

2.垂体后叶素

作用仅维持 3~6 小时,皮下注射,每次 5~10 U,每天需要多次注射,主要用于脑损伤或神经外科术后尿崩症的治疗,长期应用不便。

3.长效尿崩停(鞣酸升压素油剂)

每毫升油剂含 AVP 5 U,深部肌内注射,从 0.1 mL 开始,可根据每天尿量情况逐步增加到每次 0.5~0.7 mL,注射一次可维持 3~5 天。长期应用可产生抗体而减轻疗效,过量可引起水中毒。

(四)中枢性尿崩症可选用的其他药物

1.氢氯噻嗪

每次 25 mg,每天 2~3 次,可使尿量减少约一半。其作用机制可能是由于尿中排钠增加,体内缺钠,肾近曲小管水重吸收增加,到达远曲小管的原尿减少,因而尿量减少。长期服用可引起缺钾、高尿酸血症等,应适当补充钾盐。

2.卡马西平

其治疗机制可能为增加肾远曲小管 cAMP 的形成,也可能增加 AVP 释放。用量为每次0.125～0.25 g,每天 1～2 次,服药后 24 小时起作用,尿量减少。不良反应为低血糖、白细胞计数减少或肝功能损害,与氢氯噻嗪合用可减少低血糖反应。

3.氯磺丙脲

其治疗机制可能为刺激 AVP 合成和释放,同时有改善渴感中枢的功能,可用于合并有渴感障碍的中枢性尿崩症患者。用法为每次 0.125～0.250 g,每天 1～2 次,250 mg/d。不良反应为低血糖、白细胞计数减少、肝功能损害等。

4.氯贝丁酯

其治疗机制可能是增加 AVP 释放,与 DDAVP 合用可减少 DDAVP 耐药发生。用量为每次 0.2～0.5 g,每天 3 次。长期应用有肝损害、肌炎及胃肠道反应等不良反应。

由于 AVP 制剂的广泛使用,上述药物已经较少用于中枢性尿崩症的治疗。

(五)肾性尿崩症治疗

肾性尿崩症治疗困难,主要依赖充分水分摄入来预防脱水。少数患者对大剂量 AVP 有反应。低钠饮食和氢氯噻嗪对肾性尿崩症有帮助。在肾性尿崩症中,氢氯噻嗪抗利尿作用可能由于细胞外液容量体积减小,GFR 下降,肾近曲小管钠和水重吸收增加,到达远曲小管的原尿减少,从而降低尿量。此外,还发现氢氯噻嗪可增加 AQP2 表达。长期服用可引起缺钾、高尿酸血症等,应适当补充钾盐或合用保钾利尿剂。具体用法为每次 25 mg,每天 2～3 次,可使肾性尿崩症尿量减少约一半。同时使用非甾体类消炎药物,如吲哚美辛、布洛芬等可增加氢氯噻嗪疗效,这类药物可能是通过抑制肾脏中前列腺素合成,从而使腺苷环化酶活性增强,cAMP 生成增多而使 AVP 作用增强,但应注意长期使用的胃肠道不良反应。

吲达帕胺作用机制类似于氢氯噻嗪,每次 2.5～5.0 mg,每天 1～2 次。阿米洛利、氨苯蝶啶也可用于肾性尿崩症的治疗,机制不完全清楚,作用类似于氢氯噻嗪,可和氢氯噻嗪联用,防治低钾血症出现。

遗传性肾性尿崩症根据 V2 受体变异程度分为 5 种类型,其中 2 型变异 V2 受体仅有 1 个氨基酸错配,错误折叠的 V2 受体蛋白被陷于内质网中,使用 V2

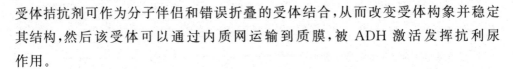

受体拮抗剂可作为分子伴侣和错误折叠的受体结合，从而改变受体构象并稳定其结构，然后该受体可以通过内质网运输到质膜，被 ADH 激活发挥抗利尿作用。

(六)颅脑外伤或术后尿崩症治疗

未使用利尿剂情况下，颅脑外伤或手术后出现严重多尿(>250 mL/h)提示尿崩症可能。在第一期多尿期，需防止脱水和高钠血症，除适当补充液体，可根据病情注射垂体后叶素，每次 5~10 U，第二次升压素注射应在第一次升压素作用消失后使用。在第二期多尿期，则要控制补液量，以免引起水中毒。第三期多尿期，可用垂体后叶素或 DDAVP 治疗。外伤或手术后尿崩症多为一过性，可由于神经轴突末梢与毛细血管联系重建而自行缓解恢复。转为永久性尿崩症者需要长期服用 DDAVP。

(七)妊娠伴尿崩症治疗

妊娠中晚期出现多尿、多饮时应考虑尿崩症诊断。由于妊娠妇女不适合行禁水-升压素试验，诊断依赖临床表现、实验室检查和试验性治疗。若尿比重为1.001~1.005，尿渗透压低于200 nmol/L，并低于血浆渗透压，尿崩症可能性大。首选药物为 DDAVP，因其不被血浆中的氨肽酶降解。DDAVP 具有 5%~25%的缩宫素活性，需注意子宫收缩状况。分娩后，血浆中的氨肽酶活性迅速下降，患者的多尿症状可明显减轻或消失，应及时减量或停药。若肾性尿崩症合并妊娠，可谨慎使用氢氯噻嗪，并注意补钾，维持电解质平衡。

第四节　高催乳素血症

高催乳素血症是各种原因引起的垂体催乳素细胞分泌过多，导致血液循环中催乳素(PRL)升高为主要特点，表现为非妊娠期或非哺乳期溢乳，月经紊乱或闭经。高催乳素血症在生殖功能失调中占 9%~17%。

一、PRL 生理功能

PRL 是垂体前叶分泌的一种多肽激素，由于人 PRL 单体的糖基化及单体的聚合呈多样性，所以人 PRL 在体内以多种形式存在，包括小分子 PRL、糖基化

PRL、大分子 PRL、大大分子 PRL,其生物活性与免疫反应性由高至低以此类推。由于 PRL 在体内呈多样性,因此出现血 PRL 水平与临床表现不一致的现象。有些女性尽管体内血 PRL 水平升高,但却无溢乳、月经失调等症状;而部分女性尽管血 PRL 不升高,但出现溢乳、月经失调等症状。前者可能是大分子或大大分子 PRL 增加所致,后者可能是小分子 PRL 的分泌相对增加,而大分子或大大分子 PRL 分泌相对减少所致。

PRL 的生理作用极为广泛复杂。在人类,主要是促进乳腺组织的发育和生长,启动和维持催乳、使乳腺细胞合成蛋白增多。PRL 能影响下丘脑-垂体-卵巢轴,正常水平的 PRL 对卵泡发育非常重要,然而过高水平 PRL 血症不仅对下丘脑 GnRH 及垂体 FSH、LH 的脉冲式分泌有抑制作用,而且还可直接抑制卵泡发育,导致排卵障碍,影响卵巢合成雌激素及孕激素,临床上表现为月经稀发或闭经。另外,PRL 和自身免疫相关。人类 B 细胞、T 细胞、脾细胞和 NK 细胞均有 PRL 受体,PRL 与受体结合调节细胞功能。PRL 在渗透压调节上也有重要作用。

二、PRL 生理变化

(一)昼夜变化

PRL 的分泌有昼夜节律,睡眠后逐渐升高,直到睡眠结束,因此,早晨睡醒前 PRL 可达到一天24 小时峰值,醒后迅速下降,上午 10 点至下午 2 点降至一天中谷值。

(二)年龄和性别的变化

由于母体雌激素的影响,刚出生 1 周的婴儿血清 PRL 水平高达 100 μg/L,4 周之后逐渐下降,3~12 个月时 PRL 降至正常水平。青春期 PRL 水平轻度上升至成人水平,可能与雌激素分泌相关。成年女性的血 PRL 水平始终比同龄男性高。妇女绝经后的 18 个月内,体内的 PRL 水平逐渐下降50%,但接受雌激素补充治疗的妇女下降较缓慢。在高 PRL 血症的妇女中,应用雌激素替代疗法不引起 PRL 水平的改变。

(三)月经周期中的变化

在月经周期中 PRL 水平有昼夜波动,但周期性变化不明显,卵泡期与黄体期相仿,没有明显排卵前高峰,正常 PRL 值<25 μg/L。

(四)妊娠期的变化

孕 8 周血中 PRL 值仍为 20 μg/L,随着孕周的增加,雌激素水平升高刺激垂体 PRL 细胞增殖和肥大,导致垂体增大及 PRL 分泌增多。在妊娠末期血清 PRL 水平可上升 10 倍,超过200 μg/L。正常生理情况下,PRL 分泌细胞占腺垂体细胞的 15%～20%,妊娠末期可增加到 70%。

(五)产后催乳过程中的变化

分娩后血 PRL 仍维持在较高水平,无哺乳女性产后 2 周增大的垂体恢复正常大小,血清 PRL 水平下降,产后 4 周血清 PRL 水平降至正常。哺乳者由于经常乳头吸吮刺激,触发垂体 PRL 快速释放,产后 4～6 周内哺乳妇女基础血清 PRL 水平持续升高。6～12 周基础 PRL 水平逐渐降至正常,随着每次哺乳发生的 PRL 升高幅度逐渐减小。产后 3～6 个月基础和哺乳刺激情况下 PRL 水平的下降主要是由于添加辅食导致的哺乳减少。如果坚持哺乳,基础 PRL 水平会持续升高,并有产后闭经。

(六)应激导致 PRL 的变化

PRL 的分泌还与精神状态有关,激动或紧张时 PRL 明显增加。许多生理行为可影响体内催乳素的水平。高蛋白饮食、性交、哺乳及应激等均可使 PRL 水平升高。情绪紧张、寒冷、运动时垂体释放的应激激素包括 PRL、ACTH 和 GH。应激可以使得 PRL 水平升高数倍,通常持续时间不到 1 小时。

三、病因

(一)下丘脑疾病

下丘脑分泌的催乳素抑制因子(PIF)对催乳素分泌有抑制作用,PIF 主要是多巴胺。颅咽管瘤压迫第三脑室底部,影响 PIF 输送,导致 PRL 过度分泌。其他肿瘤如胶质细胞瘤、脑膜炎症、颅外伤引起垂体柄被切断、脑部放疗治疗破坏、下丘脑功能失调性假孕等影响 PIF 的分泌和传递都可引起 PRL 的增高。

(二)垂体疾病

垂体疾病是高催乳素血症最常见的原因。垂体催乳细胞肿瘤最多见,空蝶鞍综合征、肢端肥大症、垂体腺细胞增生都可致催乳素水平的异常增高。按肿瘤直径大小分微腺瘤(肿瘤直径<1 cm)和大腺瘤(肿瘤直径≥1 cm)。

(三)其他内分泌、全身疾病

原发性和/或继发性甲状腺功能减退症,如假性甲状旁腺功能减退、桥本甲状腺炎、多囊卵巢综合征、肾上腺瘤、GH 腺瘤、ACTH 腺瘤等,以及异位 PRL 分泌增加如未分化支气管肺癌、胚胎癌、子宫内膜异位症、肾癌可能有 PRL 升高。

肾功能不全、肝硬化影响到全身内分泌稳定时也会出现 PRL 升高。乳腺手术、乳腺假体手术后、长期乳头刺激、妇产科手术如人工流产、引产、死胎、子宫切除术、输卵管结扎术、卵巢切除术等 PRL 也可异常增高。

(四)药物影响

长期服用多巴胺受体拮抗剂如吩噻嗪类镇静药(氯丙嗪、奋乃静)、儿茶酚胺耗竭剂抗高血压药(利舍平、甲基多巴)、甾体激素类(口服避孕药、雌激素)、阿片类药物(吗啡)、抗胃酸药[H_2-R 拮抗剂-西咪替丁、多潘立酮(吗丁啉)],均可抑制多巴胺转换,促进 PRL 释放。药物引起的高 PRL 血症多数血清 PRL 水平在 100 μg/L 以下,但也有报道长期服用一些药物使血清 PRL 水平升高达 500 μg/L,而引起大量催乳、闭经。

(五)胸部疾病

胸部疾病,如胸壁的外伤、手术、烧伤、带状疱疹等也可能通过反射引起 PRL 升高。

(六)特发性高催乳素血症

PRL 多为 60~100 μg/L,无明确原因。此类患者与妊娠、服药、垂体肿瘤或其他器质性病变无关,多因患者的下丘脑-垂体功能紊乱,从而导致 PRL 分泌增加。其中大多数 PRL 轻度升高,长期观察可恢复正常。血清 PRL 水平明显升高而无症状的特发性高 PRL 血症患者中,部分患者可能是巨分子 PRL 血症,这种巨分子 PRL 有免疫活性而无生物活性。临床上当无病因可循时,包括 MRI 或 CT 等各种检查后未能明确 PRL 异常增高原因的患者可诊断为特发性高催乳素血症,但应注意对其长期随访,对部分伴月经紊乱而 PRL 高于 100 μg/L 者,需警惕潜隐性垂体微腺瘤的可能,应密切随访,脑部 CT 检查发现许多此类疾病患者数年后常发展为垂体微腺瘤。

四、临床表现

(一)溢乳

患者在非妊娠和非哺乳期出现溢乳或挤出乳汁,或断奶数月仍有乳汁分泌,轻者挤压乳房才有乳液溢出,重者自觉内衣有乳渍。分泌的乳汁通常是乳白、微黄色或透明液体,非血性。仅出现溢乳的占27.9%,同时出现闭经及溢乳者占75.4%。这些患者血清 PRL 水平一般都显著升高。部分患者催乳素水平较高但无溢乳表现,可能与其分子结构有关。

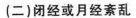

(二)闭经或月经紊乱

高水平的 PRL 可影响下丘脑-垂体-卵巢轴的功能,导致黄体期缩短或无排卵性月经失调、月经稀发甚至闭经,后者与溢乳表现合称为闭经-溢乳综合征。

(三)不育或流产

卵巢功能异常、排卵障碍或黄体不健可导致不育或流产。

(四)头痛及视觉障碍

微腺瘤一般无明显症状;大腺瘤可压迫蝶鞍隔出现头痛、头胀等;当腺瘤向前侵犯或压迫视交叉或影响脑脊液回流时,也可出现头痛、呕吐和眼花,甚至视野缺损和动眼神经麻痹。肿瘤压迫下丘脑可以表现为肥胖、嗜睡、食欲异常等。

(五)性功能改变

部分患者因卵巢功能障碍,表现低雌激素状态,阴道壁变薄或萎缩,分泌物减少,性欲减低。

五、辅助检查

(一)血清学检查

血清 PRL 水平持续异常升高,>1.14 nmol/L(25 μg/L),需除外由于应激引起的 PRL 升高。FSH 及 LH 水平通常偏低。必要时测定 TSH、FT_3、FT_4、肝、肾功能。

(二)影像学检查

当血清 PRL 水平高于 4.55 nmol/L(100 μg/L)时,应注意是否存在垂体腺瘤,CT 和 MRI 可明确下丘脑、垂体及蝶鞍情况,是有效的诊断方法。其中 MRI 对软组织的显影较 CT 清晰,因此对诊断空蝶鞍症最为有效,也可使视神经、海绵窦及颈动脉清楚显影。

(三)眼底、视野检查

垂体肿瘤增大可侵犯和/或压迫视交叉,引起视盘水肿;也可因肿瘤损伤视交叉不同部位而有不同类型视野缺损,因而眼底、视野检查有助于确定垂体腺瘤的部位和大小。

六、诊断

根据血清学检查 PRL 持续异常升高,同时出现溢乳、闭经及月经紊乱、不育、头痛、眼花、视觉障碍及性功能改变等临床表现,可诊断为高催乳素血症。诊断时应注意某些生理状态如妊娠、哺乳、夜间睡眠、长期刺激乳头、性交、过饱或饥饿、运动和精神应激等,PRL会有轻度升高。因此,临床测定PRL时应避免生理性影响,在10～11时取血测定较为合理。PRL水平显著高于正常者一次检查即可确定,当PRL测定结果在正常上限3倍以下时至少检测2次,以确定有无高PRL血症。诊断高PRL血症后必须根据需要做必要的辅助检查,以进一步明确发病原因及病变程度,便于治疗。

七、治疗

应该遵循对因治疗原则。控制高PRL血症、恢复女性正常月经和排卵功能、减少乳汁分泌及改善其他症状(如头痛和视功能障碍等)。

(一)随访

对特发性高催乳素血症、PRL轻微升高、月经规律、卵巢功能未受影响、无溢乳且未影响正常生活时,可不必治疗,应定期复查,观察临床表现和PRL的变化。

(二)药物治疗

垂体PRL大腺瘤及伴有闭经、催乳、不孕不育、头痛、骨质疏松等表现的微腺瘤都需要治疗,首选多巴胺激动剂治疗。

1.溴隐亭

溴隐亭为麦角类衍生物,为非特异性多巴胺受体激动剂,可直接作用于垂体PRL细胞,与多巴胺受体结合,抑制肿瘤增殖,从而抑制PRL的合成分泌,是治疗高PRL血症最常用的药物。为了减少药物不良反应,溴隐亭治疗从小剂量开始渐次增加,即从睡前1.25 mg开始,递增到需要的治疗剂量。如果反应不大,可在几天内增加到治疗量。常用剂量为每天2.5～10.0 mg,分2～3次服用,大多数病例每天5.0～7.5 mg已显效。剂量的调整依据是血PRL水平。达到疗效后可分次减量到维持量,通常每天1.25～2.50 mg。溴隐亭治疗可以使70%～90%的患者获得较好疗效,表现为血PRL降至正常、催乳消失或减少、垂体腺瘤缩小、恢复规则月经和生育。若PRL大腺瘤在多巴胺激动剂治疗后血PRL正常而垂体大腺瘤不缩小,应重新审视诊断是否为非PRL腺瘤或混合性垂体腺瘤、是否需改用其他治疗(如手术治疗)。溴隐亭治疗高PRL血症、垂体PRL腺瘤不论降低血PRL水平还是肿瘤体积缩小,都是可逆性的,只是使垂体PRL腺瘤可逆性缩小,长期治疗后肿瘤出现纤维化,但停止治疗后垂体PRL腺瘤会恢复生长,导致高PRL血症再现,因此需长期用药维持治疗。

溴隐亭不良反应主要有恶心、呕吐、眩晕、疲劳和直立性低血压等,故治疗应从小剂量开始,逐渐增加至有效维持剂量,如患者仍无法耐受其胃肠道反应,可改为阴道给药,经期则经肛门用药。阴道、直肠黏膜吸收可达到口服用药同样的治疗效果。约10%的患者对溴隐亭不敏感、疗效不满意,对于药物疗效欠佳,不能耐受药物不良反应及拒绝接受药物治疗的患者可以更换其他药物或手术治疗。

新型溴隐亭长效注射剂克服了因口服造成的胃肠道功能紊乱,用法是50～100 mg,每28天一次,是治疗PRL大腺瘤安全有效的方法,可长期控制肿瘤的生长并使瘤体缩小,不良反应较少,用药方便。

2.卡麦角林和喹高利特

若溴隐亭不良反应无法耐受或无效时可改用具有高度选择性的多巴胺 D_2 受体激动剂卡麦角林和喹高利特,它们抑制PRL的作用更强大而不良反应相对减少,作用时间更长。对溴隐亭抵抗(每天15 mg溴隐亭效果不满意)或不耐受溴隐亭治疗的PRL腺瘤患者改用这些新型多巴胺激动剂仍有50%以上有效。喹高利特每天服用一次75～300 μg;卡麦角林每周只需服用1～2次,常用剂量0.5～2.0 mg,患者顺应性较溴隐亭更好。

3.维生素 B_6

作为辅酶在下丘脑中多巴向多巴胺转化时加强脱羟基及氨基转移作用,与多巴胺受体激动剂起协同作用。临床用量可达60～100 mg,每天2～3次。

(三)手术治疗

若溴隐亭等药物治疗效果欠佳者,有观点认为由于多巴胺激动剂能使肿瘤纤维化形成粘连,可能增加手术的困难和风险,一般建议用药3个月内实施手术治疗。经蝶窦手术是最为常用的方法,开颅手术少用。手术适应证包括以下几点。①药物治疗无效或效果欠佳者。②药物治疗反应较大不能耐受者。③巨大垂体腺瘤伴有明显视力视野障碍,药物治疗一段时间后无明显改善者。④侵袭性垂体腺瘤伴有脑脊液鼻漏者。⑤拒绝长期服用药物治疗者。⑥复发的垂体腺瘤也可以手术治疗。

手术后,需要进行全面的垂体功能评估,存在垂体功能低下的患者需要给予相应的内分泌激素替代治疗。

(四)放疗

放疗分为传统放疗和立体定向放射外科治疗。传统放疗因照射野相对较大,易出现迟发性垂体功能低下等并发症,目前仅用于有广泛侵袭的肿瘤术后的治疗。立体定向放射外科治疗适用于边界清晰的中小型肿瘤。放疗主要适用于大的侵袭性肿瘤、术后残留或复发的肿瘤,药物治疗无效或不能坚持和耐受药物治疗不良反应的患者,有手术禁忌或拒绝手术的患者及部分不愿长期服药的患者。放疗疗效评价应包括肿瘤局部控制及异常增高的 PRL 下降的情况。通常肿瘤局部控制率较高,而 PRL 恢复至正常则较为缓慢。即使采用立体定向放射外科治疗后,2 年内也仅有 25%～29%的患者 PRL 恢复正常,其余患者可能需要更长时间随访或需加用药物治疗。传统放疗后 2～10 年,有 12%～100%的患者出现垂体功能低下;1%～2%的患者可能出现视力障碍或放射性颞叶坏死。部分可能会影响瘤体周围的组织而影响垂体的其他功能,甚至诱发其他肿瘤,损伤周围神经等,因此,放疗一般不单独使用。

(五)其他治疗

由于甲减、肾衰竭、手术、外伤、药物等因素引起的高 PRL 血症,则对因进行治疗。

八、高 PRL 血症患者的妊娠相关处理

(一)基本原则

基本原则是将胎儿对药物的暴露限制在尽可能少的时间内。

(二)妊娠期间垂体肿瘤生长特点

妊娠期间 95%微腺肿瘤患者、70%～80%大腺瘤患者瘤体并不增大,虽然妊娠期催乳素腺瘤增大情况少见,但仍应该加强监测,垂体腺瘤患者怀孕后未用药物治疗者,约 5%的微腺瘤患者会发生视交叉压迫,而大腺瘤出现这种危险的可能性达 25%以上,因此,于妊娠 20 周、28 周、38 周定期复查视野,若有异常,应该及时行 MRI 检查。

(三)垂体肿瘤妊娠后处理

在妊娠前有微腺瘤的患者应在明确妊娠后停用溴隐亭,因为肿瘤增大的风险较小。停药后应定期测定血 PRL 水平和视野检查。正常人怀孕后 PRL 水平可以升高 10 倍左右,患者血 PRL 水平显著超过治疗前的 PRL 水平时要密切监测血 PRL 及增加视野检查频度;对于有生育要求的大腺瘤妇女,需在溴隐亭治疗腺瘤缩小后再妊娠较为安全。目前认为溴隐亭对妊娠是安全的,但仍主张一旦妊娠,应考虑停药。所有患垂体 PRL 腺瘤的妊娠患者,在妊娠期需要每 2 个月评估一次。妊娠期间肿瘤再次增大者给予溴隐亭仍能抑制肿瘤生长,一旦发现视野缺损或海绵窦综合征,立即加用溴隐亭可望在 1 周内改善缓解,但整个孕

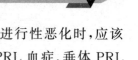

期须持续用药直至分娩。对于药物不能控制者及视力视野进行性恶化时,应该经蝶鞍手术治疗需要并根据产科原则选择分娩方式。高 PRL 血症、垂体 PRL 腺瘤妇女应用溴隐亭治疗,怀孕后自发流产、胎死宫内、胎儿畸形等发生率在 14% 左右,与正常妇女妊娠情况相似。

(四)垂体肿瘤哺乳期处理

没有证据支持哺乳会刺激肿瘤生长。对于有哺乳意愿的妇女,除非妊娠诱导的肿瘤生长需要治疗,一般要到患者想结束哺乳时再使用 DA 激动剂。临床特殊情况的思考和建议如下。

1.溴隐亭用药问题

在初始治疗时,血 PRL 水平正常、月经恢复后原剂量可维持不变 3~6 个月。微腺瘤患者即可开始减量;大腺瘤患者此时复查 MRI,确认 PRL 肿瘤已明显缩小(通常肿瘤越大,缩小越明显),PRL 正常后也可开始减量。减量应缓慢分次(2 个月左右一次)进行,通常每次 1.25 mg,用保持血 PRL 水平正常的最小剂量为维持量。每年至少 2 次血 PRL 随诊,以确认其正常。在维持治疗期间,一旦再次出现月经紊乱或 PRL 不能被控制,应查找原因,如药物的影响、怀孕等,必要时复查 MRI,决定是否调整用药剂量。对小剂量溴隐亭维持治疗 PRL 水平保持正常、肿瘤基本消失的病例 5 年后可试行停药,若停药后血 PRL 水平又升高者,仍需长期用药,只有少数病例在长期治疗后达到临床治愈。

2.视野异常治疗问题

治疗前有视野缺损的患者,治疗初期即复查视野,视野缺损严重的在初始治疗时可每周查2次视野(已有视神经萎缩的相应区域的视野会永久性缺损)。药物治疗满意,通常在 2 周内可改善视野;但是对药物反应的时间,存在个体差异,视力视野进行性恶化时应该经蝶鞍手术治疗。

3.手术治疗后随访问题

手术后 3 个月应行影像学检查,结合内分泌学变化,了解肿瘤切除程度。视情况每半年或一年再复查一次。手术成功的关键取决于手术者的经验和肿瘤的大小,微腺瘤的手术效果较大腺瘤好,60%~90% 的微腺瘤患者术后 PRL 水平可达到正常,而大腺瘤患者达到正常的比例则较低。手术后仍有肿瘤残余的患者,手术后 PRL 水平正常的患者中,长期观察有 20% 患者会出现复发,需要进一步采用药物或放疗。

第五节 下丘脑综合征

下丘脑综合征是由多种病因累及下丘脑,使其结构、代谢及功能受损所致的疾病,可以因先天遗传或后天性、器质性(如颅咽管瘤)或功能性(如各种原因导致严重精神创伤)等多种原因引发。主要临床表现有内分泌代谢功能失调,自主神经功能紊乱,睡眠、体温调节和性功能障碍,尿崩症,多食肥胖或厌食消瘦,精神失常,癫痫等综合征。

一、病因病理

有先天性和后天性、器质性和功能性等病因,归纳如下。

(一)先天性或遗传因素

先天性或遗传因素如家族性嗅神经性发育不全征;性幼稚-色素性网膜炎-多指畸形综合征等;下丘脑激素缺乏,如下丘脑甲状腺功能低下、下丘脑性腺功能低下、多发性激素缺乏。

(二)肿瘤

肿瘤如颅咽管瘤、星状细胞瘤、漏斗瘤、垂体瘤(向鞍上生长)、异位松果体瘤、脑室膜瘤、神经节细胞瘤、浆细胞瘤、神经纤维瘤、髓母细胞瘤、白血病、转移性肿瘤、外皮肉瘤、血管瘤、恶性血管内皮瘤、脉络丛囊肿、第三脑室囊肿、脂肪瘤、错构瘤、畸胎瘤、脑膜瘤及肺癌下丘脑转移等。文献还曾报道1例下丘脑朗格汉斯细胞组织细胞增生症,表现为烦渴、厌食、头痛、疲乏等症状。

(三)肉芽肿

肉芽肿见于结核瘤、结节病、网状内皮细胞增生症、慢性多发性黄色瘤、嗜酸性肉芽肿等。

(四)感染和炎症

感染和炎症如结核性或化脓性脑膜炎、脑脓肿、病毒性脑炎、流行性脑炎、脑脊髓膜炎、天花、麻疹、水痘、狂犬病疫苗接种、组织胞浆菌病。

(五)退行性变

退行性变主要为结节性硬化、脑软化、神经胶质增生。

(六)血管损害

脑动脉硬化、脑动脉瘤、脑出血、脑栓塞、系统性红斑狼疮和其他原因引起的脉管炎等。

(七)物理因素

颅脑外伤或脑外科手术，原发性颅内高压或颅内低压，放疗(脑、脑垂体区)。

(八)脑代谢病

急性间歇发作性血卟啉病、二氧化碳麻醉。

(九)药物

服氯丙嗪、利舍平及避孕药后均可引起溢乳-闭经综合征。

(十)功能性障碍

因环境变迁、精神创伤等因素可发生闭经或勃起功能障碍伴甲状腺功能和/或肾上腺皮质功能的低下，以及厌食、消瘦等症，可伴有下丘脑功能紊乱。

二、临床表现

由于下丘脑体积小，功能复杂，而且损害常不限于一个核群而累及多个生理调节中枢，因而下丘脑损害多表现为复杂的临床综合征。

(一)内分泌激素分泌紊乱

内分泌功能障碍可引起内分泌功能亢进或减退，可造成一种或数种激素分泌紊乱。

(1)全部下丘脑释放激素缺乏可引起全部垂体前叶功能降低，造成性腺、甲状腺和肾上腺皮质功能等减退。

(2)促性腺激素释放激素分泌失常。①女性：亢进者性早熟，减退者神经源性闭经。②男性：亢进者性早熟，减退者肥胖、生殖无能、营养不良症、性发育不全和嗅觉丧失。

(3)催乳素释放抑制因子(或释放因子)分泌失常：①催乳素过多发生溢乳症或溢乳闭经综合征及性腺功能减退。②催乳素缺乏症。

(4)促肾上腺皮质激素释放激素分泌失常引起肾上腺皮质增生出现皮质醇增多症，称为库欣病。

(5)促甲状腺素释放激素分泌失常：下丘脑性甲状腺功能亢进症或下丘脑性甲状腺功能减退症。

(6)生长激素释放激素(或抑制激素)分泌失常:①亢进者肢端肥大症或巨人症。②减退者侏儒症,表现为身材矮小。

(7)抗利尿激素分泌失常:①亢进者抗利尿激素分泌过多症。②减退者尿崩症。

(8)低 T_3/T_4 综合征。

(二)神经系统病变

下丘脑病变常伴有非下丘脑非内分泌损害的一种或多种表现。常见下丘脑症状如下。

1.嗜睡和失眠

下丘脑后部病变时,大多数患者表现嗜睡,少数患者有失眠。常见的嗜睡类型:①发作性睡眠,患者不分场合,可随时睡眠,持续数分钟至数小时,为最常见的一种形式。②深睡眠症,发作时可持续性睡眠数天至数周,但睡眠发作期常可喊醒吃饭、小便等,过后又睡。③发作性嗜睡贪食症,患者不可控制地出现发作性睡眠,每次睡眠持续数小时至数天,醒后暴饮暴食,食量较常量增加数倍甚至十倍,极易饥饿,患者多肥胖。除与下丘脑功能失常有关外,可能还与情感紊乱有关。

2.多食肥胖或顽固性厌食消瘦

病变累及腹内侧核或结节部附近(饱食中枢),患者因多食而肥胖,常伴生殖器官发育不良(称肥胖生殖无能营养不良综合征)。表现为进行性肥胖,脂肪分布以面部、颈及躯干最显著;其次为肢体近端,而皮肤细嫩、手指尖细,常伴骨骼过长现象,或为性早熟。智力发育不全或减退及尿崩症。

病变累及下丘脑外侧的腹外侧核(摄食中枢)时有厌食、体重下降、皮肤萎缩、毛发脱落、肌肉软弱、怕冷、心跳缓慢、基础代谢率降低等。当病变同时损害垂体时则表现为全垂体前叶功能减退症。

3.发热和体温过低

病变在下丘脑前部或后部时,可出现体温变化表现:①低热,一般在 37.5 ℃左右。②体温过低,体温可降到 36 ℃以下。③高热,可呈弛张型或不规则形,一天内体温多变,但高热时肢体冰冷,躯干温暖,有些患者甚至心率与呼吸可保持正常,高热时对一般退热药无效。

4.精神障碍

当后腹外核及视前区有病变时常可产生精神症状,主要表现为过度兴奋、哭笑无常、定向力障碍、幻觉及激怒等症。

5.其他

头痛是常见症状,患者又常可出现多汗或汗闭,手足发绀,括约肌功能障碍,可伴下丘脑性癫痫。当腹内侧部视交叉受损时可伴有视力减退、视野缺损或偏盲。血压忽高忽低,瞳孔散大、缩小或两侧不等。累及下丘脑前方及下行至延髓中的自主神经纤维时,可引起胃和十二指肠消化性溃疡或出血等表现。

三、实验室检查

(1)垂体靶腺内分泌功能测定,以了解性腺、甲状腺和肾上腺皮质功能情况。

(2)垂体功能测定,以了解下丘脑-垂体的储备功能,鉴别下丘脑或垂体疾病引起的腺垂体功能减退。

(3)X线头颅平片可示蝶鞍扩大,鞍背、后床突吸收或破坏,鞍区病理性钙化等表现。必要时进一步做蝶鞍薄分层片、头颅 CT 或头颅磁共振检查,以显示颅内病变部位和性质。

(4)脑脊液检查除颅内占位病变有颅内压增高、炎症有白细胞数升高外,一般均属正常。

(5)脑电图检查可见弥漫性异常。

四、诊断要点

引起下丘脑综合征的病因很多,临床症状在不同的患者中表现不同,有时诊断比较困难,必须详问病史,综合分析后做出诊断。以下几点可提供临床线索。

(1)用单一靶腺激素或垂体损害来解释的症状。

(2)内分泌功能紊乱症状伴无法解释的肥胖、多食、消瘦、厌食、嗜睡、精神异常、体温异常。

(3)颅内压增高伴视野改变、尿崩症、性腺功能减退及催乳等。

(4)伴发育异常、嗅觉异常或性腺功能不全等。

(5)伴自身免疫疾病或血皮质醇降低。

(6)低 T_3/T_4 综合征。

五、鉴别诊断

注意与原发性甲状腺、性腺、肾上腺、中枢性尿崩症、腺垂体功能减退、神经衰弱、精神分裂症等鉴别。

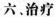

六、治疗

(一)病因治疗

对肿瘤可采取手术切除或放疗,对不能根治的肿瘤伴颅内压增高者可用减压术减轻症状。对炎症则选用适当的抗生素,以控制感染。由药物引起者则应立即停用有关药物。精神因素引起者需进行精神治疗。

(二)特殊治疗

对尿崩症的治疗见尿崩症章节。有垂体前叶功能减退者,则应根据靶腺受累的程度,予以补充替代治疗。有溢乳者可用溴隐亭 2.5～7.5 mg/d,或 L-多巴 1～2 mg/d。

(三)对症治疗

根据患者的临床表现进行个体化处理。属垂体功能低下者,应注意避免使用镇静药。发热者可予药物或物理降温。

(四)中医治疗

发热者可予中药(至宝丹等)治疗。

第四章

甲状腺及甲状旁腺疾病

第一节 甲状腺炎

一、急性甲状腺炎

(一)定义

急性化脓性甲状腺炎(AST)是甲状腺非特异性感染性疾病,是细菌或真菌经血液循环、淋巴道或邻近化脓病变蔓延侵犯甲状腺引起急性化脓性炎症,其中以邻近化脓性病灶蔓延最多见。

(二)病因

甲状腺本身因位置的特殊性及丰富的血供、组织内高浓度的碘等因素对感染有明显的抵抗力,但是一些情况下,也会发生感染。大部分病例来源于上呼吸道、口腔或颈部软组织化脓性感染的直接扩散,如急性咽炎、化脓性扁桃体炎等。少数病例继发于败血症或颈部开放性创伤。营养不良的婴儿、糖尿病患者、体质虚弱的老人或免疫缺陷患者为好发人群。

感染好发于甲状腺左叶,常见于结节性甲状腺肿,也可以发生在正常的腺体。引起急性甲状腺炎的常见细菌有链球菌、葡萄球菌、肺炎链球菌、沙门菌、类杆菌、巴斯德菌、结核分枝杆菌等。而免疫功能受损的患者,如恶性肿瘤、AIDS以及接受放疗的患者发生真菌感染的概率较大,常见菌种如粗球孢子菌、曲霉、白念珠菌、诺卡菌等。病原菌可经血液、淋巴管、邻近组织器官感染蔓延或医源性途径如穿刺操作进入甲状腺。

(三)病理

起病前已有结节性甲状腺肿者易产生脓肿,如甲状腺本来正常者,广泛化脓多见。脓液可浸润颈部深层组织,甚至进入纵隔,破入气管、食管。典型的急性甲状腺炎的组织学变化为甲状腺内大量中性粒细胞浸润、组织坏死;甲状腺滤泡破坏,血管扩张充血,有时可见细菌菌落。炎症后期恢复阶段有大量纤维组织增生。

(四)临床表现

一般急性起病,具有化脓性感染的共同特征。甲状腺肿大、疼痛,局部发热、触痛,常为一侧肿大,质地较硬。因甲状腺有包膜,即使有脓肿形成,局部波动感可不明显。有时伴耳、下颌或头枕部放射痛。早期颈前区皮肤红肿不明显,触痛显著。可有声嘶、呼吸不畅、吞咽困难,头后仰或吞咽时出现"喉痛"。通常无甲亢和甲减的症状和体征。可有畏寒、寒战、发热、心动过速等全身症状。

(五)实验室检查

1.一般检查

外周血提示白细胞计数升高、伴核左移,血培养可阳性,血沉增快。

2.甲状腺相关检查

甲状腺摄碘率、甲状腺功能正常;甲状腺核素扫描可见局部放射性低减区;细针穿刺细胞学检查可吸出脓液,镜检可见大量脓细胞、坏死细胞及组织碎片。

3.其他检查

B超显示甲状腺肿大,有大小不等的低回声、无回声区,或大面积液性暗区(图 4-1);颈部X线片提示左侧软组织包块;食管钡餐有助于发现来源于梨状窝的瘘管(图 4-2)。CT扫描可评价邻近组织及感染向其他间隙蔓延的情况。

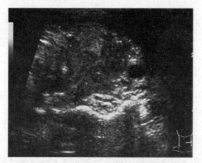

图 4-1　急性化脓性甲状腺炎

超声显示低回声区,提示甲状腺内存在一脓肿

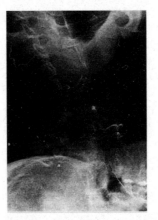

图 4-2 食管吞钡显示梨状隐窝瘘管(侧位)

(六)诊断与鉴别诊断

1.诊断

对急性起病,颈前区疼痛肿块患者应考虑急性甲状腺炎的可能性,结合临床表现、实验室检查进行诊断与鉴别诊断(图 4-3)。诊断依据:①全身败血症症状,白细胞及中性粒细胞总数增高。②原有颈部化脓性感染,之后出现甲状腺肿大、疼痛。③B超引导下行细针穿刺细胞学检查及脓液培养可进一步明确诊断。

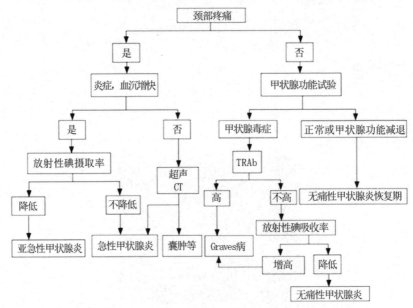

图 4-3 甲状腺炎诊断流程

2.鉴别诊断

(1)亚急性甲状腺炎。鉴别要点:①亚甲炎甲状腺疼痛较轻,血沉明显升高,白细胞数正常或轻度升高,甲状腺功能早期可升高。②亚甲炎甲状腺摄碘率降低,急性甲状腺炎摄碘率正常。若诊断有困难,可结合甲状腺细针穿刺活检。

(2)甲状腺肿瘤:应注意与甲状腺腺瘤、囊肿、甲状腺癌急性出血等情况相鉴别。迅速增长的未分化甲状腺癌也可出现颈前区疼痛、触痛等症状,但一般患者年龄较大,甲状腺穿刺液细菌培养阴性,抗生素治疗无效,甲状腺活检可明确诊断。

(七)治疗

一般对症处理包括卧床休息、补液、退热等。甲状腺局部处理原则为早期冷敷,晚期热敷。根据药敏结果,予以有效的抗生素、抗真菌药物抗感染治疗。必要时行外科探查和切开引流,清除炎性坏死甲状腺组织防止感染进一步扩散。

(八)预后

绝大多数患者经合理有效的抗感染治疗,预后良好,无后遗症。少数患者形成慢性甲状腺脓肿。若未治疗或治疗不彻底,甲状腺脓肿向周围组织穿破可形成严重并发症,如纵隔脓肿或气管/食管瘘,严重者脓肿可压迫气管导致窒息。

二、亚急性甲状腺炎

(一)定义

亚急性甲状腺炎(简称亚甲炎)由 De Quervain 于 1940 年首先描述,又称 De Quervain 甲状腺炎、巨细胞性甲状腺炎、肉芽肿性甲状腺炎,是一种可自行恢复的甲状腺非细菌感染性疾病,多认为是病毒(包括流感病毒、柯萨奇病毒、腮腺炎病毒等)感染后引起的变态反应,以短暂疼痛的破坏性甲状腺组织损伤伴全身炎性反应为特征,是最常见的甲状腺疼痛性疾病。放射性痛和转移性痛为其特征,伴有甲状腺功能亢进症状、促甲状腺素水平降低、甲状腺摄碘率降低和红细胞沉降率升高等。

(二)流行病学

临床发病率约为 4.9/10 万,占甲状腺疾病的 0.5%～6.2%。男女发病比例为 1∶(3～6),30～50 岁女性发病率最高。

(三)病因

亚甲炎的病因尚不明确,多由病毒感染或病毒感染后变态反应引发。研究表明,多种病毒如柯萨奇病毒、腮腺炎病毒、流感病毒、腺病毒感染与本病有关,患者血液中常可检出这些病毒的抗体。而甲状腺组织切片中很少找到病毒包涵体或培养出病毒,因此甲状腺本身的病变可能不是病毒直接侵袭所致。该病也可发生于非病毒感染(如 Q 热或疟疾等)之后。遗传因素可能参与发病,有与人白细胞抗原(HLA)B35 相关的报道。疾病活动期,患者血清中可检测到多种甲状腺自身抗体,可能继发于甲状腺滤泡破坏后的抗原释放。其为非特异性表现,因此亚甲炎不是一种自身免疫性疾病。偶有报道用干扰素治疗丙型肝炎可引起亚甲炎。

(四)临床表现

(1)该病有季节发病趋势,不同地理区域有发病聚集倾向。起病形式及病情程度不一。

(2)常在病毒感染后 1~3 周发病,半数患者有近期上呼吸道感染病史。体温不同程度升高,起病 3~4 天达高峰。可伴有肌肉疼痛、咽痛等,颈部淋巴结可肿大。

(3)甲状腺区特征性疼痛及肿大逐渐或突然发生,放射性痛及转移性疼痛为其特征性表现。转颈、吞咽动作可加重,常放射至同侧耳、咽喉、下颌、颏、枕、胸背部等处。疼痛为迁移性,初始可表现为一叶疼痛,继而扩展或转移至另一叶。亦有少数患者首先表现为孤立无痛性硬结节或声音嘶哑。甲状腺弥漫或不对称性轻、中度增大,伴或不伴结节,质地较硬,触痛明显,无震颤及血管杂音。病变局部无红、热等类似于急性化脓性甲状腺炎的表现。

(4)与甲状腺功能变化相关的临床表现。①初期(甲状腺毒症阶段):历时 3~8 周;50%~75%的患者出现甲状腺毒症的临床表现,但容易被甲状腺疼痛或触痛所掩盖;无突眼及胫骨前黏液性水肿。偶有报道本病患者表现为低钾性麻痹,因而误诊为甲状腺功能亢进症,其同样为细胞外钾向细胞内转移所致。②中期(甲状腺功能减退阶段):约 25%的患者在甲状腺激素合成功能尚未恢复之前进入此阶段,出现水肿、怕冷、便秘等症状,历时数月。③后期(甲状腺功能恢复阶段):多数患者短时间(数周至数月)恢复正常功能。在甲状腺毒症向甲减转变过程中,可能检测到 TSH 和 fT_4 同时降低的情况,因而可能误诊为中枢性甲减。

(五)辅助检查

1.血细胞沉降率(ESR)

病程早期显著增快,可达 100 mm/h 以上;>50 mm/h 时是对本病的有力支持,但 ESR 不增快也不能除外本病。

2.甲状腺功能

血清中 TT_3、TT_4 增高,与甲状腺摄碘率降低呈双向分离是其特点,可与甲亢鉴别。随着甲状腺滤泡上皮细胞破坏加重,储存激素殆尽,可出现一过性甲减。当炎性反应消退,甲状腺滤泡上皮细胞恢复,甲状腺激素水平及甲状腺摄碘率逐渐恢复正常。

3.摄碘率及甲状腺核素显像

早期甲状腺对碘无摄取或摄取低下,24 小时摄碘率小于 5%。甲状腺显像受炎性反应严重程度影响,当炎性反应累及整个甲状腺时,表现为整个颈部放射性本底明显增高,甲状腺模糊,轮廓不清。当病变只累及甲状腺某一部位时,甲状腺显影可见局部呈放射性稀疏、缺损区。

4.甲状腺超声检查

灵敏度较高,但特异性较差。病初因甲状腺滤泡水肿、破坏,超声检查可见片状规则低回声区,病灶以中心部位最低,边界模糊不清,后方回声稍增强,所有回声减低部位均有明显压痛。在恢复期由于淋巴细胞和浆细胞的浸润及一定程度纤维化性增生,超声可见甲状腺内不均匀回声增强并伴有小片状低回声区或伴轻微血运增加的等回声区。彩色多普勒血流显像(CDFI)检查发现异常回声周边有较丰富的血流信号,而内部血流信号较少,甲状腺上动脉流速增高不明显。与之不同,肿瘤则表现为异常回声区内部血流信号丰富,边缘缺乏。

5.甲状腺针吸细胞学检查(FNAC)

FNAC 以滤泡细胞破坏为特征,可见分叶细胞、单核细胞、多核巨细胞浸润,微脓肿形成和纤维化。病程晚期往往见不到典型表现,纤维化病变明显时也可出现"干抽"现象。FNAC 不作为诊断本病的常规检查,当诊断困难或合并其他甲状腺疾病时可考虑应用。

6.其他

该病导致甲状腺滤泡细胞破坏及甲状腺球蛋白(TG)水解,致使血清 TG 水平明显增高,与甲状腺破坏程度一致,且恢复很慢。C 反应蛋白可增高。少数患者轻度贫血,血小板升高,早期白细胞可增高。甲状腺球蛋白抗体(TGAb)、甲状腺过氧化物酶抗体(TPOAb)阴性或水平很低。在疾病后期甚至恢复后,TGAb、TPOAb 可一过性升高,但并不导致持续自身免疫反应。CT 与 MRI 可发现甲状腺肿大、结节,增强后组织呈不均匀改变,但灵敏度较低,主要用于排除其他疾病,不作为常规检查项目。

(六)诊断

依据病史、症状、体征和实验室检查,一般诊断多无困难,但不典型病例常易误诊,国内报道误诊率为 12%～48%。

(1)甲状腺肿大、疼痛、质硬、触痛,常伴上呼吸道感染的症状和体征(发热、乏力、食欲缺乏、颈淋巴结肿大等)。

(2)血沉增快。

(3)甲状腺摄碘率受抑制。

(4)一过性甲状腺毒症。

(5)血清 TGAb 和/或TPOAb 阴性或低滴度。

(6)FNAC 或活组织检查可见多核巨细胞或肉芽肿改变。

符合上述 4 项即可诊断亚甲炎。对于临床表现不典型者,应进行 FNAC 以明确诊断,尤其病变局限于单个结节或者单个侧叶者。有淋巴瘤或未分化癌误诊为亚甲炎的病例报道。

(七)鉴别诊断

除急性化脓性甲状腺炎和结节性甲状腺肿出血以外,诊断该病时还需与以下疾病鉴别。

1.桥本甲状腺炎

少数病例可以有甲状腺疼痛、触痛,活动期 ESR 可轻度升高,并可出现短暂性甲状腺毒症和摄碘率降低,但该病无全身症状。既往患有甲状腺肿或自身免疫性甲状腺病、具有高滴度TG-Ab和/或TPO-Ab 有助于疼痛性桥本甲状腺炎的诊断。两病可合并存在,FNAC 可明确诊断。

2.甲状腺癌

快速生长可出现局部疼痛,但无全身中毒症状,甲状腺质硬、表面不光滑,活动度差,可出现区域淋巴结肿大,FNAC 可见肿瘤细胞。

(八)治疗

1.早期治疗

早期治疗以减轻炎性反应及缓解疼痛为目的。轻症可用阿司匹林(1～3 g/d,分次口服)、非甾体抗炎药(如吲哚美辛 75～150 mg/d,分次口服)等。

2.急性期

急性期首选肾上腺皮质激素类药物,初始剂量:泼尼松 30～40 mg/d,维持1～2 周,根据症状、体征及血沉的变化缓慢减少剂量,总疗程 6～8 周。过快减量、过早停药可使病情反复,根据红细胞沉降率调整激素用量,当红细胞沉降率下降或恢复正常时,泼尼松开始减量。

糖皮质激素使用注意事项如下。

(1)糖皮质激素虽适用于疼痛剧烈、体温持续显著升高、水杨酸或其他非甾体抗炎药物治疗无效者,可缓解疼痛(24～48小时内),但是并不能在早期或晚期防止甲状腺功能异常。

(2)有报道以甲状腺摄碘率恢复正常作为糖皮质激素停药指征的观察组较以血沉降至正常作为停用指征的对照组复发率低。文献报道霍奇金淋巴瘤误诊为亚甲炎的患者应用激素后疼痛症状也可得到缓解,因此需警惕。

(3)部分患者对糖皮质激素治疗的反应不敏感,需考虑以下处理:①加用非甾体抗炎药;②反复发作者宜增加糖皮质激素原有剂量;③超声检查,必要时行FNAC和CT检查,除外其他甲状腺疾病如甲状腺癌或脓肿。

3.甲状腺毒症明显者

甲状腺毒症明显者,可以使用β肾上腺素能受体阻滞剂。病程中当甲状腺滤泡组织遭受破坏后,释放大量甲状腺素,可出现一过性"甲状腺功能亢进期",可不处理或给予小剂量普萘洛尔,不用抗甲状腺功能亢进药物,症状缓解即停药,一般2～3周症状消失。甲状腺激素可应用于甲减症状明显、持续时间久者;由于TSH降低不利于甲状腺细胞恢复,故宜短期、小剂量使用,而大量应用甲状腺激素可能过度抑制TSH,永久性甲减需长期替代治疗。

(九)预后

亚甲炎常在几周或几个月内自行缓解,整个病程为6～12个月。复发者罕见(2%～4%)。5%～10%的患者发生永久甲减,需终身替代治疗。文献报道超声检查所测低回声区体积并不能预测持续性甲减的发生。少数患者在本病之后又发生了Graves病。

三、慢性淋巴细胞性甲状腺炎

(一)定义与流行病学

慢性淋巴细胞性甲状腺炎(CLT)又称自身免疫性甲状腺炎,是一种以自身甲状腺组织为抗原的慢性炎症性自身免疫性疾病。该病包括两种类型:一为甲状腺肿型,即桥本甲状腺炎(HT);另一为甲状腺萎缩型,即萎缩性甲状腺炎(AT);临床上以HT常见。近年来CLT发病有增多趋势,在人群中的发病率可高达22.5/10万～40.7/10万,西方国家CLT占甲状腺疾病的10%,我国所占比例为 3%左右。各年龄段均可发病,但以 30～50 岁多见,90%发生于女性,且有家族多发倾向。

(二)病因与发病机制

病因目前尚不清楚,一般认为本病的发病是由多方面因素引起的。

1.遗传因素

CLT 具有一定的遗传倾向,10%～15%的 CLT 患者有家族史,目前肯定的遗传易感基因包括人类白细胞抗原(HLA)和细胞毒性 T 淋巴细胞相关抗原-4(CTLA-4)。

2.自身免疫因素

本病是公认的器官特异性自身免疫病,特征是存在甲状腺过氧化物酶抗体(TPOAb)和甲状腺球蛋白抗体(TGAb)。TPOAb 通过抗体介导的细胞毒(AD-CC)作用和补体介导的细胞毒作用影响甲状腺激素的合成。CLT 患者中 TGAb IgG 亚群的分布以 IgG_1、IgG_2、IgG_4 为主,高滴度 IgG_1、IgG_2 的存在提示由亚临床甲减发展至临床甲减的可能。TSH 受体刺激阻断性抗体(TSBAb)占据 TSH 受体,亦是甲状腺萎缩和功能低下的原因。

3.环境因素

(1)高碘:长期摄入高碘可导致甲状腺球蛋白的碘化增加,致使其抗原性增加而诱发免疫反应。

(2)硒缺乏:硒在甲状腺抗氧化系统和免疫系统以及甲状腺激素的合成、活化、代谢过程中发挥重要的作用,硒缺乏可降低谷胱甘肽过氧化物酶的活性,导致过氧化氢浓度升高而诱发炎症反应。

(3)感染:感染可诱导自身抗原表达。受感染的病毒或细菌又因含有同甲状腺抗原类似的氨基酸序列,可通过"分子模拟"激活特异性 CD_4^+ T 淋巴细胞,该细胞促使 CD_8^+ T 淋巴细胞以及 B 淋巴细胞浸润甲状腺,CD_8^+ T 细胞可直接杀伤甲状腺细胞,B 细胞则产生抗甲状腺抗体导致甲状腺细胞的破坏。

(4)其他:应用胺碘酮、IFN-α 治疗、锂盐、吸烟等都与本病的发展有关。

4.凋亡

有研究表明,CLT 甲状腺细胞的破坏可能是浸润淋巴细胞局部释放的细胞因子所诱导的 Fas 死亡路径分子的不恰当表达和凋亡调控蛋白 Bcl-2 下调所致细胞凋亡的结果。

(三)病理

CLT 腺体呈弥漫性肿大,色白或灰白,质地较硬韧,表面不平可稍呈结节状或可见一个至多个结节,切面均匀可呈分叶状。镜检可分为以下几种。①淋巴细胞型:滤泡上皮细胞多形性,有中至大量的淋巴细胞浸润。②嗜酸细胞型:较多的胞质丰富而红染的嗜酸性粒细胞及大量淋巴细胞浸润。③纤维型:显著的纤维化和浆细胞浸润。

(四)临床表现

本病的临床表现多种多样,可以甲状腺功能正常,也可表现为甲状腺功能减退(甲减)、甲状腺功能亢进(甲亢)、颈痛和发热类似亚急性甲状腺炎症表现、有临床表现但甲状腺功能正常的假性甲状腺功能亢进或假性甲减、亚临床甲减、甲状腺弥漫性肿大、结节性肿大或只见甲状腺单个结节等多种类型。

1.病史及症状

多见于30~50岁女性,起病隐匿,发展缓慢病程较长,主要表现为甲状腺肿大,多数为弥漫性,少数可为局限性,部分以颜面、四肢肿胀感起病。

2.体格检查

甲状腺呈弥漫性或局限性肿大,质较硬但不坚且伴有韧感,边界清楚,无触痛,表面光滑,部分甲状腺可呈结节状,颈部淋巴结不肿大,部分可有四肢黏液性水肿。

(1)典型病例的临床表现:①发展缓慢,病程较长,早期可无症状,当出现甲状腺肿时,病程平均已达2~4年。②常见症状为全身乏力,许多患者没有咽喉部不适感,10%~20%患者有局部压迫感或甲状腺区的隐痛,偶尔有轻压痛。③甲状腺多为双侧对称性、弥漫性肿大,峡部及锥状叶常同时增大,也可单侧性肿大。甲状腺往往随病程发展而逐渐增大,但很少压迫颈部出现呼吸和吞咽困难。触诊时,甲状腺质地坚韧,表面可光滑或细砂粒状,也可呈大小不等的结节状,一般与周围组织无粘连,吞咽运动时可上下移动。④颈部淋巴结一般不肿大,少数病例也可伴颈部淋巴结肿大,但质软。

(2)不典型表现:值得注意的是,CLT 的临床表现往往并不典型,或与其他甲状腺疾病或自身免疫性疾病合并存在,主要的不典型表现有以下几点。①桥本甲亢:即 Graves 病和 CLT 合并存在,也可相互转化,患者可有甲亢的临床表现,高滴度 TGAb 和 TPOAb,可有 TSH 受体抗体(TSAb)阳性,甲状腺的 ^{131}I 吸收率增高,并且不受 T_3 所抑制,病理学同时有 Graves 病和 CLT 特征性改变。②突眼型:以浸润性突眼为主,可伴有甲状腺肿。甲状腺功能正常,TGAb、TPOAb 阳性,部分患者可测到 TSAb 及致突眼免疫球蛋白。③类亚急性甲状腺炎型:临床表现类似亚急性甲状腺炎,起病急,甲状腺增大伴疼痛,[131]I吸收率测定正常,T_3、T_4正常,TGAb、TPOAb高滴度阳性。④青少年型:CLT约占青少年甲状腺肿大的40%。青少年型CLT的甲状腺功能正常,TGAb、TPOAb滴度较低,临床诊断比较困难。有部分患者甲状腺肿大较缓慢,称青少年增生型。甲状腺组织内缺乏嗜酸性粒细胞,往往无全身及其他局部症状,出现甲减的患者可影响生长发育。⑤伴发甲状腺肿瘤型:CLT多伴发甲状腺癌,甚至为甲状腺癌的前兆,常表现为孤立性结节、质硬,TGAb、TPOAb滴度较高,结节可能部分为甲状腺瘤或甲状腺癌,周围部分为CLT。故临床遇到下列情况时,应考虑合并肿瘤的可能,进行FNAC或切除活检:甲状腺痛明显,甲状腺素治疗无效;甲状腺素治疗后腺体不缩小反而增大;甲状腺肿大伴颈部淋巴结肿大且有压迫症状;腺体内有单个冷结节,不对称,质硬。⑥纤维化型(萎缩型):病程较长的患者,可出现甲状腺广泛或部分纤维化,表现为甲状腺萎缩,质地坚硬,TGAb和TPOAb可因甲状腺破坏、纤维化而不高,甲状腺功能亦减退,组织切片显示与CLT相同。常误诊为原发性甲减或甲状腺癌,是导致成年人黏液性水肿的主要原因之一。⑦伴发其他自身免疫性疾病:表现为多发性自身免疫性疾病,如CLT伴白癜风、Addison病、糖尿病、恶性贫血、斑秃(图4-4)、特发性甲状旁腺功能低下、重症肌无力、系统性红斑狼疮等疾病,也有人称"自身免疫性多腺体衰竭综合征"或"多肉芽肿衰竭综合征"。如多发性内分泌腺瘤综合征Ⅱ型(Addison病,AITD,1型糖尿病,性腺功能减退症)的表现之一。⑧桥本脑病:严重而罕见,临床表现可为血管炎型,以脑卒中样发作反复出现为特征;弥漫性进展型,可出现意识障碍、精神错乱、嗜睡或昏迷。脑脊液检查异常,表现为蛋白含量升高,单核细胞增多。甲状腺抗体阳性,尤其是TPOAb滴度高。甲状腺激素水平一般正常或偏低。脑电图可出现异常。本病治疗以皮质激素效果好,甲状腺素也有较好的疗效。

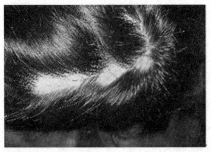

图4-4 桥本甲状腺炎合并斑秃

(五)辅助检查

1.实验室检查

(1)早期甲状腺功能可正常,桥本甲亢者甲状腺功能轻度升高,随着病程进展,T_3、T_4可下降,TSH升高,TPOAb、TGAb阳性,二者(放射免疫双抗体测定法)>50%有诊断意义,但自身抗体阴性不能否定CLT的诊断。

(2)过氯酸钾排泌试验约60%阳性。

(3)血清丙种球蛋白增高,清蛋白下降。

2.病理检查

FNAC或病理切片,可见淋巴细胞和浆细胞,甲状腺滤泡上皮细胞可表现增生、缩小、萎缩、结构破坏及间质纤维组织增生等不同改变。有时HE切片难以区别良、恶性,需采用免疫组化法染色进行鉴别。FNAC创伤小,不易造成穿刺道癌细胞脱落转移及容易被医师和患者接受的优点,是美国《甲状腺结节和分化型甲状腺癌诊治指南》中A级推荐方法,认为是最准确、最有效的方法,结果可分为良性、恶性、可疑恶性和不能诊断4种,对甲状腺疾病的敏感性达86%,精确率75%,但也存在一定的假阴性率,特别是对于甲状腺滤泡性疾病不能诊断。另外,细针穿刺细胞学检查必须具有以下3个条件:①样本的量足够;②由经验丰富的细胞学家读片;③穿刺到所指定的病变部位,否则常可误诊或漏诊。

3.影像学检查

(1)甲状腺超声:峡部增厚,弥漫性低回声内出现短线状强回声并形成分隔状或网格状改变,对本病诊断具有较高的特异性。

(2)甲状腺放射性核素显像:表现为显影密度不均,呈不规则的稀疏与浓集区,边界不清或为"冷"结节。

(3)甲状腺摄碘率:此病后期甲状腺摄[131]I率逐渐降低,出现明显甲减表现。

(4)CT和MRI检查:除可了解甲状腺本身的情况外,还可明确其与周围组织的关系。CT扫描表现为甲状腺两叶对称性弥漫性增大或一叶腺体增大更为明显,密度均匀,明显减低,接近软组织密度,无腺内更低密度结节影及钙化影,边界清楚,增强扫描呈均匀强化。

(六)诊断

目前对CLT的诊断标准尚未统一,应用最多的还是1975年Fisher提出的5项诊断指标:①甲状腺弥漫性肿大,质坚韧,表面不平或有结节。②TGAb、TPOAb阳性。③血TSH升高(正常者<$0.3×10^{-6}$ mol/L)。④甲状腺扫描有

不规则浓聚或稀疏。⑤过氯酸钾排泌试验阳性。5 项中具有 2 项可拟诊,具有 4 项者可确诊。这个标准在多数情况下是适用的,诊断正确率为 70%～90%。

一般在临床中只要具有典型 CLT 临床表现,血清 TGAb、TPOAb 阳性即可临床诊断为 CLT。但具有典型表现者较少,非典型病例常被误诊为甲状腺其他疾病,据统计手术治疗的 CLT 术前误诊率可为 75%～100%,因此对临床表现不典型者,需要有高滴度的抗甲状腺抗体测定方能诊断。对这些患者如查血清 TGAb、TPOAb 为阳性,应给予必要的影像学检查协诊,并给予甲状腺素诊断性治疗,必要时应以 FNAC 或冷冻切片组织学检查确诊。

(七)鉴别诊断

该病需与以下疾病相鉴别。

1.Riedel 甲状腺炎

Riedel 甲状腺炎又称慢性纤维性甲状腺炎,可有不同程度的甲状腺肿大,甲状腺结构破坏被大量纤维组织取代。病变常超出甲状腺,侵袭周围组织,产生压迫症状,如吞咽、呼吸困难、声嘶、喉鸣等。压迫症状与甲状腺肿大程度不成正比。T_3、T_4、TSH、^{131}I 摄取率大多正常。当病变侵犯甲状腺两叶时,T_3、T_4、TSH、^{131}I 摄取率低于正常,主要确诊依赖于病检。

2.弥漫性毒性甲状腺肿(Graves 病)

桥本甲亢与 Graves 病临床均可见代谢亢进等表现,桥本甲亢的临床症状较轻微,不伴或较少出现突眼和胫前黏液性水肿。桥本甲亢患者可检出高效价的 TGAb 和 TPOAb,T_3、T_4 轻度升高;Graves 病亦可出现 TGAb 和 TPOAb,但滴度较低,T_3、T_4 明显升高。放射性核素显像桥本甲亢时甲状腺显影密度不均,呈不规则的浓集和稀疏;Graves 病时甲状腺呈均匀的放射性浓集区。甲状腺摄碘率桥本甲亢时正常或增高,但可被 T_3 抑制;而 Graves 病患者的摄碘率明显增高,且不能被 T_3 抑制。

3.甲状腺癌

CLT 中甲状腺癌的发生率为 5%～17%,比普通人群高 3 倍。二者均可有甲状腺结节样改变,但甲状腺癌结节质硬、固定,肿大的甲状腺或甲状腺结节在近期内显著增大,压迫喉返神经、声音嘶哑是甲状腺癌的晚期特征。甲状腺癌核素显像显示局部改变,而 CLT 核素显像的改变呈弥漫性。

4.甲状腺恶性淋巴瘤

病理学家观察到几乎所有恶性淋巴瘤患者的甲状腺组织都存在不同程度的 HT 表现。也有认为重度慢性淋巴细胞性甲状腺炎可向恶性淋巴瘤转变。多数甲状腺恶性淋巴瘤的肿块增大迅速,颈淋巴结肿大,很快出现压迫症状,甲状腺扫描为冷结节,两者鉴别并不困难。然而 HT 合并恶性淋巴瘤,尤其是无肿块的甲状腺恶性淋巴瘤的区别较难,需做病理学检测。

(八)治疗

从临床经验看,半数以上 CLT 患者不需要治疗,部分患者需应用甲状腺激素替代治疗,只有少数情况需要外科处理。

1.内科治疗

(1)限碘:限制碘摄入量在安全范围(尿碘 100～200 $\mu g/L$)有助于阻止甲状腺自身免疫破坏进展。

(2)随访观察:①甲状腺功能正常者;②合并亚临床甲减(仅有 TSH 升高),TSH$<$10 mU/L。

(3)甲状腺激素替代治疗:①合并亚临床甲减,TSH$>$10 mU/L;②合并临床甲减(TSH 升高且 T_3 和/或T_4 降低)者。甲状腺激素替代治疗通常予 L-$T_4$50～100 $\mu g/d$,逐步增至 200～300 $\mu g/d$,直至腺体缩小,TSH 降至正常,然后逐步调整至维持量。

(4)合并甲亢者:一般不用抗甲状腺药物,为控制甲亢症状可用 β 受体阻滞剂(如普萘洛尔)治疗,个别甲亢症状不能控制者可适当应用小剂量抗甲状腺药物,但时间不宜太长,并根据甲状腺功能监测情况及时调整剂量或停药,以免导致严重甲减。

(5)甲状腺迅速肿大、伴局部疼痛或压迫症状时,可给予糖皮质激素治疗(泼尼龙 30 mg/d,分 3 次口服,症状缓解后逐渐减量,代之以 L-T_4 口服)。

(6)细胞因子调节、基因治疗、补硒治疗等方法也为本病治疗展示了新的途径,但还未广泛应用于临床。

2.外科治疗

长期以来对 CLT 是否需要外科治疗一直存在争议。一种观点认为 CLT 是自身免疫性疾病,呈慢性经过,发展趋势是永久性甲减,任何不恰当的手术治疗都将加速甲减的进程,手术并不能从根本上治疗 CLT,因此主张首选药物治疗。另一种观点则认为切除部分甲状腺组织可降低免疫负荷,增加药物治疗效果,并取得病理诊断或早期发现并发癌,如果手术方式选择恰当,甲状腺功能减退发生率为 4.7%～9.7%,手术治疗安全可行。目前多数学者认为对 CLT 手术指征应适当放宽,特别是对年轻女性,但应合理选择手术方式,即遵循个体化治疗方案。

手术指征:①甲状腺肿大,压迫症状明显,如呼吸困难,给予甲状腺素治疗

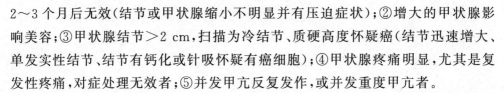

2～3个月后无效(结节或甲状腺缩小不明显并有压迫症状);②增大的甲状腺影响美容;③甲状腺结节>2 cm,扫描为冷结节、质硬高度怀疑癌(结节迅速增大、单发实性结节、结节有钙化或针吸怀疑有癌细胞);④甲状腺疼痛明显,尤其是复发性疼痛,对症处理无效者;⑤并发甲亢反复发作,或并发重度甲亢者。

手术方式的选择应根据手术目的和冷冻切片检查结果确定,可遵循如下原则。

(1)单纯性CLT,至少需完整保留一侧腺叶,或仅作峡部切除以缓解压迫症状。

(2)并发重度甲亢者,可做双侧甲状腺次全切除术。

(3)并发甲状腺腺瘤或结节性甲状腺肿者,需切除可见病灶,并尽量多保留甲状腺组织。

(4)CLT并甲状腺癌的手术方式,既要考虑甲状腺癌的根治性原则,又要兼顾CLT的特殊性:①术前针吸细胞学检查或术中冷冻切片检查明确诊断并发甲状腺癌者,根据甲状腺癌的根治性原则选择手术方式。②术中冷冻切片排除并发甲状腺癌者,施行峡部和可疑结节切除术。③术中冷冻切片不能确诊或术中冷冻切片漏诊,术后石蜡切片确诊并发甲状腺癌者,根据甲状腺癌的根治性原则再手术。

第二节　甲状腺结节

一、概述

甲状腺结节是临床常见疾病。流行病学调查显示,在一般人群中采用触诊的方法,甲状腺结节的检出率为3%～7%,采用高分辨率超声,其检出率为19%～67%。甲状腺结节在女性和老年人群中多见。虽然甲状腺结节的患病率很高,但仅有约5%的甲状腺结节为恶性,因此甲状腺结节处理的重点在于良性与恶性的鉴别。

二、病因及分类

多种甲状腺疾病都可以表现为甲状腺结节,包括局灶性甲状腺炎症、甲状腺腺瘤、甲状腺囊肿、结节性甲状腺肿、甲状腺癌、甲状旁腺腺瘤或囊肿、甲状舌管囊肿等。此外,先天性一叶甲状腺发育不良而另一叶甲状腺增生,以及甲状腺手术后及放射性碘治疗后残留甲状腺组织的增生亦可以表现为甲状腺结节。

常见病因:①局灶性甲状腺炎。②多结节性甲状腺肿的显著部分。③甲状腺囊肿,甲状旁腺囊肿,甲状舌管囊肿。④一叶甲状腺发育不良。⑤术后残留甲状腺的增生或瘢痕形成。⑥放射性碘治疗后残留甲状腺组织的增生。⑦良性腺瘤:滤泡性、单纯型、胶样型(大滤泡型)、胎儿型(小滤泡型)、胚胎型(梁状型)、Hurther 细胞(嗜酸细胞型),甲状旁腺腺瘤,其他少见类型如畸胎瘤、脂肪瘤、血管瘤等。⑧甲状腺恶性肿瘤:乳头状甲状腺癌、滤泡状甲状腺癌、甲状腺髓样癌、未分化甲状腺癌、转移癌、甲状腺肉瘤、甲状腺淋巴瘤。

三、诊断

甲状腺结节诊断的首要目的是确定结节为良性还是恶性,可以通过询问病史、物理检查、甲状腺细针穿刺细胞学检查及超声、扫描等确定诊断(图 4-5)。

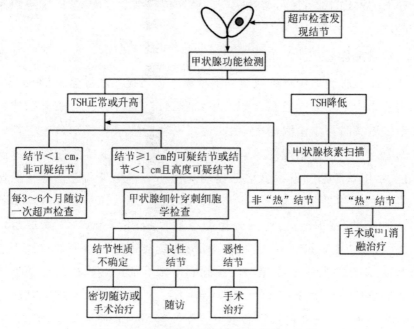

图 4-5　甲状腺结节的临床评估和处理流程

(一)病史及体格检查

目前已知的影响结节良恶性的因素包括年龄、性别、放射线照射史、家族史等。儿童及青少年甲状腺结节中恶性的比率明显高于成人。年龄>60 岁以上者恶性的比率增加,且未分化癌的比例明显增高。成年男性甲状腺结节的患病率较低,但恶性的比例高于女性。与甲状腺癌发生相关的最重要的危险因素为放射线暴露,既往有头颈部放射照射史及核素辐射史者,甲状腺结节和甲状腺癌的发生率明显增高。患者的家族史对甲状腺结节的判定也有一定的帮助,有甲状腺肿家族史和地方性甲状腺肿地区居住史者甲状腺肿的发生率较高。有甲状腺癌家族史及近期出现的甲状腺结节增长较快,或伴有声音嘶哑、吞咽困难和呼吸道梗阻者提示可能为恶性。

大多数甲状腺结节患者没有临床症状,仅表现为无痛性颈部包块,合并甲状腺功能异常时,可出现相应的临床表现,部分患者由于结节侵犯周围组织出现声音嘶哑、压迫感、呼吸/吞咽困难等压迫症状。甲状腺的肿块有时较小,不易触及,容易漏诊,检查时要求患者充分暴露颈部,仔细触诊。正常的甲状腺轮廓视诊不易发现,若看到甲状腺的外形常提示甲状腺肿大。触诊检查时要注意甲状腺的大小、质地、有无肿块及肿块的数目、部位、边界、活动度、肿块有无压痛及颈部有无肿大的淋巴结等,提示恶性病变的体征包括结节较硬,与周围组织粘连固定,局部淋巴结肿大等。

(二)实验室检查

甲状腺结节患者均应行甲状腺功能检测。血清促甲状腺激素(TSH)水平降低提示可能为自主功能性或高功能性甲状腺结节,需行甲状腺核素扫描进一步判断结节是否具有自主摄取功能,功能性或高功能性甲状腺结节中恶性的比例极低。甲状腺自身抗体阳性提示存在桥本甲状腺炎,但不排除同时伴有恶性疾病,因乳头状甲状腺癌和甲状腺淋巴瘤可与桥本甲状腺炎并存。甲状腺球蛋白(Tg)是甲状腺产生的特异性蛋白,由甲状腺滤泡上皮细胞分泌,多种甲状腺疾病可引起血清 Tg 水平升高,包括分化型甲状腺癌、甲状腺肿、甲状腺组织炎症或损伤、甲状腺功能亢进症等,因此血清 Tg 测定对甲状腺结节的良性与恶性鉴别没有帮助,临床主要用于分化型甲状腺癌手术及清甲治疗后的随访监测。分化型甲状腺癌行甲状腺全切及 ^{131}I 清甲治疗后,体内 Tg 很低或测不到,在随访过程中如果血清 Tg 升高提示肿瘤复发。降钙素由甲状腺滤泡旁细胞(C 细胞)分泌,降钙素升高是甲状腺髓样癌的特异性标志,如疑及甲状腺髓样癌应行血清降钙素测定。

(三)超声检查

高分辨率超声检查是评估甲状腺结节的首选方法,可以探及直径 2 mm 以上结节,已在甲状腺结节的诊断过程中广泛使用。颈部超声可确定甲状腺结的大小、数量、位置、囊实性、形状及包膜是否完整、有无钙化、血供及与周围组织的关系等情况,同时可评估颈部有无肿大淋巴结以及淋巴结的大小、形态和结构特点,是区分甲状腺囊性或实性病变的最好无创方法。此外对甲状腺良恶性病变的鉴别也有一定价值。以下超声征象提示甲状腺癌的可能性大:①实性低回声结节;②结节内血供丰富;③结节形态和边缘不规则,"晕征"缺如;④微小钙化;⑤同时伴有颈部淋巴结超声影像异常,如淋巴结呈圆形、边界不规则、内部回声不均或有钙化、皮髓质分界不清、淋巴门消失等。在随访过程中超声检查还可以较客观地监测甲状腺结节大小的变化。较小而不能触及的结节可在超声引导下进行细针穿刺。甲状腺癌术后患者定期颈部超声检查可以帮助确定有无局部复发。

(四)甲状腺核素显像

适用于评估直径>1 cm 的甲状腺结节,根据对放射性核素的摄取情况,甲状腺结节可以分为"热"结节、"温"结节、"冷"结节。除极少数的滤泡状甲状腺癌外,绝大多数可自主摄取放射性核素的"热"结节均为良性病变。放射性核素的摄取与周围组织相似或略高于周围组织的"温"结节通常也为良性。甲状腺恶性肿瘤通常表现为放射性核素摄取极低的"冷"结节,但冷结节中只有不足 20% 为恶性,80% 以上为良性,如甲状腺囊性病变、局灶性甲状腺炎等都表现为"冷"结节。核素显像在甲状腺结节良恶性鉴别中的作用有限,一般临床考虑甲状腺结节为高功能者首选核素扫描,否则核素扫描不作为甲状腺结节的首选检查。

有些化学物质与癌组织的亲和力较高,经同位素标记后用于亲肿瘤甲状腺显像,如 ^{99m} 锝-甲氧基异丁基异腈(^{99m}Tc-MIBI)、^{201}Tl、^{131}Cs 等。虽然它们与恶性肿瘤的亲和力较高,扫描常呈阳性(即浓聚放射性物质),但并不是特异性的。有些代谢较活跃的组织(如自主功能性甲状腺腺瘤)或富含线粒体的组织(如桥本甲状腺炎的嗜酸性变细胞)也可呈阳性。因此,对这些亲肿瘤现象的结果必须结合其他资料综合分析。

PET/CT 显像是目前较为先进的核医学诊断技术,^{18}F-FDG 是最重要的显像剂。PET 显像能够反映甲状腺结节摄取和代谢葡萄糖的状态,但并非所有的甲状腺恶性结节都在 ^{18}F-FDG PET 显像中表现为阳性,某些良性结节也会摄取 ^{18}F-FDG,因此单纯依靠 ^{18}F-FDG PET 显像也不能准确鉴别甲状腺结节的良恶性。

(五)放射学诊断

CT 和 MRI 作为甲状腺结节的诊断手段之一,可以显示结节与周围解剖结构的关系,明确病变的范围及其对邻近器官和组织的侵犯情况,如对气管、食管等有无压迫和破坏,颈部淋巴结有无转移等,但它们在评估甲状腺结节的良恶性方面并不优于超声。CT和MRI对微小病变的显示不及超声,但对胸骨后病变的显示较好。

(六)甲状腺细针抽吸细胞学检查

甲状腺细针抽吸细胞学检查(FNAB)是甲状腺结节诊断过程中的首选检查方法,该方法简便、安全、结果可靠,对甲状腺结节的诊断及治疗有重要价值,被视为术前诊断甲状腺结节的"金标准",通常分为恶性、可疑恶性、不确定性及良性。甲状腺细针穿刺对甲状腺乳头状癌、甲状腺髓样癌和未分化甲状腺癌等具有可靠的诊断价值,由于甲状腺滤泡状癌和滤泡细胞腺瘤的区别为有无包膜和血管浸润,因此细胞学检查一般无法区分甲状腺滤泡状癌和滤泡状腺瘤。

凡直径>1 cm的甲状腺结节,均可考虑FNAB检查。直径<1 cm的甲状腺结节,如存在下述情况可考虑超声引导下细针穿刺:①超声提示结节有恶性征象;②伴颈部淋巴结超声影像异常;③童年期有颈部放射线照射史或辐射暴露史;④有甲状腺癌病史或家族史;⑤^{18}F-FDG PET显像阳性。

甲状腺粗针穿刺也可以获得组织标本供常规病理检查所用。如细胞学不能确定诊断且结节较大者可行粗针穿刺病理检查,但不足之处是创伤较大。

(七)分子生物学检测

经FNAB仍不能确定良恶性的甲状腺结节,对穿刺标本或外周血进行甲状腺癌的分子标志物检测,如*BRAF*突变、*Ras*突变、RET/PTC重排等,能够提高诊断准确率。*BRAF*基因突变和RET/PTC重排对甲状腺乳头状癌的诊断具有较好的特异性。*RAS*基因突变虽然对甲状腺乳头状癌和甲状腺滤泡状癌并非特异,但其同样具有临床意义。如细胞学检查为"滤泡性病变"同时伴*RAS*突变阳性,提示为滤泡变异型乳头状甲状腺癌或甲状腺腺瘤。*RET*基因突变与遗传性甲状腺髓样癌的发生有关。

四、治疗

甲状腺结节的临床评估和处理流程见图4-5。这里主要讨论良性甲状腺结节的治疗原则。

(一)随访观察

多数良性甲状腺结节仅需定期随访,无须特殊治疗,如果无变化可以长期随访观察。

(二)手术治疗

良性甲状腺结节一般不需手术治疗。手术治疗的适应证：①出现与结节明显相关的局部压迫症状。②合并甲状腺功能亢进，内科治疗无效。③结节位于胸骨后或纵隔内。④结节进行性生长，临床考虑有恶变倾向或合并甲状腺癌高危因素者。因外观或思想顾虑过重影响正常生活而强烈要求手术者，可作为手术的相对适应证。

(三)甲状腺激素抑制治疗

良性病变可直接行甲状腺激素抑制治疗，也可用于随访过程中结节增大者。TSH 抑制治疗的原理是，应用 $L-T_4$ 将血清 TSH 水平抑制到正常低限或低限以下，从而抑制和减弱 TSH 对甲状腺细胞的促生长作用，达到缩小甲状腺结节的目的。在抑制治疗过程中结节增大者停止治疗，直接手术或重新穿刺。抑制治疗 6 个月以上结节无变化者也停止治疗，仅随访观察。长期甲状腺激素抑制治疗可引发心脏不良反应(如心率增快、心房颤动、左心室增大、心肌收缩性增强、舒张功能受损等)和骨密度降低。男性和绝经前女性患者可在治疗起始阶段将 TSH 控制于 <0.1 mU/L，1 年后若结节缩小则甲状腺激素减量使用，将 TSH 控制在正常范围下限。绝经后女性治疗目标为将 TSH 控制于正常范围下限。在治疗前应权衡利弊，不建议常规使用 TSH 抑制疗法治疗良性甲状腺结节，老年、有心脏疾病及骨质疏松者使用甲状腺激素抑制治疗更应慎重。

(四)^{131}I 治疗

^{131}I 主要用于治疗有自主摄取功能并伴有甲亢的良性甲状腺结节。妊娠期或哺乳期是 ^{131}I 治疗的绝对禁忌证。^{131}I 治疗后 2～3 月，有自主功能的结节可逐渐缩小，甲状腺体积平均减少 40%；伴有甲亢者在结节缩小的同时，甲亢症状、体征可逐渐改善，甲状腺功能指标可逐渐恢复正常。如 ^{131}I 治疗 4～6 个月后甲亢仍未缓解、结节无缩小，应结合患者的临床表现和相关实验室检查结果，考虑再次给予 ^{131}I 治疗或采取其他治疗方法。^{131}I 治疗后，约 10% 的患者于 5 年内发生甲减，随时间延长甲减发生率逐渐增加。因此，建议治疗后每年至少检测一次甲状腺功能，如监测中发现甲减，要及时给予 $L-T_4$ 替代治疗。

(五)其他治疗

治疗良性甲状腺结节的其他方法还包括超声引导下经皮无水酒精注射、经皮激光消融术等。采用这些方法治疗前，必须先排除恶性结节的可能性。

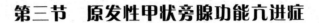

第三节　原发性甲状旁腺功能亢进症

一、甲状旁腺功能亢进症分类

甲状旁腺功能亢进症(简称甲旁亢)可分为原发性、继发性、三发性和假性四类。

(一)原发性甲旁亢

原发性甲旁亢是由于甲状旁腺本身病变引起的甲状旁腺激素(PTH)合成、分泌过多。

(二)继发性甲旁亢

继发性甲旁亢是由于各种原因所致的低钙血症,刺激甲状旁腺,使之增生肥大,分泌过多的PTH所致,见于肾功能不全、骨质软化症和小肠吸收不良或维生素D缺乏与羟化障碍等疾病。

(三)三发性甲旁亢

三发性甲旁亢是在继发性甲旁亢的基础上,由于腺体受到持久和强烈的刺激,部分增生组织转变为腺瘤伴功能亢进,自主地分泌过多的PTH,常见于肾脏移植后。

(四)假性甲旁亢

假性甲旁亢是由于某些器官,如肺、肝、肾和卵巢等的恶性肿瘤,分泌PTH多肽物质,致血清钙增高。

二、病因及病理

原发性甲状旁腺功能亢进症(简称原发性甲旁亢)是由甲状旁腺本身病变引起的甲状旁腺素合成、分泌过多,从而引起钙、磷和骨代谢紊乱的一种全身性疾病,表现为骨吸收增加的骨骼病变、泌尿系统结石、高钙血症和低磷血症等。其病理表现如下所述。

(一)甲状旁腺腺瘤

甲状旁腺腺瘤大多单个腺体受累,少数有2个或2个以上腺瘤。2个腺体异常,2个腺体正常的情况不到3%,多发性腺瘤为1%～5%。病变腺体中会存在部分正常组织或第二枚腺体正常者,可诊断为腺瘤。腺瘤大小相差悬殊。偶尔病变腺体很大,但血清钙及 PTH 不高,这种腺体通常有囊性变。腺瘤常呈椭圆形、球形或卵圆形。色泽特点似鲜牛肉色,切除时呈棕黄色。

(二)甲状旁腺增生

原发性增生占 7%~15%。所有腺体都受累(不论数目多少),但可以某腺体增大为主。原发性增生有两种类型,即透明主细胞和主细胞增生。肉眼所见腺体呈暗棕色,形状常不规则,有伪足。镜下所见腺体主要由大量透明细胞组成,偶尔含主细胞。主细胞或水样透明细胞增生也伴有间质脂肪、细胞内脂质增多,常保存小叶结构,手术至少要活检一个以上的腺体,若第二枚腺体也有病变,则能确立原发性增生的诊断;相反如第二枚腺体正常,则增大的腺体为腺瘤。本病并非四枚腺体都同样大小,某些腺体可明显增大,某些腺体可仅稍大于正常。仅根据大小来确定甲状旁腺是否正常并不可靠。

(三)甲状旁腺腺癌

甲状旁腺腺癌少见。细胞排列成小梁状并为厚的纤维索所分割,细胞核大,深染,有核分裂象,镜下可见有丝分裂及无细胞小梁,伴有大的多形性主细胞。甲状旁腺癌呈典型的灰白色,坚硬,可有包膜和血管的浸润或局部淋巴结和远处转移(以肺部最常见,其次为肝和骨骼)。手术时可见结节周围有明显的局部反应,喉返神经、食管及气管常遭侵犯。若怀疑癌肿者不得切开活检。偶见甲状旁腺癌有较强的侵袭性,在首次手术时已发现有远处转移。在癌肿中有丝分裂象的增多和腺体基质纤维化的增加可能比肿瘤的浸润表现得更为明显。

(四)骨骼病理

早期仅有骨量减少,以后骨吸收日渐加重,可出现畸形、骨囊性变和多发性病理性骨折,易累及颅骨、四肢长骨和锁骨等部位。镜下见骨内膜和骨外膜的骨吸收部位增多,破骨细胞数量增加,骨皮质哈弗管腔变大且不规则,骨皮质明显变薄。骨形成部位也增多,矿化骨体积减小,但矿化沉积速率仅轻度下降。病程长和/或病情重者,在破坏的旧骨与膨大的新骨处形成囊肿状改变,囊腔中充满纤维细胞、钙化不良的新骨及大量毛细血管,巨大多核的破骨细胞衬于囊壁,形成纤维性囊性骨炎,较大的囊肿常有陈旧性出血而呈棕黄(棕色瘤)色。

三、临床表现

悲叹、呻吟、结石和骨病(4S)是本病的典型症状。以往的甲旁亢主要是骨骼和泌尿系统病变,患者可有多种症状和体征,包括复发性肾石病、消化性溃疡、精神改变及广泛的骨吸收。目前,大多数患者在发现时没有症状或诉说的症状相当含糊。精神神经的症状较前多见(尤其在老年病例)。约50%无症状PT患者只表现为血清钙、磷生化改变和血PTH升高。具有显著高钙血症的患者可表现出前述高钙血症的症状和体征。

临床症状可分为高血清钙、骨骼病变和泌尿系统3组,可单独出现或合并存在。一般进展缓慢,常数月或数年才引起患者的注意,甚至不能叙述明确的发病时间。在极少数情况下,该病可以突然发病,患者可有严重的并发症,如明显的脱水和昏迷(高钙血症性甲状旁腺危象)。

(一)高钙血症

正常情况下,与正常的血清钙水平对应的是正常的PTH水平。并且,低血清钙常伴有PTH升高,而高血清钙常伴PTH降低。PT时PTH升高,但血清钙亦高。血清钙增高所引起的症状可影响多个系统。中枢神经系统方面有淡漠、消沉、性格改变、反应迟钝、记忆力减退、烦躁、过敏、多疑多虑、失眠、情绪不稳定和老化加速等。偶见明显的精神症状,如幻觉、狂躁,甚至昏迷。某些患者在甲状旁腺切除后,神经精神表现可逆转。近端肌无力、易疲劳和肌萎缩也可完全消失,一般无感觉异常。消化系统表现一般不明显,可有腹部不适及胃和胰腺功能紊乱。高血清钙致神经肌肉激惹性降低,胃肠道平滑肌张力降低,蠕动缓慢,引起食欲缺、腹胀和便秘,可有恶心、呕吐、反酸和上腹痛的表现。高血清钙可刺激促胃液素分泌,胃酸增多,10%～24%患者有消化性溃疡,随着手术治疗后高血清钙症被纠正,高胃酸、高促胃液素血症和消化性溃疡也缓解。钙离子易沉着于有碱性胰液的胰管和胰腺内,激活胰蛋白酶原形成胰蛋白酶,5%～10%患者有急性或慢性胰腺炎作。临床上慢性胰腺炎为甲旁亢的一个重要诊断线索,一般胰腺炎时血清钙降低,如患者血清钙正常或增高应追查是否存在甲旁亢。高血清钙还可引起心血管症状,如心悸、气短、心律失常、心力衰竭及眼部病变(如结合膜钙化颗粒、角膜钙化及带状角膜炎)等。

(二)骨骼系统表现

1.骨骼广泛脱钙

骨骼受累的主要表现为广泛的骨关节疼痛,伴明显压痛。绝大多数患者有脱钙,骨密度低。开始症状是腰腿痛,逐渐发展到全身骨及关节,活动受限,严重时不能起床,不能触碰,甚至在床上翻身也引起难以忍耐的全身性疼痛。轻微外力冲撞可引起多发性病理性骨折,牙齿松动脱落,重者有骨畸形,如胸廓塌陷变窄、椎体变形、骨盆畸形、四肢弯曲和身材变矮。有囊样改变的骨骼常呈局限性膨隆并有压痛,好发于颌骨、肋骨、锁骨外 1/3 端及长骨。其易误诊为有巨细胞瘤,该处常易发生骨折。病程长、肿瘤体积大及发病后仍生长发育的儿童或妊娠哺乳者骨病变更为严重。骨髓被纤维结缔组织填充而出现继发性贫血和白细胞计数减少等。80％以骨骼病变表现为主或与泌尿系统结石同时存在,但亦可以骨量减少和骨质疏松为主要表现,而纤维性囊性骨炎罕见。

2.骨质软化

骨质软化呈广泛性骨密度减低,程度不等,重者如软组织密度,骨皮质变薄、骨髓腔增大。骨小梁模糊不清,同时可合并长骨弯曲变形、三叶骨盆,双凹脊椎,胸部肋骨变形,致胸廓畸形,可有假骨折线形成。

3.骨膜下骨质吸收

骨膜下骨质吸收常发生于双手短管状骨,表现为骨皮质外缘呈花边状或毛刺状,失去骨皮质缘的光滑锐利外观,严重者呈局限性骨缺损。骨皮质内缘亦可有类似改变,为骨内膜下骨质吸收的表现。骨膜下骨质吸收是甲旁亢的可靠征象,但要注意以下两点:①轻型或早期患者可无此表现;②继发性甲旁亢(特别是肾性骨营养不良症)可有此种表现,诊断时应加以排除。

骨质吸收亦可见于关节软骨下、锁骨近端或远端的软骨下骨、后肋上、下缘骨膜下及指(趾)末节丛状部等处。掌指骨骨膜下骨质吸收以摄放大像(小焦点 0.3 mm)或普通照片用放大镜观察显示更清楚。

4.骨囊性病变

骨囊性病变包括破骨细胞瘤(或棕色瘤)和皮质囊肿。前者为较大的骨质密度减低区,圆形或不规则形,与正常骨分界清楚,可发生于骨盆骨,长骨、下颌骨和肋骨等处,直径为 2～8 cm,常为多发。手术切除甲状旁腺腺瘤后,此种病变可以消退,仅在原囊壁处残留条状高密度影。皮质囊肿为骨皮质膨起的多发小囊性改变。棕色瘤为甲旁亢的特异表现,具有较高的诊断价值,但常被误诊为骨巨细胞瘤、骨囊肿或骨纤维异常增生症。棕色瘤发生在骨软化的背景上,常呈分叶状,发生在长骨骨干呈多发性,有时棕色瘤巨大,伴骨折。当甲旁亢的病因去除后,棕色瘤可消失。这些特点可与骨肿瘤或骨的肿瘤样病变相区别。

5.颅骨颗粒状改变

在骨密度减低的情况下,颅骨出现大小不等、界限不清的颗粒状高密度影,使颅骨呈现密度不均的斑点状,并夹杂小圆形低密度区,以额骨明显。颅骨外板

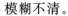

模糊不清。

6.病理性骨折

骨折往往发生在骨棕色瘤部位,有时表现为明显弯曲变形,有如小儿的青枝骨折,常见为四肢长骨、肋骨、脊椎骨、锁骨和骨盆骨,常为反复多发骨折,骨折处有骨痂生成。

7.牙周硬板膜消失

牙周硬板膜为牙的骨衣,为高密度白线样结构围绕在牙根周围,甲旁亢患者此膜消失。此征象并非本病的特征性表现,畸形性骨炎、佝偻病和维生素 D 缺乏症亦可有此表现。

(三)泌尿系统表现

长期高钙血症可影响肾小管的浓缩功能,同时尿钙和磷排量增多,因此,患者常有烦渴、多饮和多尿。可反复发生肾脏或输尿管结石,表现为肾绞痛或输尿管痉挛的症状,血尿或砂石尿等,也可有肾钙盐沉着症。结石一般由草酸钙或磷酸钙组成。结石反复发生或大结石形成可以引起尿路阻塞和感染,一般手术后可恢复正常,少数可发展为肾功能不全和尿毒症。肾钙质沉着也可引起肾功能下降和磷酸盐滞留。原发性甲旁亢患者肾石病的发生率国外为 57%~90%(国内为 41%~49%)。单纯肾石病而无骨病变的甲旁亢患者甚少见。

(四)软组织钙化(肌腱、软骨等处)

软组织钙化可引起非特异性关节痛,常先累及手指关节,有时主要在近端指间关节,皮肤钙盐沉积可引起皮肤瘙痒。新生儿出现低钙性手足抽搐应检查其母有无甲旁亢。软骨钙质沉着病和假痛风在原发性甲旁亢中较常见。对这些患者要仔细筛选。偶尔假痛风可以作为本病的首发表现。在老年人中常存在有其他疾病(如高血压、肾功能减退、抑郁症),选择手术治疗要慎重。

(五)特殊临床类型

1.急性型

少数甲旁亢发病急剧或病程凶险,血清钙迅速升高达 4.25 mmol/L(15~17 mg/dL)伴肾功能不全。患者食欲极差,顽固性恶心、呕吐、便秘、腹泻或腹痛、烦渴、多尿、脱水、氮质血症、虚弱无力、易激惹和嗜睡,最后高热、木僵、抽搐和昏迷,病死率达 60%。

2.无症状型

约 1/3 患者属此型,或仅有一些非本病特有的症状,经检查血清钙而发现本病。有些婴儿因低钙性搐搦症而发现为本病。

3.自发缓解型

甲状旁腺腺瘤发生梗死,PTH 分泌锐减,高血清钙症状消失或有暂时性甲旁减症状,血、尿的钙和磷水平恢复正常,但仍有纤维囊性骨炎表现。

4.儿童型

儿童型少见,多数为腺瘤。临床表现模糊,如乏力、生长延缓、反复恶心、呕吐和性格改变等。关节炎较多见,肾结石及消化性溃疡较多,血清钙水平较高。3/4 病例血清钙在3.75 mmol/L(15 mg/dL)以上。

5.母亲型

原发性甲旁亢不影响妇女受孕,但妊娠对母亲和胎儿均不利。母亲高钙血症导致新生儿血清钙低的情况罕见。患有甲旁亢的母亲,其产儿有低钙血症。而有家族性良性高钙血症母亲的婴儿也有低钙血症的报道。新生儿的低钙血症是源自患无症状型甲状旁腺瘤的母亲所致,妊娠期的甲旁亢患者胎儿病死率达17%(1/6),并可危及母亲的安全。妊娠的甲旁亢患者手术治疗时机应在孕 6 个月时较安全合适。对母亲和胎儿造成死亡危险的因素是严重的高钙血症。

在妊娠期间,高血清钙有所下降,给本病的诊断带来一定困难,但羊水中总钙和离子钙仍明显升高。其分娩的新生儿易发生低钙性搐搦症。如忽视妊娠期营养补充或合并有慢性腹泻、吸收不良等情况时,母亲易伴发维生素 D 缺乏症。另一方面,妊娠期遇有应激情况时,又极易加重甲旁亢病情甚至导致高血清钙危象的发生。

6.正常血清钙型

患者血清总钙正常,但离子钙升高。这些患者的病情多较轻,有些患者可能合并有佝偻病或骨软化症,故血清钙可正常。

7.多发性内分泌肿瘤综合征(MEN)

MEN-Ⅰ型中约有 4/5 患者,MEN-Ⅱ型中约有1/3患者伴有甲状旁腺腺瘤或增生。其临床表现因累及的内分泌腺而异。

8.青少年型

长骨的干骺端钙化过度,类骨质钙化不良,其表现与佝偻病类似,常发生四肢弯曲畸形和青枝骨折。本型的血、尿生化检查所见与一般原发性甲旁亢相同。

四、诊断

(一)基本诊断依据

原发性甲旁亢的诊断主要依靠临床和实验室资料。临床上遇有以下情况者,应视为本病的疑诊对象。

(1)屡发性、活动性泌尿系统结石或肾钙盐沉积症者。

(2)原因未明的骨质疏松,尤其是伴有骨膜下骨皮质吸收和/或牙槽骨板吸收及骨囊肿形成者。

(3)长骨骨干、肋骨、颌骨或锁骨巨细胞瘤,特别是多发性者。

(4)原因未明的恶心、呕吐,久治不愈的消化性溃疡,顽固性便秘和复发性胰腺炎者。

(5)无法解释的精神神经症状,尤其是伴有口渴、多尿和骨痛者。

(6)阳性家族史者及新生儿手足搐搦症者的母亲。

(7)长期应用抗惊厥药或噻嗪类利尿剂而发生较明显的高血清钙症者。

(8)高尿钙伴或不伴高钙血症者。

(二)定位诊断

甲旁亢的定位诊断对于甲旁亢的手术治疗非常重要。诊断方法包括 B 超、CT、MRI、数字减影血管造影和核素扫描等。对有经验的外科医师第一次手术探查的成功率可达 90%。第一次颈部探查前的定位诊断主要是仔细的颈部扪诊,符合率约为 30%。高分辨 B 超可显示甲状旁腺腺瘤,其阳性率也较高。如第一次手术失败,则再次手术前的定位诊断尤其重要。

1.颈部超声检查

B 超(10 Hz)可显示较大的病变腺体,定位的敏感性达 89%,阳性正确率达 94%。假阴性的原因是位置太高或太低,或藏在超声暗区,腺体太小等。检查时,患者取仰卧位,颈部后伸,肩部垫枕,做纵切面及横切面检查,对每枚腺体做 3 个方位测定。有时颈部斜位、头转向左或右侧,可帮助显露腺体。

2.放射性核素检查

(1)^{123}I 和 ^{99m}Tc-sestamibi 减影技术可发现 82% 的病变。

(2)^{99m}Tc 和 ^{201}Tl 双重核素减影扫描(与手术符合率可达 92%)可检出直径 >1 cm 的病变,对于甲状腺外病变也特别敏感,阳性率为 83%,敏感性为 75%。

3.颈部和纵隔 CT 检查

颈部和纵隔 CT 能发现纵隔内病变,对位于前上纵隔腺瘤的诊断符合率为 67%。可检出直径 >1 cm 的病变。对手术失败的病例,可利用高分辨 CT 检查以排除纵隔病变。

4.选择性甲状腺静脉取血测免疫反应性甲状旁腺激素(iPTH)

血 iPTH 的峰值点反映病变甲状旁腺的位置,增生和位于纵隔的病变则双侧甲状腺上、中、下静脉血的 iPTH 值常无明显差异。虽为创伤性检查,但特异性强、操作较易,定位诊断率为 70%~90%。国内用此方法定位正确率为 83.3%。

5.选择性甲状腺动脉造影

选择性甲状腺动脉造影对其肿瘤染色的定位诊断率为 50%~70%。动脉造影可能发生严重的并发症,主要为短暂的脊髓缺血或脊髓损伤的危险性,有报道发生偏瘫、失明。因此,这项检查应慎用,造影剂的剂量不可过大、浓度不可过高和注射速度不可过快。手术探查前 1 小时静脉滴注亚甲蓝 5 mg/kg,可使腺体呈蓝色,有助于定位。再次探查的病例,亦可选择有创性检查方法:①静脉插管,在两侧不同水平抽血查 PTH;②动脉造影可显示增大的腺体,有 70%~85% 患者可定位。

(三)诊断标准

(1)具备以下第①～⑧项即可诊断:①血清钙经常＞2.5 mmol/L,且血清蛋白无显著变化,伴有口渴、多饮、多尿、尿浓缩功能减退、食欲缺乏、恶心、呕吐等症状;②血清无机磷低下或正常下限(＜1.13 mmol/L);③血氯上升或正常上限(＞10^6 mmol/L);④血碱性磷酸酶(ALP)升高或正常上限;⑤尿钙排泄增加或正常上限(＞200 mg/d);⑥复发性两侧尿路结石,骨吸收加速(广泛的纤维囊性骨炎,骨膜下骨吸收,齿槽硬线消失,病理骨折,弥漫性骨量减少);⑦血 PTH 增高(＞0.6 μg/L)或正常上限;⑧无恶性肿瘤。若偶然合并恶性肿瘤,则手术切除后上述症状依然存在。

(2)具备以下第①～③项及第④项中的 a 即可诊断,兼有第④项 b 及第⑤项可确诊,第⑥项可作为辅助诊断:①周身性骨质稀疏,以脊椎骨及扁平骨最为明显;②颅骨内外板模糊不清,板障增厚呈毛玻璃状或颗粒状改变;③纤维囊性骨炎样改变,可成网格状及囊状改变;④骨膜下骨吸收:a.皮质的外缘密度减低或不规则缺失,呈花边状或毛糙不整,失去原有清晰的边缘;b.指骨骨膜下骨吸收最为典型,尤常见中指中节骨皮质外面吸收,出现微细骨缺损区;⑤软骨下骨吸收,锁骨外端、耻骨联合等处;⑥常伴有异位钙化及泌尿系统结石。

五、鉴别诊断

原发性甲旁亢与下列疾病的诊断进行鉴别。

(一)高钙血症

1.多发性骨髓瘤

多发性骨髓瘤可有局部和全身性骨痛、骨质破坏及高钙血症。通常球蛋白、特异性免疫球蛋白增高、血沉增快和尿中本-周蛋白阳性,骨髓可见瘤细胞。ALP 正常或轻度增高,血 PTH 正常或降低。

2.恶性肿瘤

(1)肺、肝、甲状腺、肾、肾上腺、前列腺、乳腺和卵巢肿瘤的溶骨性转移。骨骼受损部位很少在肘和膝部位以下,血磷正常,血 PTH 正常或降低,临床上有原发肿瘤的特征性表现。

(2)假性甲旁亢(包括异位性 PTH 综合征),患者不存在溶骨性的骨转移癌,但肿瘤(非甲状旁腺)能分泌体液物质引起高血清钙。假性甲旁亢的病情进展快,症状严重,常有贫血。体液因素包括 PTH 类物质、前列腺素和破骨性细胞因子等。

3.结节病

结节病有高血清钙、高尿钙、低血磷和 ALP 增高,与甲旁亢颇相似,但无普遍性骨骼脱钙,血浆球蛋白升高,血 PTH 正常或降低。类固醇抑制试验有鉴别意义。

4.维生素 A 或维生素 D 过量

有明确的病史可供鉴别,此症有轻度碱中毒,而甲旁亢有轻度酸中毒。皮质醇抑制试验有助鉴别。

5.甲亢

由于过多的 T_3 使骨吸收增加,约 20% 的患者有高钙血症(轻度),尿钙亦增多,伴有骨质疏松。鉴别时甲状腺功能亢进症临床表现容易辨认,PTH 多数降低、部分正常。如果血清钙持续增高,血 PTH 亦升高,应注意甲状腺功能亢进症合并甲旁亢的可能。

6.继发性甲旁亢

继发性甲旁亢原因很多,主要有以下几条。

(1)各种原因引起低血清钙和血磷高,皆可刺激甲状旁腺增生、肥大,分泌过多的 PTH。如慢性肾功能不全、维生素 D 缺乏,胃、肠道及肝胆、胰疾病,长期磷酸盐缺乏和低磷血症等。

(2)假性甲状旁腺功能减退(由于 PTH 效应器官细胞缺乏反应,血清钙过低、血磷过高),刺激甲状旁腺,使 iPTH 增高。

(3)降钙素过多,如甲状腺髓样癌分泌降钙素过多。

(4)其他原因,如妊娠、哺乳和皮质醇增多症等。

7.三发性甲旁亢

三发性甲旁亢是在继发性甲旁亢的基础上,甲状旁腺相对持久而强烈的刺激反应过度,增生腺体中的一个或几个可转变为自主性腺瘤,引起高钙血症。本病仅在久病的肾衰竭患者中见到。

8.假性甲旁亢

假性甲旁亢是由全身各器官,特别是肺、肾、肝等恶性肿瘤引起血清钙升高,并非甲状旁腺本身病变,常有原发恶性肿瘤的临床表现,短期内体重明显下降、血清 iPTH 不增高。

9.良性家族性高钙血症

在年轻的无症状患者或血 PTH 仅轻度升高者,高钙血症很可能是家族性低尿钙性高钙血症而不是原发性甲旁亢。但该病较少见,为常染色体显性遗传,无症状,高血钙,低尿钙<2.5 mmol/24 h(100 mg/24 h),血 PTH 正常或降低。

(二)骨骼病变

1.骨质疏松症

血清钙、磷和 ALP 都正常,骨骼普遍性脱钙。牙硬板、头颅和手等 X 线无甲旁亢的特征性骨吸收增加的改变。

2.骨质软化症

血清钙、磷正常或降低,血 ALP 和 PTH 均可增高,尿钙和磷排量减少。骨 X 线有椎体双凹变形、假骨折等特征性表现。

3.肾性骨营养不良

骨骼病变有纤维性囊性骨炎、骨硬化、骨软化和骨质疏松 4 种。血清钙含量降低或正常,血清磷增高,尿钙排量减少或正常,有明显的肾功能损害。

4.骨纤维异常增生症(Albright 综合征)

骨 X 线平片似纤维性骨炎,但只有局部骨骼改变,其余骨骼相对正常,临床有性早熟及皮肤色素痣。

(三)正常血清钙型原发性甲旁亢

现认为没有真正的正常血清钙性甲旁亢,这种病例可能发生在下列诸种情况中。

1.早期或轻型甲旁亢

早期或轻型甲旁亢只有血清钙离子的升高,或者 PTH 呈间歇性分泌状态,故其血清钙表现为间歇性增高,只有多次化验检查,才能发现血清钙升高。

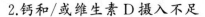

2.钙和/或维生素 D 摄入不足

钙和/或维生素 D 摄入不足并发佝偻病或成人骨质软化症,此时 X 线平片也很少发现纤维囊性骨炎的特点,造成 X 线平片上的诊断困难。

3.病程长而严重的代谢性骨病患者

骨钙储存量已很少,即使在大量 PTH 的动员作用下,也难以有足量矿物质释放出来。此时表现为血清钙水平正常,而血清磷很低,与肾小管疾病所致低磷酸盐血症难以鉴别。但 2 和 3 两种情况在补充足量的钙及维生素 D 后,仍可出现高钙血症。

(四)原发性甲旁亢伴外胚层来源器官畸形

马方综合征患者兼有四肢长、蜘蛛样指(趾)、腭弓高、晶体脱位、漏斗胸、躯干瘦长、驼背及脊柱侧弯等骨骼畸形。可伴发外胚层来源器官的组织增生或肿瘤,如结节性硬化症多发性神经纤维瘤等。

(五)原发性甲旁亢伴某些免疫紊乱疾病

如副蛋白血症、单克隆 γ 病等。有报道用原发性甲旁亢患者的血浆可使正常人的 B 细胞增多,手术切除甲状旁腺腺瘤后,此效应消失,可能是患者的甲状旁腺产生了一种物质,兴奋了淋巴细胞的免疫能力。

(六)肾石病

本病尚需与肾石病鉴别,结石多为一侧,通常是草酸钙或磷酸钙结石。尿酸结石或胱氨酸盐结石较少见而且 X 线不显影。原发性甲旁亢者的结石在双侧肾盂中常呈鹿角形,且反复发作。

六、治疗

(一)一般治疗

1.多饮水

限制食物中钙的摄入量,如忌饮牛奶、注意补充钠、钾和镁盐等,并禁用噻嗪类利尿剂、碱性药物和抗惊厥药物。慢性高血清钙者,可口服 H_2 受体拮抗剂,如西咪替丁 0.2 g,3 次/天;或肾上腺素受体阻滞剂,如普萘洛尔 10 mg,3 次/天;必要时加用雌激素、孕激素或结合雌激素治疗。

2.降钙素

鲑鱼降钙素 4~8 U/kg,肌内注射,每 6~12 小时 1 次,或酌情增减剂量。降钙素为人工合成的鲑鱼降钙素,50~100 U/次,肌内注射,每天或隔天 1 次。依降钙素为合成的鳗鱼降钙素益钙宁,每支 20 U,每周肌内注射 1 次既可以抑制骨吸收,与二磷酸盐共用时还可急速降低血清钙。

3.磷酸盐

磷酸盐常用制剂有多种,可根据需要选用,如磷酸钠或磷酸钾,1～2 g/d。如血清钙升高较明显,宜用中性磷酸盐溶液治疗。中性磷酸盐溶液含磷酸氢二钠($Na_2HPO_4 \cdot 12H_2O$)和磷酸二氢钾($KH_2PO_4 \cdot 2H_2O$)。配制方法:磷酸氢二钠 96.3 g,磷酸二氢钾 10.3 g,混合后加水至 500 mL(每 10 mL 含元素磷 215 mg),每天口服 30～60 mL。近年来发现,二磷酸酯与内生焦磷酸盐的代谢关系密切,二磷酸酯与骨组织的亲和力大,并能抑制破骨细胞的功能,可望成为治疗本病的较佳磷酸盐类。其中,应用较多的有羟乙二磷酸盐(EHDP)和双氯甲基二磷酸盐(Cl_2MDP)。据报道,其疗效和耐受性均优于中性磷酸盐。应用磷酸盐治疗期间,应注意肾功能变化和导致异位钙化的可能。

(二)高血清钙危象的治疗

1.高血清钙危象的临床特点

血清钙高于 3.75 mmol/L(15 mg/mL)时,可发生高血清钙危象,若抢救不及时,常突然死亡。如血清钙高于 3.75 mmol/L,即使无症状或症状不明显,亦应按高血清钙危象处理。在高血清钙患者出现恶心、呕吐,应警惕发生危象可能。

2.高血清钙危象的诊断

诊断甲旁亢高血清钙危象要有 3 个条件:①存在甲旁亢;②血清离子钙水平超过 1.87 mmol/L(正常人血清离子钙水平为 1.18 mmol/L±0.05 mmol/L,甲旁亢血清离子钙水平≥1.28 mmol/L);③临床出现危象症状。

3.高血清钙危象的治疗

(1)输液:高血清钙危象者因畏食、恶心、呕吐常伴有脱水,加重高血清钙及肾功能不全,故迅速扩充血容量至关重要。恢复血容量、增加尿量和促使肾脏排钙,静脉输注生理盐水,补充钠盐,产生渗透性利尿作用,随着尿钠的排出,钙也伴随排出体外。需输注大量 5% 葡萄糖生理盐水,输液量控制在每 4 小时 1 000 mL。第 1 天需输注生理盐水 4～8 L,最初 6 小时输入总量的1/2～1/3,小儿、老年人及心、肾和肺衰竭者应慎用,并将部分生理盐水用 5% 葡萄糖液代替。

(2)利尿:血清钙过高,每天尿量过少者在补充血容量后予以利尿,使尿量保持在 100 mL/h 以上。可选用呋塞米 20～40 mg,3～4 次/天,或 40～100 mg 静脉注射。呋塞米能提高大量输液的安全性,既可避免发生心力衰竭、肺水肿,又可抑制肾小管重吸收钙,有利于降低血清钙,利尿排钙。亦可选用其他利尿剂,如依地尼酸(利尿酸钠)50～200 mg 静脉推注等,血清钙过高患者每1～2小时可以重复注射。但应避免使用噻嗪类利尿剂。利尿仅能暂时降低血清钙,故应与其他治疗措施结合使用。

(3)补充电解质:每天监测血、尿电解质,以决定钠、钾、镁的补充量。治疗期间应每4～6小时测定血清钙、镁、钠和钾,注意维持电解质平衡。一般情况下,每排尿 1 000 mL 需补充20 mmol/L氯化钾和500 mmol/L氯化钠。

(4)磷酸盐:每 6 小时口服 1 次,每次 20～30 mL,可供 230～645 mg 元素磷,使血清钙下降。如果急需降低血清钙,可静脉注射中性磷溶液,其配方为 Na_2HPO_4 0.081 g 分子,KH_2PO_4 0.019 g分子,加蒸馏水到 1 000 mL,每升含磷元素 3.1 g,常用量为每6～8小时静脉输入500 mL。血清磷高于 0.97 mmol/L(3 mg/dL)者慎用,静脉注射过量磷酸盐可引起严重低血清钙。口服磷酸盐时禁服抗酸剂,以防与磷酸盐结合而妨碍吸收。若降低血清钙的效果不佳,可改用磷酸盐灌肠或静脉滴注。应用期间要监测血清钙磷和肾功能,防止低钙血症和异位钙化的发生。

(5)依地酸二钠(EDTA 钠盐):仅在严重高血清钙或一般治疗无效时应用,常用量50 mg/kg,加入 5%葡萄糖液 500 mL 中静脉滴注,4～6 小时滴完。亦可用硫代硫酸钠 1.0 g 加入生理盐水 100 mL 中静脉滴注,紧急情况下可直接以 5%浓度静脉推注。输液过程中要监测血清钙。

(6)二氯甲酯(二磷酸酯):可抑制破骨细胞活性,降低血清钙,对 PTH 或 cAMP 水平无影响,可口服或静脉注射,1 600 mg/d 或 1～5 mg/kg。

(7)西咪替丁(甲氰米胍):慢性 PT 高血清钙者可用西咪替丁治疗,用于急性原发性甲旁亢危象,西咪替丁 200 mg 每 6 小时 1 次,可阻止 PTH 的合成和/或释放,降低血清钙,也可作为甲旁亢患者手术前的准备,或不宜手术治疗的甲状旁腺增生患者,或甲状旁腺癌已转移或复发的患者。服用西咪替丁后血浆肌酐上升,故肾功能不全或肾病继发甲旁亢高血清钙患者要慎用。

(8)透析:首选血液透析,无条件时亦可采用腹膜透析,但必须采用无钙透析液。

(9)普卡霉素:降低血清钙作用可能与减缓肠钙吸收、抑制 PTH 对骨骼的溶解作用,或与抗肿瘤作用有关。常用量 10～25 $\mu g/kg$,用适量生理盐水稀释后静脉滴注,若36 小时后血清钙下降不明显,可再次应用。每周 1～2 次,用药后 2～5 天血清钙可降到正常水平。长期使用时,每周不得超过 2 次,必要时可与其他降血清钙药同用。应用期间,必须严密观察血清钙、磷变化和本药对骨髓、肝和肾等的毒性作用。此药为抗癌药,可抑制骨髓,对肝、肾毒性大,应慎用。

(10)糖皮质激素:病情允许时可口服,紧急情况下可用氢化可的松或地塞米松静脉滴注。

(11)降钙素:有助于降低血清钙,理论上 12 小时内可用 400～1 000 U。实际降钙素的剂量应根据病情、药源及经济情况,并结合患者对大量输液及利尿剂的反应而定。

(12)急诊手术:甲状旁腺危象多数是腺瘤所致,且一般病程较晚,肿瘤体积较大,易定位,因而更趋向于作单侧探查。手术时机掌握在血清钙下降到相对安全的水平,或血清钙上升停止而开始下降,患者全身情况可以耐受手术时,施行急诊手术,一般效果良好。

(13)其他疗法。①放射性保护有机磷制剂:WR-2721 具有迅速降低 PTH 分泌的作用,但有较明显的不良反应。②无升高血清钙的维生素 D 制剂:在慢性肾功能不全所致的甲旁亢中有较好的疗效,亦可用于甲旁亢的治疗。另一方面,甲旁亢患者体内存在高 PTH、低 25-(OH)D$_3$ 现象,提示甲旁亢患者伴有维生素 D 不足或缺乏。③二磷酸盐类:虽可迅速降低血清钙,但 3 个月后血清钙回升。④乙醇注射疗法:在 B 超引导下,将乙醇注入甲状旁腺腺瘤,在36 小时或 24 小时内血清钙可以降到正常。每24 小时可注射 1～3 次,在高血清钙危象时更显有用,但长期疗效尚有待观察。⑤钙感受器激动剂。NPSR-568已用于甲旁亢的治疗,但尚需进一步观察临床疗效。

(三)手术治疗

1.手术指征

(1)对所有明显高血清钙者(若无禁忌证),均应作颈部探查,理由:①可以明确诊断;②难以预料靶器官损害;③该病会导致骨质改变加速,特别是老年妇女;④26％患者在 10 年内可发生并发症;⑤手术安全,手术成功率高达 95％以上。

(2)无症状的原发性甲旁亢需手术治疗的指征。一般认为,无症状而仅有轻度高钙血症的原发性甲旁亢病例需随访观察,如有以下情况则需手术治疗:①骨吸收病变的 X 线表现;②肾功能减退;③活动性尿路结石;④血清钙水平超过或等于 3 mmol/L(12 mg/dL);⑤血 iPTH 较正常增高 2 倍以上;⑥严重的精神病、溃疡病、胰腺炎和高血压等。

2.手术方式

射线引导下的甲状旁腺切除术可以治愈 95％的患者,并大大降低了老式手术方式的危险性,故用福善美增加骨钙而放弃手术治疗的做法不妥。

(1)手术优点:射线引导下的微创性甲状旁腺切除术是近年来开展的新技术,可在局麻下施行。①术前已知 4 个腺体中哪一个活性较高;②创伤小,对侧不受影响;③麻醉方式多为局麻;④切口只有 2.5 cm,为时 25 分钟(常规 1~2 小时),术后即可进食,第 2 天即可恢复日常工作;⑤耐受性好;⑥治愈率为 99%~100%(常规手术为 90%~96%);⑦价格低廉;⑧甲旁减的风险为零,术后并发症少。但适宜本手术治疗的患者只包括 sestamibi 扫描证实为单个腺瘤的原发性甲旁亢患者(85%~90%的患者属于此类)。

(2)术前准备:对已确诊者,按一般术前处理即可。血清钙明显升高者,应先行内科治疗,将高血清钙控制在安全范围内,并加强支持治疗,改善营养,纠正酸中毒。其中要特别注意中性磷酸盐的补充,以增加骨盐沉积,缩短术后骨病和血生化的恢复时间。高钙血症易导致严重的心律失常,除采用有效措施降低血清钙外,还应根据病情和心律失常的性质给予相应治疗。

(3)手术步骤:手术常选用全身麻醉,横形切开颈部切口。在中线分离带状肌后,选择一叶甲状腺并向内侧翻转。清除甲状腺叶下方的组织直至气管以显示喉返神经和甲状腺下动脉。在大多数患者,喉返神经位于气管食管沟内,较少见的也可位于气管旁;在气管前侧方常见但特别容易造成损伤。喉返神经也可在颈部直接发出而不像往常那样环绕右锁骨下动脉。喉上神经外支是声带张力最重要的神经,它通常紧邻甲状腺上极血管束的内侧。游离甲状腺时应小心操作以免损伤该神经。可能存在 4 个以上的甲状旁腺,因此,颈部探查需要非常耐心。由于冷冻切片有助于判定甲状旁腺而需要一名有经验的病理学家的帮助。上甲状旁腺较易发现,通常位于甲状腺背侧表面的上 2/3 水平。下甲状旁腺较上甲状旁腺大,且位置常不固定,正常情况下可存在于自甲状腺上 1/2 水平至深入纵隔内。下甲状旁腺较上甲状旁腺位置更靠前。如果上甲状旁腺已被发现则应仔细检查另一侧的胸腺蒂并切除。从颈部切口可切除绝大多数位于纵隔内的甲状旁腺腺瘤。

(4)术中注意事项:①术中应做好高血清钙危象的抢救准备工作,包括各种降血清钙药物,进行血清钙、磷和心电图监测。②术中均应仔细探查所有的甲状旁腺,如属腺瘤,不论单发或多发,应全部切除,仅保留一枚正常腺体;如属增生,常为多枚腺体同时累及,故宜切除其中的 3 枚,第四枚切除 50%左右,然后取小部分做甲状旁腺自体移植;如属异位腺瘤,多数位于纵隔,可沿甲状腺下动脉分支追踪搜寻。有时异位甲状旁腺包埋在甲状腺中,应避免遗漏。如属腺癌,则应作根治术。③首次手术未能发现病变而进行的二次颈部探查难度极大,所以应在首次手术时细心操作以避免二次手术。如果需二次手术,不仅甲状旁腺组织辨别更为困难,而且也更易损伤喉返神经。

3.术后处理

(1)手术成功:血磷常迅速恢复正常,血清钙和血 PTH 则多在术后 1 周内降至正常。伴有明显骨病者,由于术后钙、磷大量沉积于脱钙的骨组织,故术后数天内可发生手足搐搦症。有时血清钙迅速下降,可造成意外,故必须定期检查血生化指标。轻度低钙血症经钙盐补充和维生素 D 治疗可纠正,较重者应给予活性维生素 D 制剂如 1α-$(OH)D_3$ 或 $1,25$-$(OH)_2D_3$。如低钙症状持续 1 个月以上,提示有永久性甲旁低。

(2)手术失败:患者如术后症状无缓解,血清钙和血 PTH 于 1 周后仍未能纠正,提示手术失败。常见原因:①腺瘤为多发性,探查中遗漏了能自主分泌 PTH 的腺瘤,被遗漏的腺瘤可能在甲状腺、食管旁、颈动脉附近甚至纵隔;②甲状旁腺有五枚以上,腺体切除相对不足;③甲状旁腺腺癌复发或已有远处转移;④非甲状旁腺来源的异位 PTH 综合征(假性甲旁亢)。

(3)术后低钙血症:甲状旁腺手术后可出现低钙血症,轻者手足和面部发麻,重则手足搐搦。一般术前 ALP 很高,又有纤维性囊性骨炎者则术后会有严重的低钙血症,常降至 1.75 mmol/L(7 mg/dL),甚至 1 mmol/L(4 mg/dL)。

1)引起低钙血症的原因:①骨饥饿和骨修复,切除病变的甲状旁腺组织后,血中 PTH 浓度骤降,大量钙和磷迅速沉积于骨中,致血清钙降低;②甲状旁腺功能减退,切除功能亢进的甲状旁腺组织后,剩余的甲状旁腺组织的功能受到长期高血清钙的抑制而功能减退(多数为暂时性);③由于部分骨骼或肾对 PTH 作用的抵抗,发生于原发性甲旁亢合并有肾衰竭、维生素 D 缺乏、肠吸收不良或严重的低镁血症。如有持续性和顽固性低钙血症,应想到同时存在低镁血症(血清镁低于 0.5 mmol/L,即 1.0 mEq/L)的可能。镁 40~60 mmol(80~120 mEq)静脉滴注 8~12 小时,或 20%硫酸镁分次深部肌内注射。如低钙血症由于低镁血症所致,当补充镁后,通常在24~48 小时之内血清钙恢复正常。当 PTH 恢复正常分泌率,激素的周围反应也转正常。

2)低钙血症的症状:可开始于术后 24 小时内,血清钙最低值出现在手术 2~3 天后,可出现手足搐搦,持续 1~2 天甚至 3~4 个月。但这种现象不一定损伤了甲状旁腺,可因骨骼的"钙饥饿"状态,术后钙质向骨基质内沉积而引起低血清钙。大部分患者在 1~2 个月内血清钙可恢复至 2 mmol/L(8 mg/dL)以上。血磷浓度于术后近期进一步降低,尿磷排量甚少。

3)低钙血症的治疗：一般于低钙血症症状出现时，立即口服乳酸钙或葡萄糖酸钙(相当于元素钙1～3 g)。口服10％氯化钙溶液，每数小时服10 mL亦可逐渐恢复。手足抽搐明显者可以缓慢静脉注射10％葡萄糖酸钙10～20 mL，有时需要补充镁盐以缓解肌肉抽搐。难治顽固性低钙血症可以静脉滴注葡萄糖酸钙[溶于5％或10％葡萄糖液内，钙可按0.5～3 mg/(kg·h)给予]，常可缓解症状和体征，补充钙量是否足够，视神经肌肉应激性和血清钙值两方面而定。同时补充维生素 D_2 或维生素 D_3，开始剂量3万～5万 U/d，以后酌情减少用量。1α-$(OH)D_3$ 和 1,25-$(OH)_2D_3$ 可在24～96小时内使血清钙升达正常，当合并有肾功能损害时，应优先采用此类药物。手术后完全恢复骨的正常矿化可能要1～2年，应持续补充钙剂及适量维生素 D 直至X线摄片骨密度正常后，才可停药。

七、预后

血清钙水平是极好的指标，可证明手术是否成功。手术结果一般在手术后可以立即判断出来。如术中未发现病变腺体，术后仍持续存在高血清钙；如腺瘤或癌肿已切除，在术后24～48小时内血清钙会下降2～3 mg，然后在3天后恢复正常。手术切除病变的甲状旁腺组织后1～2周，骨痛开始减轻，6～12个月明显改善。骨结构明显修复需1～2年或更久。如术前活动受限者，大都术后1～2年可以正常活动并恢复工作。手术成功切除则高钙血症纠正，不再形成新的泌尿系统结石。X线检查显示有骨改变及 ALP 升高者，术后血清钙下降会更加严重，低血清钙重而持续时间长，需给予数周至数月或更久的钙及维生素 D治疗。

甲旁亢手术并发症很少，偶可发生甲状腺功能亢进症、胰腺炎，原因尚不清楚。胰腺炎临床表现很重。约1/2甲旁亢患者手术后出现低血清镁，由于长期低血清钙合并低血清镁，使这种并发症的处理极为复杂。

第四节　继发性甲状旁腺功能亢进症

继发性甲状旁腺功能亢进症(SHPT)简称继发性甲旁亢，是指在慢性肾功能不全、肠吸收不良综合征、Fanconi 综合征和肾小管酸中毒、维生素 D 缺乏或抵抗，以及妊娠、哺乳等情况下，甲状旁腺长期受到低血钙、低血镁或高血磷的刺激而分泌过量的 PTH,以提高血钙、血镁和降低血磷的一种慢性代偿性临床综合征。伴有不同程度的甲状旁腺增生,但并非甲状旁腺本身疾病所致。

一、诊断

慢性肾衰竭及肌酐清除率低于 40 mL/min 者均有不同程度的 SHPT,一般诊断不难,肾衰竭患者有 PTH 增高时即可诊断。骨痛和病理性骨折是重症SHPT 的主要表现,但 SHPT 的多数症状及体征仅见于晚期肾衰竭患者;而在肾衰竭早期就有 SHPT 的生化改变。慢性肾衰竭开始时血钙正常或稍低,而血磷增高;有时血磷可正常或降低,这取决于饮食中钙、磷的摄取。以后,血磷及ALP 升高,PTH 增高,钙升高,发生皮质下骨吸收及纤维囊性骨炎。

二、治疗

本病主要是针对原发病,并力图去除刺激 PTH 分泌的因素。治疗包括内科治疗和手术治疗,内科治疗的目的是纠正代谢紊乱,使血钙、磷和 PTH 浓度保持于正常范围内。一些人主张在发生严重的 SHPT 症状前,就给予适当治疗可使多数患者避免手术。一般,慢性肾衰竭患者当肌酐清除率约 40 mL/min 时,即应开始预防继发性甲旁亢的发生。

(一)内科处理

1.一般治疗

原发病的处理要积极保护肾功能,去除诱发肾功能进一步损害的因素,避免应用对肾脏有毒性的药物,必要时采用血液透析及肾移植。治疗影响维生素 D 吸收的消化系统疾病。对卧床者,要增加户外活动。尽可能减少糖皮质激素的用量,并缩短用药间期。

2.低磷饮食

每天磷摄取量保持在 0.6~0.9 g。

3.补充钙和维生素 D 制剂

元素钙摄入量应达到 1.2~1.5 g/d;对肾功能不全引起的继发性甲旁亢,宜选用骨化三醇[1,25-(OH)$_2$D$_3$],0.25~2.0 μg/d。

(二)甲状旁腺切除术

SHPT 的病理基础是甲状旁腺增生,手术采取甲状旁腺次全切除,或全切除后自体移植。

第五章

肾上腺疾病

第一节　库欣综合征

一、概述

库欣综合征是由于肾上腺皮质分泌过量的糖皮质激素（主要是皮质醇）所致，主要临床表现为满月脸、多血质、向心性肥胖、皮肤紫纹、痤疮、高血压和骨质疏松等。病因有多种，因垂体分泌 ACTH 过多所致者称为库欣病。

二、病因与发病机制

（一）垂体性库欣综合征

垂体性库欣综合征即库欣病，因垂体分泌过量的 ACTH 引起。库欣病患者约占库欣综合征患者总数的 70％。70％～80％患者存在垂体 ACTH 微腺瘤（直径＜10 mm），大部分病例发病位置在垂体，切除微腺瘤可治愈；其余为下丘脑功能失调，切除微腺瘤后仍可复发。ACTH 微腺瘤并非完全自主性，此组肿瘤分泌皮质醇可被大剂量地塞米松抑制。约10％患者存在 ACTH 大腺瘤，可有蝶鞍破坏，并可侵犯邻近组织，极少数为恶性肿瘤，伴远处转移。少数患者垂体无腺瘤，而呈 ACTH 细胞增生，增生的原因尚不清楚，有些可能为下丘脑功能紊乱，CRH 分泌过多所致。此型患者肾上腺增生为双侧性，极少数为单侧性。

（二）异位 ACTH 综合征

垂体以外的肿瘤组织分泌过量有生物活性的 ACTH，使肾上腺皮质增生并分泌过量皮质醇，由此引起的库欣综合征为异位 ACTH 综合征。异位 ACTH 综合征占库欣综合征患者总数的 10％～20％。随着人们对本病认识的提高，本病的发生率会更高。异位分泌 ACTH 的肿瘤可分为缓慢发展型和迅速进展型两种。迅速进展型肿瘤瘤体大,恶性程度高,发展快,肿瘤较易发现。但常常因病程太短,典型的库欣综合征临床表现尚未显现患者已死亡。缓慢发展型肿瘤瘤体小,恶性程度低,发展慢,这类患者有足够的时间显现出典型的库欣综合征临床表现,临床上难以和垂体性库欣综合征鉴别。最常见的是肺癌(约占50%),其次为胸腺癌和胰腺癌(各约占 10%)。

(三)原发性肾上腺皮质肿瘤

原发性肾上腺皮质肿瘤可为腺瘤(约占 20%)或腺癌(约占 5%)。这些肿瘤的生长和分泌功能为自主性,不受垂体 ACTH 的控制,此组肿瘤分泌皮质醇一般不被大剂量地塞米松抑制。肿瘤分泌大量皮质醇,反馈抑制垂体 ACTH 的释放,患者血中 ACTH 降低,肿瘤外同侧及对侧肾上腺皮质萎缩。引起皮质醇增多症的腺瘤一般较引起原发性醛固酮增多症者为大,直径多为2～5 cm。引起皮质醇增多症的皮质腺癌一般体积较大,晚期可转移至淋巴结、肝、肺等处。切面常具坏死、出血,往往也有核异型和核分裂,但是不能只根据细胞的形态来决定肿瘤是否为恶性,而必须看肿瘤细胞是否浸润或穿过包膜,或侵入淋巴结、血管中。

(四)肾上腺皮质结节样增生

根据发病机制及病理变化特点可分为以下几种。

1.不依赖 ACTH 性双侧肾上腺皮质小结节样增生

此病又称原发性色素性结节性肾上腺病或皮质增生不良症。此病少见,患者多为儿童或青年,一部分为家族性。肾上腺皮质总重量不大,有多个小结节。皮质醇分泌过量,超大剂量地塞米松不能将其抑制;血 ACTH 低或测不到。目前认为此病是一种肾上腺的自身免疫性疾病。

2.不依赖 ACTH 性双侧肾上腺皮质大结节样增生

不依赖 ACTH 性双侧肾上腺皮质大结节样增生又称腺瘤样增生。表现为双侧性,体积可大于腺瘤,多个结节融合在一起。原因不明,多数学者认为是由于 ACTH 的过量分泌导致肾上腺皮质在增生的基础上形成结节。这些结节往往具有很强的自主性,血 ACTH 低或测不到,皮质醇的分泌一般不被大剂量地塞米松抑制。

三、临床表现与并发症

典型的病例比较容易诊断。患者有特殊的外貌,望诊即可明确诊断。有些病例需经过比较详细的实验室检查才能确诊。有些患者可在疾病早期以严重的生殖系统功能障碍为主,如女性出现闭经,男性出现勃起功能障碍。大多数患者因肥胖、乏力就诊。少数患者以高血压及糖尿病起病。以下分述各系统的表现。

(一)特征性外貌

患者大多呈特征性外观:满月面,向心性肥胖,腹部膨出,而四肢显得相对细小,锁骨上及颈背部有脂肪堆集,形成所谓水牛背。本病患者呈向心性肥胖者约占 60%,其余患者虽有不同程度肥胖,但不呈典型向心性,少数患者体形正常。大多数患者面部红润光泽,皮脂溢出现象明显,呈多血质外观。多血质外观的主要原因是由于蛋白质分解过度,皮肤变薄,血色易于显露。蛋白质分解过度使毛细血管壁抵抗力减低,皮肤容易发生瘀点及瘀斑。紫纹也为本病特征性表现之一,发生部位多见于下侧腹部、臀部、大腿部。紫纹的形状为中央宽、两端细,呈紫红或淡红色,常为对称性分布。

(二)心血管系统

约 75% 的库欣综合征患者有高血压。高血压的严重程度不一,50% 以上患者舒张压超过 16.0 kPa(100 mmHg)。一般在疾病早期,血压只轻微升高。病程长者,高血压的发生率增加,且严重程度也成比例增加。长期高血压可导致心、肾、视网膜的病理变化,心脏可肥大或扩大,但心力衰竭并不多见。经适当治疗,病愈之后,血压下降或恢复正常。

(三)精神症状

约有 2/3 患者有精神症状。轻者表现为情绪不稳定、烦躁易怒、焦虑、抑郁、注意力不集中及记忆力减退,欣快感较常见,偶尔出现躁狂。患者大多有失眠或早醒。严重者可出现精神变态,包括严重忧郁、幻觉、幻想、妄想狂,甚至企图自杀。

(四)性腺功能障碍

女性多数有月经紊乱或闭经,且多伴有不孕。男性患者睾丸小而软,男性特征减少,性欲减退,勃起功能障碍及前列腺缩小。如肾上腺皮质雄性激素分泌增多,可导致痤疮、女子多毛,严重者表现为女性男性化。

(五)糖代谢紊乱

糖代谢紊乱为本病重要表现之一,约 70% 病例有不同程度的糖代谢紊乱。其中一部分患者空腹血糖即高于正常,其余患者糖耐量试验显示糖耐量减退。

糖皮质激素过多所致糖尿病的特点是，即使血糖很高，发生酮症者甚少，患者对胰岛素不敏感，微血管病变极罕见。皮质醇增多症被控制后，糖耐量可恢复正常。

(六)电解质紊乱

大量的皮质醇有潴钠排钾作用，从而引起高血压、水肿、多尿、低血钾。但明显的低血钾性碱中毒主要见于肾上腺皮质癌和异位 ACTH 综合征，可能与其分泌大量具有盐皮质激素作用的去氧皮质酮有关。

(七)骨质疏松

由于皮质醇促进蛋白分解，骨基质减少，钙沉着受影响，导致骨质疏松。骨质疏松以胸椎、腰椎及骨盆最为明显，患者常诉腰痛及全身疼痛。骨质疏松严重者，可出现脊椎压缩性骨折。

(八)对感染抵抗力减弱

皮肤真菌感染多见。化脓性细菌感染不易局限化，感染后炎症反应往往不显著，发热不高，易于漏诊。

(九)皮肤色素沉着

皮肤色素沉着多见于异位 ACTH 综合征患者，因肿瘤产生大量的 ACTH、人 β-促脂解素、ACTH 前身物氨基端肽，其内均包含有促黑色素细胞活性的肽段，使皮肤色素明显加深。

四、诊断与鉴别诊断

(一)临床诊断

库欣综合征的诊断一般分两步：①确定是否为库欣综合征，必须有高皮质醇血症的实验室依据；②进一步检查明确库欣综合征的病因。患者若有满月面、向心性肥胖、水牛背、皮肤紫纹、多血质、皮肤薄等典型临床表现，则可为库欣综合征的诊断提供重要线索。有典型临床表现者约占 80%，其余的可只有其中的几项。有些患者表现不典型，须和其他疾病如单纯性肥胖、高血压、糖尿病、多囊性卵巢综合征等相鉴别。有典型临床表现者，亦应除外因长期应用糖皮质激素或饮用乙醇饮料引起的类库欣综合征。

影像检查对库欣综合征的病因鉴别及肿瘤定位是必不可少的。首先应确定肾上腺是否有肿瘤。目前，肾上腺 CT 薄层扫描及 B 超检查已为首选。肾上腺放射性核素^{131}I-胆固醇扫描对区别双侧肾上腺增生还是单侧肾上腺肿瘤有较大价值。若影像学检查提示肾上腺双侧增生,则应检查是否有垂体瘤或垂体以外的异位 ACTH 分泌瘤的可能。垂体 ACTH 瘤中 80%～90% 为微腺瘤,目前分辨率最好的蝶鞍 CT 的微腺瘤发现率为 60%,蝶鞍 MRI 检查优于 CT。放射介入技术的引入对库欣综合征的病因和定位诊断更为精确。选择性双侧岩下窦取血测定 ACTH、肾上腺静脉取血测定皮质醇和醛固酮,以及分段取血测定 ACTH 技术能更加明确垂体 ACTH 瘤、异位 ACTH 瘤或肾上腺肿瘤的诊断。

(二)检验诊断

各型库欣综合征均有糖皮质激素分泌异常、皮质醇分泌增多,失去昼夜分泌节律,且不能被小剂量地塞米松抑制。24 小时尿游离皮质醇和尿 17-羟皮质类固醇排泄升高。血尿常规和生化测定可为本病的诊断提供线索,但确诊依赖皮质醇与 ACTH 的实验室结果与动态试验。

1.血液常规

库欣综合征患者的红细胞和血红蛋白增多,中性粒细胞增高,嗜酸性粒细胞、淋巴细胞减少。

2.血糖、电解质

库欣综合征患者的血清钾偏低,血糖偏高,葡萄糖耐量试验减退。

3.血、唾液皮质醇的测定及其昼夜节律变化

(1)测定方法:放射免疫分析、化学发光免疫分析。

(2)标本:血清、血浆、唾液。血清标本在室温下放置不宜超过 8 小时;如血清标本 8 小时内不能进行检测,则应置 2～8 ℃保存,2～8 ℃冷藏不宜超过 48 小时。超过 48 小时不能检测的标本应置 −20 ℃以下保存。避免反复冻融。

(3)参考范围:①血皮质醇在上午 8 时的参考值为 140～690 nmol/L,下午 4 时:80～330 nmol/L;②唾液皮质醇为 8.39～8.99 nmol/L;午夜超过 7.5 nmol/L(0.27 μg/dL),清晨超过 26.7 nmol/L(1.0 μg/dL)即可诊断;但各实验室应建立自己的正常值范围。

(4)临床诊断价值和评价:①库欣综合征患者血浆皮质醇水平增高。②血皮质醇浓度的变化有节律,一般上午最高,下午逐渐下降,夜间及清晨最低。库欣综合征时血中皮质醇虽基本维持正常的昼夜节律形式,但波动甚大,而基础水平高于正常。③因唾液中只存在游离状态的皮质醇,并与血中游离皮质醇浓度平行,且不受唾液流率的影响,故唾液皮质醇水平的昼夜节律改变和午夜皮质醇低谷消失是库欣综合征患者较稳定的生化改变。④血浆皮质醇水平实际上反映体内 ACTH 的水平。因此除近期服用氢化可的松或可的松外,影响血 ACTH 水平的因素如昼夜节律、应激状态、生活事件及激素类用药均可导致血浆皮质醇水平的异常波动。而血浆皮质醇的半衰期为 80 分钟,长于 ACTH,因此血浆皮质醇对外来刺激反应稍滞后于 ACTH。这可影响血浆皮质醇和 ACTH 同步测定的意义。⑤由于雌激素可诱导肝脏皮质醇结合蛋白合成增加,因此孕妇和口服避孕药者日间皮质醇水平往往可达 1.4×10^{-6} mol/L,但皮质醇和皮质类固醇结合球蛋白解离速度很快,故应以入睡后 1 小时皮质醇测定值为准。⑥甲状腺素可调节皮质醇的代谢速度,但不影响下丘脑-腺垂体-肾上腺轴的反馈,因此甲状腺功能亢进症和甲状腺功能减退症时均不影响血浆皮质醇的水平。⑦体重对皮质醇无很大影响,但严重营养不良可影响皮质醇的代谢,使血皮质醇水平升高。年龄与血浆皮质醇水平无关,但出生 9 个月到 1 年的婴儿体内尚未建立昼夜节律,且刚出生几天内血皮质醇水平低于皮质酮,故此时血浆皮质醇水平偏低。

4.24 小时尿游离皮质醇

(1)检测方法:同血皮质醇。

(2)标本:24 小时尿液。塑料容器中预先加入 33%乙酸或盐酸 20 mL,置冰块上,准确留取 24 小时尿,记录尿量,混合后用有盖试管取约 10 mL 置冰盒内送检。

(3)参考范围:88.3～257.9 nmol/24 h。

(4)临床诊断价值和评价:①体内的游离型和结合型皮质激素及它们的代谢产物 90%以上从尿中排泄,未被蛋白结合的部分(包括葡萄糖醛酸苷、硫酸酯和游离皮质醇)都从尿排出。尿游离皮质醇测定对诊断高皮质醇血症的患者灵敏度高,且患者与健康人的数值几乎没有重叠,仅 1%～2%可能有重叠,尿游离皮质醇排出与血皮质醇呈正比。增多见于皮质醇增多症、甲状腺功能亢进、部分单纯性肥胖者及先天性肾上腺增多症。减少则见于肾上腺皮质功能减退、垂体前叶功能减退、甲状腺功能减退、全身消耗性疾病、恶病质和肝硬化等,结果 <27.6 nmol/24 h可排除库欣综合征,但低值不能诊断皮质功能低下,因留取标本、肾脏疾病等因素可导致错误结果,应做兴奋试验。②24 小时尿游离皮质醇在诊断皮质醇症方面,其特异性及准确性远较 17-羟类固醇及 17-酮类固醇为优。24 小时尿游离皮质醇测定可以避免血皮质醇的瞬时变化,也可以避免血中皮质类固醇结合球蛋白浓度的影响,对库欣综合征的诊断有较大的价值,诊断符合率达 90%～100%。值得注意的是,非库欣综合征中也有 7%～8%患者的 24 小时尿游离皮质醇升高,且利尿剂和进高盐饮食,也可使尿游离皮质醇增高。

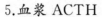

5.血浆 ACTH

(1)测定方法:放射免疫分析、化学发光免疫分析。

(2)标本:血清、血浆。血浆标本应用塑料管分装,不应用玻璃试管,血清标本在室温下保存不应超过 8 小时,2~8 ℃冷藏不应超过 48 小时,可在−20 ℃以下长期保存,避免反复冻融。血浆 ACTH 的半衰期仅为 8 分钟左右,在室温下不稳定,可被血细胞和血小板的酶降解,并可黏附于玻璃和塑料表面致使所测值偏低。

(3)参考范围:0~18.9 pmol/L。

(4)临床诊断价值和评价:库欣综合征可引起血中 ACTH 升高。患者处于如发热、疼痛、外伤等急性应激状态时,ACTH 分泌均会升高。而严重抑郁症,尤其是老年患者体内的 ACTH 水平也高于健康人。

6.尿 17-羟皮质类固醇(17-OHCS)

(1)方法:液相色谱法。

(2)标本:24 小时尿,以醋酸或盐酸 10 mL 防腐,记录尿量。

(3)参考范围:8 岁以下<4.1 μmol/24 h 尿(1.5 mg/24 h 尿);8~12 岁<12.4 μmol/24 h尿(4.5 mg/24 h 尿);12~18 岁为 6.4~29.7 μmol/24 h 尿(2.3~10.9 mg/24 h 尿);成年男性为8.3~33.2 μmol/24 h 尿(3.1~12 mg/24 h 尿);成年女性为 6.9~27.6 μmol/24 h 尿(2.5~10.0 mg/24 h 尿)。

(4)临床诊断价值和评价。

17-OHCS 增多见于:①库欣病、库欣综合征、异位 ACTH 肿瘤;②肾上腺性征异常综合征、11-β 羟化酶缺乏症;③甲状腺功能亢进症、肥胖症、手术、各种应激。

17-OHCS 减少见于:①肾上腺皮质功能减退(原发或继发)、艾迪生病,血浆 ACTH 升高,ACTH 刺激试验无反应或反应减低;②垂体功能减退症,如 ACTH 单独缺乏症、希恩综合征;③先天性肾上腺皮质增生症如 21-羟化酶缺陷症、17-羟化酶缺陷症;④医源性皮质功能减退症,如长期使用类固醇皮质激素、肾上腺皮质失用性萎缩;⑤其他原因,如甲状腺功能减退症、肝硬化、肾功能不全等。

(三)鉴别诊断

1.单纯性肥胖

肥胖可伴有原发性高血压、糖耐量减低、月经稀少或闭经,皮肤也可能出现皮纹、痤疮、多毛,24 小时尿 17-OHCS 和 17-KS 排出量比正常升高,与库欣综合征表现相似。但单纯性肥胖脂肪分布不是向心性,而是分布对称均匀,无皮肤菲薄及多血质改变,皮纹大多为白色,有时可为淡红色,但一般较细。血浆皮质醇、24小时尿游离皮质醇、24小时尿检查均在正常范围;小剂量地塞米松抑制试验大多能被抑制;X线检查蝶鞍无扩大,亦无骨质疏松;B超检查双侧肾上腺无异常发现。

2.2型糖尿病性肥胖

2型糖尿病可有肥胖、高血压,检查有糖耐量降低、24小时尿17-OHCS偏高,需与之鉴别。但与库欣综合征有下列不同:血浆皮质醇正常,正常昼夜节律存在;24小时尿游离皮质醇正常;其肥胖亦非向心性。

3.颅骨内板增生症

多见于女性,临床表现有肥胖、多毛症、高血压及神经精神症状,需与之鉴别。但与库欣综合征不同在于:其肥胖以躯干及四肢显著;无皮质醇分泌过多引起的代谢紊乱表现;颅骨X线片显示额骨及其他颅骨内板增生,而无蝶鞍扩大改变;无骨质疏松改变。

五、治疗

库欣综合征治疗的目标:①将每天皮质醇分泌量降至正常范围;②切除任何有害健康的肿瘤;③不产生永久性内分泌缺陷;④避免长期激素替代。

库欣综合征是由脑垂体ACTH分泌过多造成的,直接处理垂体似乎更合理,以使库欣综合征患者的临床征象、ACTH和皮质醇的水平恢复到正常。实际上,除肾上腺皮质腺瘤手术切除有良好的效果外,还没有一种疗法是完美无缺的。当前的主要治疗手段包括手术、放疗及药物治疗。

(一)垂体性库欣综合征

垂体切除术主要用于那些具有较大垂体瘤的库欣综合征患者。如果保留垂体,可能会侵犯视神经或由于压迫周围组织造成神经学上的损伤。全垂体切除的不利之处为常规通过前额途径,是一个大手术,而且随着垂体的切除会导致垂体其他功能的低下。早在1970年经蝶垂体瘤摘除术开展前已广泛开展,该手术如果由有经验的外科医师施行,治愈率提高,并发症非常小,而且很少复发。

垂体手术前应先行垂体CT检查,做好垂体肿瘤的定位诊断。部分垂体较大腺瘤及可由CT、MRI定位的微腺瘤均可通过经鼻经蝶鞍垂体微腺瘤摘除。有人报道CT扫描未能找到垂体微腺瘤者,经鼻经蝶手术探查时,90%患者仍能发现微腺瘤。术前测定岩窦下静脉血和周围静脉血ACTH比值,以及进一步测定双侧岩窦静脉血ACTH的差别,则能帮助确定是否存在垂体微腺瘤及定位垂体腺瘤。患者术后可能出现激素撤退症状,需补充生理剂量的肾上腺糖皮质激素直到下丘脑-垂体-肾上腺(HPA)轴恢复正常;对于症状严重者,可短期静脉内使用超生理剂量的肾上腺糖皮质激素治疗。建议在术后第1周内停用肾上腺糖皮质激素或改用小剂量地塞米松,测定上午的血清皮质醇浓度以评估手术效果。如停用激素,必须密切观察患者是否出现肾上腺皮质功能不全症状。

垂体放射治疗一直是作为库欣综合征行肾上腺切除术后,对垂体肿瘤的一种补充治疗。对怀疑垂体肿瘤手术切除不彻底或晚期垂体肿瘤合并心肾功能不全、糖尿病、年老体弱者,也可考虑放射治疗。垂体放射治疗的类型有两种,一种是外照射,通常采用高能直线加速器治疗,也可应用^{60}Co行大剂量垂体照射,此法虽然有一定的疗效,但远期并发症多,如放射性脑病、脑软化等;另一种是内照射,将^{198}Au或^{90}Y植入垂体内行内照射,有效率为65%,一般对垂体功能无明显不良影响。总之,垂体放疗照射定位不精确,照射剂量无法准确控制,容易损伤垂体周围组织,疗程长,疗效出现慢,并发症多,常不被患者所接受。近年来,国内、外兴起的立体定向放射外科治疗技术为垂体腺瘤的治疗开辟了新途径。立体定向放射外科是利用立体定向的方法,选择性地确定正常及病变组织的颅内靶点,使用大剂量管束电离射线,精确地集中照射靶点而产生局灶性组织破坏,达到治疗疾病的目的。

对库欣综合征,在有条件的地区应首选针对垂体ACTH瘤进行治疗,可采用经鼻、经蝶手术或立体定向放射治疗。对垂体手术疗效不满意者或影像学无垂体瘤表现的患者,可针对ACTH的靶器官肾上腺进行手术治疗,通常采取一侧肾上腺全切、另一侧大部切除+垂体放射治疗。这样一方面去除皮质醇的来源,使库欣综合征得到缓解;另一方面保留的部分肾上腺仍具有分泌功能,可免除长期替代治疗。垂体肿瘤的积极治疗或放疗又可以预防术后Nelson综合征的发生。常将两侧肾上腺手术分两期进行,先行病变明显的一侧肾上腺全切除,再观察随访。此法既明确了诊断,又可经腰部切口手术,手术风险小。如术后内分泌症状基本缓解,可继续随访;如临床症状和实验室检查指标显示皮质醇增多仍很明显,则应择期对另一侧肾上腺再行大部切除(80%)。有学者主张,在双侧肾上腺全切除后再行部分肾上腺组织自体移植术。但因难以做到带血管蒂移植,往往以组织块种植为主,所以成活率不高。随着临床移植技术的提高,近年来肾上腺组织自体种植的成活率已有所提高。有报道显示,种植成活的肾上腺组织也能有效地分泌部分皮质激素,至少能减少糖皮质激素的替代治疗量。

(二)肾上腺病变的处理

1.肾上腺肿瘤

肾上腺肿瘤包括肾上腺皮质腺瘤和腺癌。

腺瘤的治疗方法简单,只要诊断明确,可行腺瘤切除。术前定位明确者经腰部第 10 或 11 肋间切口,术前定位不明确者可经腹切口行双侧肾上腺探查。腺瘤大多有包膜,容易分离,可完整摘除。如边界不清,可行同侧肾上腺切除术。目前,大多数肾上腺腺瘤可行经腹或经后腹腔途径的腹腔镜手术。腹腔镜手术具有创伤小、恢复快等优点,已逐步替代开放性手术成为肾上腺手术的金标准。腺瘤多数为单侧性,而对侧肾上腺往往是萎缩的,所以术后恢复期激素的调整非常重要。由于术中解决应激状态及术后的替代治疗常使用大剂量糖皮质激素,使下丘脑及垂体进一步遭受抑制,所以术后在了解肾上腺皮质功能的条件下,逐渐减少糖皮质激素用量。单侧肾上腺切除者术中给予氢化可的松 100 mg 静脉滴注,术后维持 1～2 天。若对侧肾上腺萎缩者,则在补充糖皮质激素的同时应用 ACTH。一侧全切另一侧部分切除者,应用氢化可的松从 300 mg/d 逐步减量,一周后改为口服泼尼松,25 mg/d,逐步减量到 12.5 mg/d,视情况维持 2～3 周。在停止替代治疗前应全面了解肾上腺皮质功能,如化验尿 17-OHCS、17-KS 及血尿皮质醇等。如一年以上肾上腺功能仍不能恢复者,恐怕需要终身替代治疗。双侧肾上腺全切除者需终身服用糖皮质激素。

肾上腺皮质腺癌也以手术治疗为主,越早越好,早期尚未转移者疗效为佳。对肿瘤局限于肾上腺区域者,行单侧肾上腺根治性切除术;若肿瘤已发生远处转移,原发肿瘤组织和转移处均应尽力切除,这样可提高药物治疗和局部放疗的效果。对肿瘤小、边界清晰者,可经腰背切口。肿瘤较大、界限不清或有浸润者,可取胸腹联合切口或单侧肋缘下弧形切口,将肿瘤、肾上腺、同侧淋巴结一并切除。对侵犯肾脏、下腔静脉壁或腔静脉有瘤栓者,应做同侧肾切除、腔静脉壁的部分切除和腔静脉瘤栓取出术。肾上腺皮质癌发展快,淋巴转移早,发现时约 2/3 患者已有周围组织的浸润,患者术后 5 年存活率仅 25%,预后差。

2.原发性肾上腺皮质增生

这类患者往往血 ACTH 降低,而影像学检查又无法发现肾上腺区域明显的占位性病变。有学者认为对这类患者应首先行病变严重(即体积较大侧)一侧肾上腺全切除术,如症状缓解满意,则可继续随访观察;如症状仍较严重,可再行另一侧肾上腺大部切除术。此类患者术后预后比较好,常不需终身糖皮质激素替代措施。

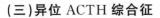

(三)异位 ACTH 综合征

对于异位 ACTH 综合征,首选的治疗方法是切除原发肿瘤,切断异位 ACTH 分泌的来源。但往往明确诊断时,肿瘤已无法切除。此时,一方面可行肿瘤的化疗、放疗,另一方面可应用药物治疗减轻库欣综合征的症状。在以下情况,也可选用双侧肾上腺全切或一侧全切、另一侧次全切以缓解症状:①异位 ACTH 综合征诊断明确,但未找到原发肿瘤;②异位 ACTH 肿瘤已广泛转移,无法切除,而高皮质醇血症症状严重;③异位 ACTH 肿瘤已经找到,但无法切除,患者情况尚能接受肾上腺手术。

(四)药物治疗

药物治疗是库欣综合征治疗的一个重要方面,但只是一种辅助治疗,适用于衰弱或新近心肌梗死不能手术者,以及垂体、异位 ACTH 肿瘤或肾上腺肿瘤未能成功切除者。影响肾上腺分泌的有酮康唑、氨鲁米特、美替拉酮和米妥坦;影响 ACTH 分泌的有赛庚啶和溴隐亭。无论是作用于垂体或肾上腺,均需长期服药,且有一定的不良反应,不能达到完全治愈的效果。

1.皮质醇合成抑制剂

(1)酮康唑:是咪唑类似物,对碳链酶及 17-羟化酶均有抑制作用。用法:每次 0.3 g,每天 3 次口服。皮质醇水平降至正常后适当减量。不良反应包括肾上腺皮质功能不足、肝功能异常和肝脏毒性反应。

(2)氨鲁米特:是格鲁米特的衍生物,主要作用是阻断胆固醇向孕烯醇酮的转变,同时也阻断甲状腺素的合成。用法:每次 0.25 g,每天 3 次口服。用药 1 周后,库欣综合征的临床表现可获得不同程度的缓解。不良反应包括头痛、头晕、皮疹及胃不适等。

(3)美替拉酮:甲吡酮,为 11β-羟化酶的抑制剂。价格昂贵,国内很少应用。用法:每天 1~2 g,分 4 次口服。

2.ACTH 抑制剂

(1)赛庚啶:为 5-羟色胺受体拮抗剂。垂体性库欣综合征患者 ACTH 分泌增加可能与 5-羟色胺的紊乱有关。Krieger 等首先提出用赛庚啶治疗库欣综合征,每天服用 24 mg,3~6 个月后可见血浆 ACTH 及皮质醇下降,临床症状缓解,但不是全部患者都有效。文献曾报道 40 例,取得满意缓解的达 60%。在体外已证实,该药对肿瘤或分泌 ACTH 的异位肿瘤有直接效应。用法:每次 8 mg,每天 3 次口服,连续 6 个月以上。不良反应包括嗜睡、口干、恶心、眩晕等,大剂量时可出现精神错乱和共济失调。

（2）甲磺酸溴隐亭：为多巴胺受体激动剂，大剂量能抑制 CRF、ACTH 分泌。一项研究中，口服2.5 mg溴隐亭之后，13 例患者中有 6 例血浆 ACTH 和皮质醇明显下降。1 例异位 ACTH 分泌的支气管类癌患者，ACTH 亦被抑制。用法：5～10 mg，每天分 3～4 次口服。不良反应包括口干、恶心、呕吐、便秘、头晕、直立性低血压、失眠、小血管痉挛等。

第二节　原发性醛固酮增多症

一、概述

醛固酮增多症分为原发性和继发性两大类。原发性醛固酮增多症（原醛症）指肾上腺皮质自主性分泌过多醛固酮，病因多数为单侧肾上腺腺瘤，较少为双侧肾上腺皮质增生。继发性醛固酮增多症的病因在于肾上腺皮质以外的因素，如血容量减少或肾脏缺血等原因引起肾素-血管紧张素系统活动增强，导致继发性醛固酮分泌增多。

二、病因与发病机制

（一）醛固酮瘤

醛固酮瘤也叫 Conn 综合征，占原醛症的 35%，以单侧肾上腺腺瘤最多见，双侧或多发性腺瘤较少，本病患者可为一侧腺瘤伴对侧增生。腺瘤直径多为1～2 cm，有完整包膜，切面呈金黄色，腺瘤同侧和对侧肾上腺组织可以正常、增生或伴结节形成，亦可发生萎缩。醛固酮瘤的成因不明，患者血浆醛固酮浓度与血浆 ACTH 的昼夜节律平行，而对血浆肾素的变化无明显反应。在产生醛固酮腺瘤中，有一种特殊类型，称为肾素反应性腺瘤，此种腺瘤在立位动态试验中的反应不同于一般醛固酮腺瘤，而与特发性增生型原醛症相同，即站立位所引起的血浆肾素变化使血醛固酮明显升高。

（二）特发性醛固酮增多症（特醛症）

近年来国内、外文献报道的特醛症有增多趋势，约占本病 60%。特醛症患者肾上腺病变为双侧球状带细胞增生，有时可伴有结节。低血钾较轻，血浆肾素活性不如醛固酮瘤患者那么低，立位时稍见升高。肾上腺全切除不能治愈特醛症的高血压，而醛固酮瘤切除后血压可很快降至正常。特醛症病因不明，发病机制可能是由某种肾上腺外的可兴奋醛固酮分泌的因子所引起；另一种看法认为，特醛症是患者对血管紧张素Ⅱ敏感性增高的结果。有一种特殊类型，称为原发性增生，其病理变化为双侧性肾上腺结节样增生，在病理生理上却不同于伴肾上腺增生的特醛症而类似腺瘤，对兴奋肾素-血管紧张素系统的试验及抑制性试验均无反应。

(三)糖皮质激素可抑制性醛固酮增多症

糖皮质激素可抑制性醛固酮增多症是一种特殊类型的原醛症，较罕见，约占1%。有显著的家族发病倾向，可能为常染色体显形遗传，肾上腺呈大、小结节性增生，血浆醛固酮浓度与血浆ACTH的昼夜节律平行，用生理替代性的糖皮质激素数周后可使醛固酮分泌量、血压、血钾恢复正常。从分子生物学研究方面有学者认为，其与醛固酮合成酶基因的异位表达有关，导致产生一种11β-羟化酶-醛固酮合成酶嵌合体。正常时醛固酮合成酶在肾上腺小球状带表达，11β-羟化酶在束状带表达，后者受ACTH兴奋性调控。上述嵌合型基因的形成导致醛固酮合成酶在束状带异位表达，并受ACTH的调控。

(四)醛固酮癌

肾上腺癌引起原醛症者少见。肿瘤在组织学上与腺瘤的区别是在整个肿瘤内有特征性的厚壁血管。癌组织除分泌大量醛固酮外，往往还分泌其他激素，造成混合性征群。患者血醛固酮可异常增高，而且对立卧位、ACTH兴奋均无反应。癌的体积甚大，直径常超过6 cm。

(五)异位醛固酮分泌腺瘤或癌

很罕见，可发生在肾、肾上腺的其余部分或卵巢。

三、临床表现与并发症

(一)高血压

高血压为最常出现的症状，一般不呈恶性演进，少数可表现为恶性进展，随着病情进展，血压渐高，大多数在22.7/16.0 kPa(170/100 mmHg)左右，高时可达28.0/17.3 kPa(210/130 mmHg)。

(二)钾耗损

大量醛固酮作用于肾远曲小管，使钠重吸收和钾排泄增加，钾从尿中丢失，尿钾增高,血清钾下降。低血钾可引起以下临床表现:①肌无力及周期性瘫痪,血钾越低,肌肉受累越重;②心律失常,可为期前收缩或阵发性心动过速,严重时可出现心室颤动;③尿多、夜尿多、烦渴,由于长期严重缺钾,肾小管空泡变性使肾浓缩功能障碍造成。

(三)碱中毒

细胞内大量钾离子丢失后,钠、氢离子从细胞内排出的能力下降,导致细胞内钠、氢离子增加,细胞内 pH 下降;细胞外液氢离子减少,pH 升高,出现代谢性碱血症。细胞外液碱中毒时,游离钙减少,可出现肢体麻木及手足搐搦。

(四)其他

儿童患者有生长发育障碍,与长期缺钾等代谢紊乱有关。缺钾时胰岛素释放减少、作用减弱,可出现糖耐量减低。糖皮质激素可抑制性醛固酮增多症患者多数有家族史,常在青少年时发病,有明显的遗传倾向,儿童期发病则影响其生长发育。

四、诊断与鉴别诊断

原醛症患者醛固酮分泌过多可造成肾小管对钠离子的重吸收和钾离子排出的增加,引起水钠潴留及低血钾。血尿醛固酮测定值增高是本病的特征性表现和诊断的关键指标,但多种因素会影响其测定值,因此血肾素、血管紧张素 II 测定、螺内酯试验、低钠试验、高钠试验等可用于辅助诊断。

(一)诊断

1.血(尿)钠、钾、血气分析

(1)大多数患者出现低血钾、高尿钾、高血钠,血钾多为 $2 \sim 3$ mmol/L,严重者更低,可低至1.5 mmol/L 以下,低血钾多呈持续性,血钾<3.5 mmol/L,尿钾>25 mmol/L,血钾<3 mmol/L,尿钾>20 mmol/L,提示尿路失钾;血钠一般在正常高限或略高于正常。

(2)碱血症:血 pH 和二氧化碳结合力为正常或高于正常。持续性或间歇性低钾血症,血钠在正常范围上界或稍高,血 pH 轻度升高,尿 pH 中性或偏碱。尿钾增多,经常超过 25 mmol/24 h(胃肠道丢失钾所致低钾血症者,尿钾均低于 15 mmol/24 h),肾脏浓缩功能减退,夜尿多>750 mL。唾液 Na^+/K^+ 比率<1,如<0.4,则有醛固酮增多症的诊断意义(健康人唾液 Na^+/K^+ 比率>1)。

2.血浆肾素、血管紧张素 II 测定

(1)测定方法:放射免疫法、高效液相-荧光检测法、酶联免疫吸附法。

(2)标本:血浆。首先在清晨静卧 4 小时后采血,测定基础值。继而患者立位 4 小时,并肌内注射呋塞米 20 mg,测血肾素活性和血管紧张素Ⅱ水平。肘静脉取血 5 mL,拔出针头后注入酶抑制剂抗凝管中(采血管应有盖或塞),将管口封好后上下颠倒数次,混匀后即刻放入冰水浴中或 4 ℃冰箱中 1~2 小时,取出后 4 ℃离心,分离血浆。

(3)参考值和参考范围。①肾素活性。普通饮食:卧位肾素活性为 0.05~0.79 μg/(L·h);立位肾素活性为 1.95~3.99 μg/(L·h);低钠饮食:卧位肾素活性为 0.70~5.96 μg/(L·h);立位肾素活性为 1.13~8.10 μg/(L·h)。②血管紧张素Ⅱ。普食:卧位时血管紧张素Ⅱ参考值为 15~97 pg/mL;立位时血管紧张素Ⅱ参考值为 19~115 pg/mL;低钠:卧位时血管紧张素Ⅱ参考值为 36~104 pg/mL;立位时血管紧张素Ⅱ参考值为 45~240 pg/mL。

(4)临床诊断价值与评价:①醛固酮(PAL)/肾素活性(PRA)是目前最可靠的原醛症筛查实验室指标。目前大多数学者提出用血浆醛固酮与肾素活性的比值来鉴别原醛症或原发性高血压,如 $PAC/PRA > 0.7 \times 10^{-6}$ mol/L,高度提示原醛症的可能;而 $PAC/PRA > 1 \times 10^{-6}$ mol/L,则可确诊原醛症。如果同时满足 $PAC/PRA > 0.8 \times 10^{-6}$ mol/L 且 $PAC > 0.55 \times 10^{-6}$ mol/L,其诊断原醛症的灵敏性为 90%,特异性为 91%。但是腺瘤患者醛固酮分泌也具有波动性,因此计算 PAC/PRA 比值时,最好采用立位 2 小时测定值,其诊断符合率较卧位值高。②患者清晨静卧 4 小时后测定 PRA 和血管紧张素Ⅱ水平均明显低于正常范围。立位 4 小时后测血 PRA 和血管紧张素Ⅱ水平,两者均无显著升高。健康人两者均显著升高。③原醛症患者血浆醛固酮水平增高而 PRA、血管肾张素Ⅱ均降低,在低钠饮食、利尿剂及站立体位等因素刺激下,PRA 也可无明显升高。④药物影响:β 受体阻滞剂、血管扩张剂、利尿剂及甾体激素、甘草、甲基多巴、可乐定、利血平等药物均影响体内肾素水平,一般要在停药 2 周后测定 PRA。若用利血平等代谢缓慢的药物,则应在停药 3 周后测定 PRA。不宜停药的患者可改服胍乙啶等降压药。⑤肾素分泌呈周期性变化,高钠饮食时 PRA 分泌减少,低钠饮食时 PRA 分泌增多;同一体位时早晨分泌量最多,中午至下午分泌量最少;肾素的分泌随年龄增加而减少;成年女性卵泡期最少,黄体期最多,并随年龄增加分泌量减少。

3.血、24 小时尿醛固酮测定

(1)测定方法:放射免疫法。

(2)标本:血清、血浆;24 小时尿液,留取 24 小时尿液,内加浓盐酸 10 mL

防腐。

(3)参考范围:①血液醛固酮参考范围如下。卧位:男(218.8±94.2)pmol/L,女(254.8±110.8)pmol/L;立位:男(537.4±177.3)pmol/L,女(631.6±246.5)pmol/L。②24 小时尿液醛固酮参考范围如下。正常钠饮食:6~25 μg/24 h;低钠饮食:17~44 μg/24 h;高钠饮食:0~6 μg/24 h。

(4)临床诊断价值与评价。①血浆中醛固酮含量存在昼夜节律性分泌,一般晨起之前血浆中醛固酮水平最高。原醛症表现为血浆醛固酮明显增高,增生型原醛症患者立位时醛固酮明显增加。说明增生型患者醛固酮对肾素血管紧张素反应增强,而醛固酮瘤者立位时增加不明显,甚至下降。原醛症患者血、尿醛固酮均明显增高,可为参考值的 2~4 倍。②部分原醛症与原发性高血压患者的血浆醛固酮浓度有重叠,因此,仅用 PAC 作为筛选试验具有局限性。③继发性醛固酮增多症如肾性高血压、Bartter 综合征、充血性心力衰竭、肾病综合征、肝硬化腹水和肾素瘤等均可引起继发性醛固酮增多,与原醛症鉴别有赖于血浆肾素活性和血管紧张素水平的测定。④24 小时尿醛固酮:醛固酮降解后的主要产物为四氢醛固酮,均从尿中排出,其水平分别与卧位、立位血醛固酮及卧位、立位醛固酮/肾素活性比值有较好的相关性。

4.18-羟皮质酮

(1)检测方法:放射免疫分析、高效液相色谱。

(2)标本:血清(浆)或 24 小时尿液。

(3)18-羟皮质酮参考范围如下。①血浆:115~550 ng/L;②尿液:1.5~6.5 μg/24 h。

(4)临床诊断价值与评价:18-羟-皮质酮为盐皮质激素,其分泌功能受 ACTH 和肾素-血管紧张素系统双重调节,生物效应主要为潴钠排钾。该结果对鉴别原醛症病理类型有重要价值。腺瘤型原醛症患者血浆 18-羟皮质酮较增生型原醛高;上午立位 4 小时,腺瘤型患者血浆 18-羟皮质酮明显下降,而增生型患者明显上升。原醛症患者的血浆 18-羟皮质酮水平升高,醛固酮腺瘤患者可见浓度>1 000 ng/L;特发性醛固酮增多症患者仅为 550~1 100 ng/L。

5.18-羟皮质醇

(1)测定方法:放射免疫分析、高效液相色谱。

(2)标本:血清或血浆。

(3)18-羟皮质醇参考范围如下。成人普通饮食:36~168 ng/L;钠钾平衡饮食(上午 8 时):36~105 ng/L。

(4)临床诊断价值与评价:普遍认为,18-羟皮质醇来源于肾上腺。研究发现,体外18-羟皮质醇与糖皮质激素和盐皮质激素受体的亲和力约为0.1%,18-羟皮质醇本身无生理活性。国外关于原醛症的研究发现,血浆18-羟皮质醇水平在糖皮质激素可抑制性醛固酮增多症患者中可升高至正常值的20～40倍,腺瘤患者升高2～10倍;尿液的含量在谷胱甘肽(GSH)患者可升高5～10倍,腺瘤可升高1.5～4.0倍;而特发性醛固酮增多症的水平与正常值相重叠。原醛症3种亚型的18-羟皮质醇水平无明显重叠,因此18-羟皮质醇的测定有助于原醛症亚型之间的鉴别诊断,在原醛症的诊断和鉴别诊断中具有比较重要的意义。手术前后18-羟皮质醇的变化也为原醛症腺瘤患者的手术治疗效果提供了一个较好的随访指标。另外,作为一种简便、快速的方法,18-羟皮质醇的测定有望成为在高血压人群中大规模筛选原醛症腺瘤和GSH患者的指标,以期早期诊断和治疗这类疾病。

6.18-氧皮质醇

(1)测定方法:放射免疫法。

(2)标本:血浆。

(3)18-氧皮质醇参考范围如下。普食:36～168 ng/L;成人(上午8时)钠钾平衡饮食:36～105 ng/L。

(4)临床诊断价值与评价:皮质激素可抑制性醛固酮增多症,一种常染色体显性病,糖皮质激素可抑制醛固酮分泌,18-氧皮质醇明显增多。

(二)鉴别诊断

原醛症主要需和以下一些可引起高血压和低血钾的疾病相鉴别。

1.原发性高血压因某种原因发生低血钾

原发性高血压因某种原因发生低血钾常见的病因是为降血压应用排钾利尿剂,引起尿钾丧失而未补钾或补钾量不足。需停药1个月并补钾,随后再观察药物影响是否清除。

2.伴高血压、低血钾的继发性醛固酮增多症

(1)因肾血管、肾实质性病变引起的肾性高血压,急进型恶性高血压致肾脏缺血而引起伴有高血压的继发性醛固酮增多症,其大部分患者也可有低血钾。一般来说,此种患者高血压病程进展较快,眼底改变较明显,肾动脉狭窄时腹部可闻到血管杂音;恶性高血压者常有心、脑、肾并发症,测定血浆醛固酮及肾素水平均增高。

(2)分泌肾素的肿瘤,因肾脏存在分泌肾素的肿瘤而致高肾素性醛固酮增多症,多见于青年人,高血压、低血钾甚为严重,血浆肾素活性极高。测定血浆醛固

酮水平及肾素活性、行肾脏影像学检查等可确诊。

3.非醛固酮所致盐皮质激素过多综合征

患者呈高血压、低血钾性碱中毒,肾素-血管紧张素系统受抑制,但血、尿醛固酮不高,反而降低。

4.利德尔综合征

利德尔综合征为一种常染色体显性遗传性家族性疾病,表现为肾脏潴钠过多综合征,是因肾小管离子转运异常所致。临床表现为高血压、低血钾、碱中毒、尿钾排泄增多,但醛固酮分泌正常或稍低于正常,口服醛固酮拮抗剂螺内酯不能纠正低钾血症,仅有肾小管钠离子转运抑制剂氨苯蝶啶才可使尿排钠增加,排钾减少,血压恢复正常。故可用上述两种药物的治疗效果来进行鉴别。

五、治疗

(一)饮食治疗

低盐饮食。

(二)手术治疗

肾上腺肿瘤患者应做病侧肾上腺切除术,术前应给予短期低钠饮食和螺内酯治疗,以纠正高血压和低血钾的临床症状,增加手术的安全性和有助于术后肾素-血管紧张素-醛固酮轴的功能恢复。

(三)药物治疗

1.螺内酯

螺内酯为醛固酮的拮抗剂,并有轻度的类固醇合成酶抑制作用,由于特发性醛固酮增多症。开始剂量:250 mg/(m^2 · d),分 3～4 次口服,血压和电解质正常后减至维持量。主要不良反应为高血钾、低血钠、消化道症状和男性乳房发育,女性月经紊乱等。少数有皮疹,嗜睡及运动失调。

2.卡托普利

卡托普利为血管紧张素转化酶抑制剂,主要用于治疗特发性醛固酮增多症。一般剂量:开始量每天1 mg/kg,最大量每天 6 mg/kg,分 3 次服用。

3.氨苯蝶啶

氨苯蝶啶为钠转运抑制剂,可抑制远曲小管对钠的重吸收,阻抑小管排钾,引起钠利尿,尿钾排出减少。常用剂量:2～4 mg/(kg · d),分 2 次服。主要不良反应是高血钾,偶见眩晕,变态反应,长期服用偶可导致肾结石。

4.硝苯地平

硝苯地平为钙通道阻滞剂,可阻断血管紧张素Ⅱ促进细胞外钙离子进入细胞内的作用,故可减少醛固酮的合成。一般剂量:0.1～0.2 mg/kg,每天 3 次。

5.地塞米松

地塞米松主要用于地塞米松可抑制性醛固酮增多症。剂量:每次 50 μg/kg,每天 3 次,最大量不超过 2 mg/d,服药 10～15 天即可见效,减量维持,需长期服用。多数患者需同时补充盐和小量降压药。

第三节　继发性醛固酮增多症

继发性醛固酮增多症(继醛症)是由于肾上腺外的原因引起肾素-血管紧张素系统兴奋,肾素分泌增加,导致醛固酮继发性的分泌增多,并引起相应的临床症状,如高血压、低血钾和水肿等。

一、病因

(一)有效循环血量下降所致肾素活性增多的继醛症

(1)各种失盐性肾病:如多种肾小球肾炎、肾小管性酸中毒等。

(2)肾病综合征。

(3)肾动脉狭窄性高血压和恶性高血压。

(4)肝硬化合并腹水及其他肝脏疾病。

(5)充血性心力衰竭。

(6)特发性水肿。

(二)肾素原发性分泌增多所致继醛症

(1)肾小球旁细胞增生(Bartter 综合征)、Gitelman 综合征。

(2)肾素瘤(球旁细胞瘤)。

(3)血管周围细胞瘤。

(4)肾母细胞瘤。

二、病理生理特点

(一)肾病综合征、失盐性肾脏疾病

由于缺钠和低蛋白血症,有效循环血量减少,球旁细胞压力下降,使肾素-血

管紧张素系统激活,导致肾上腺皮质球状带分泌醛固酮增加。

(二)肾动脉狭窄

肾动脉狭窄时,入球小动脉压力下降,刺激球旁细胞分泌肾素。

(三)醛固酮

85％在肝脏代谢分解,当患有肝硬化时,对醛固酮的清除能力下降,血浆醛固酮半衰期延长,有30分钟延长至60～90分钟。同时由于腹水的存在,刺激球旁细胞肾素分泌增多,两者均可导致患者醛固酮水平明显增高。

(四)特发性水肿

特发性水肿是由于不明原因的水盐代谢紊乱所致,水肿所产生的有效循环血量下降刺激肾素分泌增多,导致醛固酮水平增高。

(五)心力衰竭

心力衰竭可以使醛固酮的清除能力下降,且有效循环血量不足,均可兴奋肾素-血管紧张素系统,使醛固酮的分泌增加。

(六)Batter 综合征(BS)

BS是常染色体显性遗传疾病,是 Batter 于 1969 年首次报道的一组综合征,主要表现为高血浆肾素活性、高血浆醛固酮水平、低血钾、低血压或正常血压、水肿、碱中毒等。病理显示患者的肾小球旁细胞明显增多,主要是肾近曲小管或髓襻升支对氯离子的吸收发生障碍,并伴有镁、钙的吸收障碍,使钠、钾离子重吸收被抑制,引起体液和钾离子丢失,导致肾素分泌增加和继发性醛固酮增多;前列腺素产生过盛;血管壁对血管紧张素Ⅱ反应缺陷;肾源性失钠、失钾;血管活性激素失调。

目前临床上将 BS 分为 3 型。

1.经典型

幼年或儿童期发病,有多尿、烦渴、乏力、遗尿(夜尿增多),有呕吐、脱水、肌无力、肌肉痉挛、手足搐搦、生长发育障碍。不治疗者可出现身材矮小。尿钙正常或增高,肾脏无钙质沉着。

2.新生儿型

多发病于新生儿,也可在出生前被诊断。胎儿羊水过多,胎儿生长受限,大多婴儿为早产。出生后几周可有发热、脱水,严重时可危及生命。部分患儿伴有面部畸形、生长发育障碍、肌无力、癫痫、低血压、多饮、多尿。儿童早期被诊断前通常有严重的电解质紊乱和相应的症状。常因高尿钙,早期即有肾脏钙质沉着。

3.变异型

变异型即 Gitelman 综合征(GS)。发病年龄较晚,多在青春期后或成年起病,症状轻。有肌无力、肌肉麻木、心悸、手足搐搦。生长发育不受影响。部分患者无症状,可有多饮、多尿症状,但不明显。部分患者有软骨钙质沉积,表现为受累关节肿胀疼痛。是 BS 的一个亚型,但目前也有人认为 GS 是一个独立的疾病。

(七)Gitelman 综合征(GS)

1966 年 Gitelman 等报道了 3 例不同于 BS 的生化特点的一种疾病,除了有低血钾性代谢性碱中毒等外,还伴有低血镁、低尿钙、高尿镁。血总钙和游离钙正常。尿钙肌酐比(尿钙/尿肌酐)≤0.12,而 BS 患者尿钙肌酐比>0.12。GS 患者 100% 有低血镁,尿镁增多,绝大多数 PGE_2 为正常。

(八)肾素瘤

肿瘤起源于肾小球旁细胞,也称血管周细胞瘤。肿瘤分泌大量肾素,可引起高血压和低血钾。本病的特点:①患者年龄轻,但高血压严重。②有醛固酮增多症的表现,有低血钾。③肾素活性明显增加,尤其是肿瘤一侧肾静脉血中。④血管造影可显示肿瘤。

(九)药源性醛固酮增多症

甘草内含有甘草次酸,具有潴钠排钾作用。服用大量甘草者,可并发高血压、低血钾,血浆肾素低,醛固酮的分泌受抑制。

三、临床表现

继醛酮由多种疾病引起,各有其本身疾病的临床表现,下述为本症相关的表现。

(一)水肿

原有疾病无水肿,出现继醛症时一般不引起水肿,因为有钠代谢"脱逸"现象。原有疾病有水肿(如肝硬化),发生继醛症可使水肿和钠潴留加重,因为这些患者钠代谢不出现"脱逸"现象。

(二)高血压

因各种原因引起肾缺血,导致肾素-血管紧张素-醛固酮增加,高血压发生。分泌肾素的肿瘤患者,血压高为主要的临床表现。而肾小球旁细胞增生的患者,

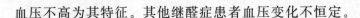

血压不高为其特征。其他继醛症患者血压变化不恒定。

(三)低血钾

继醛症的患者往往都有低血钾。

四、实验室检查与特殊检查

(1)血清钾为 1.0～3.0 mmol/L,血浆肾素活性多数明显增高,在 27.4～45.0 ng/(dL·h)[正常值1.02～1.75 ng/(dL·h)];血浆醛固酮明显增高。

(2)24 小时尿醛固酮增高。

(3)肾上腺动脉造影,目的是了解有否肿瘤压迫情况。

(4)B超探查对肾上腺增生或肿瘤有价值。

(5)肾上腺 CT 扫描,磁共振检查是目前较先进的方法,以了解肿瘤的部位及大小。

(6)肾穿刺:了解细胞形态,能确定诊断。

五、治疗

(一)手术治疗

手术切除肾素分泌瘤后,可使血浆高肾素活性、高醛固酮症、高血压和低血钾性碱中毒所致的临床症状恢复正常。

(二)药物治疗

1.维持电解质的稳定

低钾的患者补充钾盐是简单易行的方法,口服或静脉输注或肛内注入。手足搐搦或肌肉痉挛者可给予补钙、补镁。

2.抗醛固酮药物

螺内酯剂量根据病情调整,一般每天用量 60～200 mg。螺内酯可以拮抗醛固酮作用,在远曲小管和集合管竞争抑制醛固酮受体,增加水和 Na^+、Cl^- 的排泌,从而减少 K^+、H^+ 的排出。

3.血管紧张素转换酶抑制药

ACEI 应用较广,它可有效抑制肾素-血管紧张素-醛固酮系统,阻断 ATⅠ向 ATⅡ转化,有效抑制血管收缩,减少醛固酮分泌,帮助预防 K^+ 丢失。同时还可降低蛋白尿,降高血压等作用。

4.非甾体抗炎药

吲哚美辛应用较广,它可抑制 PG 的排泌,并有效抑制 PG 刺激的肾素增高,

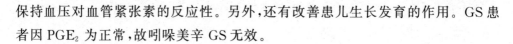

保持血压对血管紧张素的反应性。另外,还有改善患儿生长发育的作用。GS 患者因 PGE_2 为正常,故吲哚美辛 GS 无效。

六、预后

BS 和 GS 两者均不可治愈,多数患者预后较好,可正常生活,但需长期服药。

第四节　嗜铬细胞瘤

一、概述

嗜铬细胞瘤是来源于肾上腺髓质和肾上腺外嗜铬组织的肿瘤,是内分泌性高血压的重要原因。肿瘤细胞分泌肾上腺素和/或去甲肾上腺素,有的肿瘤分泌多巴胺,这些激素在血液循环中的浓度很高,可引起高血压及其他症状和体征。近年来,由于对本病的认识提高和诊断技术的进步,发现的病例数量也逐渐增多。嗜铬细胞瘤大多为良性,若能早期确诊,良性嗜铬细胞瘤患者经过手术治疗均可痊愈。若未被确诊,可能在分娩及外科手术时发生严重的儿茶酚胺过多的症状,甚至导致死亡。另外,长期未被确诊者可发生双目失明、卒中、心力衰竭及肾衰竭等。

二、病因与发病机制

嗜铬细胞瘤位于肾上腺者占 80%～85%,其中 70%～80% 为单侧,5%～10% 为双侧。15%～20% 病例位于肾上腺外,包括腹主动脉旁、膀胱内、直肠后、胸内、颈部、颅内等。儿童嗜铬细胞瘤多呈双侧性,并有较多位于肾上腺外。肿瘤大小不一,其直径可为 1～25 cm,但大多数直径为 3～5 cm,形状多为圆形或椭圆形。肿瘤较大时,瘤体内常有局灶性或大片状出血、坏死、囊性变和钙化。约 10% 的肾上腺内肿瘤及 30% 的肾上腺外肿瘤为恶性。恶性诊断标准为包膜浸润,血管内瘤栓的形成或有远处转移。有报道,在嗜铬细胞瘤中,原癌基因 *RET* 突变致病者达 7.8%。

嗜铬系统产生的重要生物活性物质统称儿茶酚胺,包括多巴胺、去甲肾上腺素和肾上腺素。肾上腺髓质分泌的肾上腺素多于去甲肾上腺素和多巴胺;而肾上腺髓质患嗜铬细胞瘤时则大多分泌去甲肾上腺素,次之为肾上腺素和多巴胺。

交感神经节后纤维只分泌去甲肾上腺素和多巴胺。这是因为将去甲肾上腺素转变为肾上腺素的苯乙醇胺 N-甲基转移酶需要高浓度的泼尼松才能激活,只有肾上腺髓质及主动脉旁嗜铬体才具备此条件。

嗜铬细胞瘤除产生肾上腺素和去甲肾上腺素外,还可分泌一种水溶性蛋白-嗜铬粒蛋白和其他多种肽类激素,包括 ACTH、促肾上腺皮质激素释放激素、生长激素释放激素、降钙素基因相关肽、心钠素、舒血管肠肽、神经肽 Y 物质、生长抑素、肾上腺髓质素等。这些肽类激素可能引起嗜铬细胞瘤中一些不典型症状,如面部潮红、便秘、腹泻、低血压或休克等。

三、临床表现

嗜铬细胞瘤患者的临床表现主要是由于大量儿茶酚胺作用于肾上腺素能受体所致,以心血管症状为主,兼有其他系统的表现。虽然嗜铬细胞瘤患者平素多有临床症状,但症状轻重不一。有的患者可以一直没有症状,直到死亡后尸检才发现有嗜铬细胞瘤。

(一)心血管系统表现

高血压是嗜铬细胞瘤患者最常见的临床症状,高血压的发作是阵发性、持续性或在持续性高血压的基础上阵发性加重。50%～60%的患者为持续性高血压,其中又有半数患者呈阵发性加重;40%～50%的患者为阵发性高血压。阵发性高血压是嗜铬细胞瘤患者的特征性表现。发作时血压骤升,收缩压可达26.7～40.0 kPa(200～300 mmHg),舒张压可达 20.0 ～24.0 kPa(150～180 mmHg)。高血压发作时伴有头痛、心悸、多汗"三联征",头痛常常较剧烈,呈炸裂样,主要因血压高所致;心悸常伴有胸闷、憋气、胸部压榨感或濒死感;有的患者平时怕热及出汗多,发作时则大汗淋漓,面色苍白,四肢发凉。

发作持续的时间短则几分钟,长者可达数天,发作次数渐频,可由数月发作一次逐渐缩短为每天发作数次,可于情绪激动、体位变换、扪压肿瘤、活动、排大小便或灌肠时发作,抽烟、饮酒及长期饥饿也可以诱发发作。高血压发作时,患者可出现眼底出血、渗出、视盘水肿以致失明;严重时可发生卒中或严重心、肾并发症,甚至危及生命。

大多数未治疗的持续性高血压及儿茶酚胺水平增高的嗜铬细胞瘤患者常出现明显的直立性低血压,其原因可能与循环血容量减少、肾上腺能受体出现降调节、自主神经功能受损致反射性外周血管收缩障碍等有关。本病可发生血压升高和降低反复交替发作,血压大幅度波动,时而急剧增高,时而骤然下降,甚至出现低血压休克。

大量儿茶酚胺可引起儿茶酚胺性心肌病,伴心律失常,如期前收缩、阵发性心动过速以致心室颤动。部分患者可发生心肌退行性变、坏死、炎性改变。

(二)其他临床表现

患者基础代谢率增高、多汗,也可出现糖耐减退或糖尿病;因肿瘤分泌血管活性肠肽、血清素可致腹泻、低血钾;因分泌甲状旁腺激素样物质可致高钙血症;因分泌红细胞生成素使红细胞增多。另外,本病患者胆石症发生率较高,与儿茶酚胺使胆囊收缩减弱、Oddi 括约肌张力增强引起胆汁潴留有关。患者还可伴发甲状腺髓样癌,或多发性内分泌腺瘤病。

四、诊断

(一)一般诊断

由于嗜铬细胞瘤患者的临床表现多种多样而使诊断有一定困难,临床上遇以下情况应考虑嗜铬细胞瘤的可能。

(1)阵发性高血压或持续性高血压阵发性加剧者,伴有头痛、心悸、多汗、面色苍白及胸腹部疼痛、紧张、焦虑、濒死感等症状及高代谢状态。

(2)常用降压药物疗效不佳,尤其在应用 β 受体阻滞剂后血压反常性升高者。

(3)患急进性或恶性高血压的儿童、青少年。

(4)在运动、排便、挤压腹部、麻醉、插管和分娩过程中出现阵发性高血压者。

(5)有嗜铬细胞瘤、多发性内分泌腺瘤的家族史;有甲状腺髓样癌、神经纤维瘤、黏膜神经瘤或其他内分泌肿瘤的高血压患者。

定性诊断应在全面分析上述临床资料的基础上,结合血、尿儿茶酚胺及其代谢产物的测定,并进行必要的药理试验,则不难排除或确定嗜铬细胞瘤的诊断。但排除诊断需要灵敏度高的检查手段,而确定诊断则需要特异性强的检查、试验。定性后还须进行适当的影像学检查如 B 超、CT、MRI 和[131]I 间碘苄胍等技术对肿瘤做定位诊断。

(二)检验诊断

嗜铬细胞瘤能自主分泌儿茶酚胺,包括肾上腺素、去甲肾上腺素。肾嗜铬细胞瘤患者的所有病理生理基础均与肿瘤的这一分泌功能有直接的关系。嗜铬细胞瘤的实验室检查包括血或尿中儿茶酚胺类物质及其代谢产物的测定,以及功能试验。

1.血、尿肾上腺素和去甲肾上腺素测定

（1）测定方法：HPLC法、毛细管电泳法。

（2）标本：血浆或24小时尿。收集血液于冷冻并加有抗氧化剂和肝素的试管内，置冰浴中转送，尽快低温离心分离血浆进行测定；24小时尿标本应以浓盐酸防腐，及时送检。

（3）参考范围：血浆肾上腺素为0.164～0.546 pmol/L（30～100 pg/mL），去甲肾上腺素为0.177～2.360 pmol/L（30～400 pg/mL）；尿去甲肾上腺素为89～472 pmol/24 h（15～80 μg/24 h），尿肾上腺素为0～109 pmol/24 h（0～20 μg/24 h）。

（4）临床诊断价值与评价。

血和尿中的肾上腺素和去甲肾上腺素，特别是肾上腺素是肾上腺髓质功能的标志物。由于肾上腺髓质主要释放肾上腺素和去甲肾上腺素，其中肾上腺素约为去甲肾上腺素的4倍，仅分泌微量多巴胺。血液及尿中的肾上腺素几乎全部来自肾上腺髓质分泌，去甲肾上腺素、多巴胺则还可来自其他组织中的嗜铬细胞和未被摄取的少量神经递质。血浆和尿中儿茶酚胺显著升高可有助于嗜铬细胞瘤诊断。如果肾上腺素升高幅度超过去甲肾上腺素，则支持肾上腺髓质嗜铬细胞瘤的诊断。若继发性高血压患者血压波动较大，有典型高血压发作状态，怀疑为嗜铬细胞瘤，可测血、尿儿茶酚胺予以鉴别诊断。但应与心绞痛、不稳定性原发性高血压、绝经期综合征、甲状腺功能亢进症及伴有阵发性高血压的脑瘤、急性血紫质病、铅中毒等相鉴别。

血儿茶酚胺在非发作期也不一定能为诊断提供依据，而24小时尿儿茶酚胺已出现明显异常。但尿儿茶酚胺特异性较低，仅作筛选之用，建议配合血儿茶酚胺一并检测。

多数降压药都可能影响儿茶酚胺类激素释放，故在采血前3～7天应停用降压药。儿茶酚胺增高的假阳性是由于外源性儿茶酚胺及有关药物如甲基多巴、左旋多巴、柳定心安、拟交感神经药、吗啡等，这些药物可使儿茶酚胺排泄增多长达2周以上。受交感神经肾上腺系统刺激，低血糖、精神紧张、伴随颅内压增高的中枢神经系统疾病及可乐定撤停综合征等情况下，内源性儿茶酚胺亦可增加尿中儿茶酚胺的排泄，也可导致假阳性。

血浆和尿儿茶酚胺类激素测定除受所用方法影响外，检测前因素的影响更突出。肾上腺素和去甲肾上腺素都是主要的应激激素，任何应激状态包括对穿刺取血的恐惧、体位改变都可导致其大量释放，如由卧位突然变为立位，血中肾上腺素和去甲肾上腺素会立即升高2～3倍。离体标本中的肾上腺素和去甲肾上腺素都极易被氧化破坏,采血后若不立即分离红细胞,室温下5分钟内肾上腺素和去甲肾上腺素浓度将迅速下降。因此,推荐在清晨未起床前空腹插入留置式取血导管后,至少让患者保持安静平卧半小时以上。

2.尿甲氧-4-羟杏仁酸测定

(1)测定方法:比色法、毛细管电泳法、高效液相电化学法。

(2)标本:24小时尿。

(3)参考值。直接香草醛比色法:儿童0～10天<5 μmol/24 h,10天至24个月<10 μmol/24 h,24个月至18岁<25 μmol/24 h;成人为10～35 μmol/24 h。重氮化对硝基苯胺显色法:成人为17.7～65.6 μmol/24 h。

(4)临床诊断价值与评价。①体内儿茶酚胺除小部分不经代谢由尿排出外,大部分经降解代谢后排出。儿茶酚胺的降解代谢途径,约1/3可先经单胺氧化酶的作用变为3,4-二羟苦杏酸;2/3最后转变为3-甲氧-4羟苦杏仁酸,又称香草基杏仁酸,由尿排出。②尿香草扁桃酸排泄量增多主要见于嗜铬细胞瘤。高血压患者如果血压波动较大,有典型高血压发作状态,怀疑嗜铬细胞瘤者,除可测血、尿儿茶酚胺浓度外,检测发作期24小时尿香草扁桃酸量(最好连续测定3天)可提高阳性率、有助于临床诊断。在非发作期,尿香草扁桃酸排泄量可正常或微偏高。香草扁桃酸作为儿茶酚胺激素的最终代谢产物,由于存在一定的假阴性和假阳性率,故并不作为筛查嗜铬细胞瘤的常用指标。

(三)鉴别诊断

1.原发性高血压

本症患者表现为持续性高血压时与原发性高血压难于鉴别。不同之处在于本症除高血压外常伴有代谢率持续增高表现,如体质下降、出汗较多、颤抖、无力甚至体温升高,有时血糖升高,尿糖出现等,对有上述症状者进一步实验室检查可确诊。

2.血管性高血压

血管性高血压如肾动脉狭窄、先天性主动脉狭窄、多发性大动脉炎等。体检时可分别发现剑突下,上、中腹部等处血管杂音;上肢血压比下肢血压明显增高;无脉症等体征。血管造影可明确诊断。

3.肾性高血压

肾性高血压可由急、慢性肾脏疾病所致,可从病史的采集,肾功能等项检查来加以鉴别。

4.内分泌性高血压

多种内分泌疾病均伴有高血压,如库欣综合征;原发性醛固酮增多症;原发肾素分泌过多症(肾素瘤);先天性肾上腺皮质增生症中 17α-羟化酶缺乏,11α-羟化酶缺乏;甲状腺功能亢进症等。

5.中枢神经系统疾病引起的高血压

有颅内高压症,如脑炎、脑内肿瘤等,可伴有神经系统症状,如嗜睡、意识障碍、惊厥和肢体活动障碍等,手术切除肿瘤为本病的根治措施,术前应用药物控制维持血压稳定在正常或接近正常的水平至少2周。降压药物包括选择性/非选择性的α/β 受体阻滞剂、钙通道阻滞剂、抑制儿茶酚胺合成的药物、血管紧张素受体阻滞剂等。首选酚苄明可以预防术中儿茶酚胺的突然释放导致的高血压危象。酚苄明从小剂量开始应用,逐渐应用至有效剂量。有些患者单独应用酚苄明不能使血压正常,可能需要与其他降压药物联合应用。酚苄明应用后,血压正常 2 周后手术治疗,避免术中并发症的发生。术中严密监测血压变化,给予必要处理。

五、治疗

(一)药物治疗

嗜铬细胞瘤的诊断一旦成立,患者应立即接受 α 受体阻滞剂治疗,以防出现高血压危象。酚苄明是长效的非选择性 α 受体阻滞剂,是长期治疗和术前准备的首选。起始剂量为 10 mg 每12 小时1 次,然后每数天增加 10 mg,大部分患者需 40～80 mg/d 才能控制血压,少数患者需要 200 mg/d 或更大剂量。术前应用酚苄明一般应在 2 周以上,且宜用至手术前 1 天为止。

哌唑嗪、特拉唑嗪和多沙唑嗪都是选择性 α 受体阻滞剂,可用于嗜铬细胞瘤的术前准备。乌拉地尔也是一种 α 受体阻滞剂,且对心率无明显影响,也可用于术前准备。

酚妥拉明是短效的非选择性 α 受体阻滞剂,用于高血压危象发作及术中控制血压,不适用于术前准备。当患者突然出现高血压危象时,应立即静脉推注酚妥拉明 2～5 mg,继之缓慢静脉滴注酚妥拉明以控制血压,必要时可加用硝普钠静脉滴注。高血压危象一经控制,即应改为口服α受体阻滞剂直到手术前。

患者应用 α 受体阻滞剂后如心率加快,可酌情给予 β 受体阻滞剂;同时应注意补充血容量,以使原来缩减的血容量恢复正常。

(二)手术治疗

嗜铬细胞瘤的手术方式有经腹肿瘤切除术和腹腔镜下肿瘤切除术两种。一般认为镜下手术的效果优于经腹手术,主要优点是疼痛轻、创伤小、失血少、住院时间短、恢复良好。手术后 1 周内,患者血压仍可偏高,其原因可能是手术后应

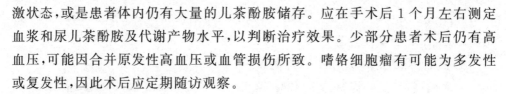

激状态，或是患者体内仍有大量的儿茶酚胺储存。应在手术后1个月左右测定血浆和尿儿茶酚胺及代谢产物水平，以判断治疗效果。少部分患者术后仍有高血压，可能因合并原发性高血压或血管损伤所致。嗜铬细胞瘤有可能为多发性或复发性，因此术后应定期随访观察。

（三）其他治疗

恶性嗜铬细胞瘤较为少见，早期手术切除恶性病灶是治疗的有效方法。对于嗜铬细胞瘤早期、局部无浸润或转移表现，虽然有恶性可能，但腹腔镜手术仍是可选的治疗方式，但术中一旦发现有邻近组织浸润或转移表现，应立即转为开放式手术，以尽可能清除病灶。恶性嗜铬细胞瘤一般对放疗和化疗不敏感，可用抗肾上腺素药作对症治疗。也可用酪氨酸羟化酶抑制剂α甲基间酪氨酸阻碍儿茶酚胺的生物合成。[131]I-MIBG可用于手术后消除残余肿瘤组织和预防转移，治疗后血压可下降，儿茶酚胺的排出量减少，但其治疗效果往往是暂时的。

该患者手术指征一旦成立，应积极给予术前准备，尽快在排除禁忌后进行手术治疗。患者应立即接受α受体阻滞剂治疗，作为长效的非选择性α受体阻滞剂，酚苄明可作为术前准备的首选，一般需应用2周以上直至手术。术前应密切关注患者血压及其他生命体征变化，一旦出现高血压危象，则应立即静脉推注酚妥拉明2～5 mg，继之缓慢静脉滴注酚妥拉明以控制血压，必要时可加用硝普钠静脉滴注。高血压危象一经控制，再改为口服α受体阻滞剂直到术前1天为止。因应用α受体阻滞剂可出现交感反馈性心率加快，可酌情给予β受体阻滞剂；同时注意补充血容量，以使原来缩减的血容量恢复正常。手术可选择经腹或腹腔镜下肿瘤切除术两种，一般认为镜下手术效果优于经腹手术，但术中若发现有临近浸润或转移表现，则须立即转为开放式手术清除病灶。若术后1周内患者血压仍偏高，可能是应激状态或是残存儿茶酚胺的作用，可酌情采用药物控制血压。术后1个月左右若仍有高血压，则需考虑是否有肿瘤残余，也可能是因合并原发性高血压或血管损伤所致。应在术后第6周测定患者血、尿儿茶酚胺及代谢产物水平，以判断治疗效。恶性嗜铬细胞瘤一般对放疗和化疗不敏感，可用抗肾上腺素药等作对症治疗。[131]I-MIBG可用于术后消除残余肿瘤组织和预防转移，可有效降压，但其治疗效果往往是暂时的，可选择性作为辅助治疗手段。嗜铬细胞瘤有可能为多发性或复发性，因此术后应对其定期随访观察。

第六章

糖尿病及相关并发症

第一节　糖　尿　病

一、糖尿病的分型

糖尿病的分型是依据对糖尿病的临床表现、病理生理及病因的认识而建立的综合分型。目前国际上通用的是 WHO 糖尿病专家委员会提出的分型标准。

(一)1 型糖尿病(T1DM)

该型又分免疫介导性(1A 型)和特发性(1B 型)。前者占绝大多数,为自身免疫性疾病,可能是有遗传易感性的个体在某些外在环境因素的作用下,机体发生了针对胰岛 β 细胞的自身免疫,导致胰岛 β 细胞破坏,胰岛素分泌减少。血中可发现针对胰岛 β 细胞的特异性抗体。后者发病临床表现与 1A 型相似,但无自身免疫证据。

(二)2 型糖尿病(T2DM)

其发病虽然与遗传因素有一定的关系,但环境因素,尤其生活方式起着主导作用。大部分发病从以胰岛素抵抗为主伴胰岛素进行性分泌不足,进展到以胰岛素分泌不足为主伴胰岛素抵抗。

(三)其他特殊类型糖尿病

其他特殊类型糖尿病病因学相对明确。

1.胰岛 β 细胞功能基因缺陷

青年人中的成年发病型糖尿病(MODY),线粒体基因突变糖尿病,其他。

2.胰岛素作用基因缺陷

A 型胰岛素抵抗、妖精貌综合征、Rabson-Mendenhall 综合征、脂肪萎缩型糖尿病等。

3.胰腺疾病和胰腺外伤或手术切除

胰腺炎、创伤、胰腺切除术、胰腺肿瘤、胰腺囊性纤维化病、血色病、纤维钙化性胰腺病等。

4.内分泌疾病

肢端肥大症、库欣综合征、胰高糖素瘤、嗜铬细胞瘤、甲状腺功能亢进症、生长抑素瘤、醛固酮瘤及其他。

5.药物或化学品所致糖尿病

Vacor(N-3 吡啶甲基 N-P 硝基苯尿素)、喷他脒、烟酸、糖皮质激素、甲状腺激素、二氮嗪、β-肾上腺素能激动剂、噻嗪类利尿剂、苯妥英钠、α-干扰素等。

6.感染

先天性风疹、巨细胞病毒感染及其他。

7.不常见的免疫介导性糖尿病

僵人综合征、抗胰岛素受体抗体等。

8.其他与糖尿病相关的遗传综合征

Down 综合征、Klinefelter 综合征、Turner 综合征、Wolfram 综合征、Friedreich 共济失调、Huntington 舞蹈病、Laurence-Moon-Beidel 综合征、强直性肌营养不良、卟啉病、Prader-Willi 综合征等。

(四)妊娠期糖尿病(GDM)

GDM 指妊娠期间发生的糖尿病,不包括孕前已诊断或已患糖尿病的患者,后者称为糖尿病合并妊娠。

糖尿病患者中 T2DM 最多见,占 90%~95%。T1DM 在亚洲较少见,但在某些国家和地区则发病率较高;我国 T1DM 占糖尿病的比例<5%。

二、糖尿病的病因、发病机制和自然史

糖尿病的病因和发病机制较复杂,至今未完全阐明。不同类型其病因不尽相同,即使在同一类型中也存在着异质性。总的来说,遗传因素及环境因素共同参与其发病。胰岛素由胰岛 β 细胞合成和分泌,经血液循环到达体内各组织器官的靶细胞,与特异受体结合并引发细胞内物质代谢效应,这过程中任何一个环节发生异常均可导致糖尿病。

　　T2DM 在自然进程中,不论其病因如何,都会经历几个阶段,患者已存在糖尿病相关的病理生理改变(如胰岛素抵抗、胰岛 β 细胞功能缺陷)相当长时间,但糖耐量仍正常。随病情进展首先出现糖调节受损(IGR),包括空腹血糖受损(IFG)和糖耐量减低(IGT),两者可分别或同时存在;IGR 代表了正常葡萄糖稳态和糖尿病高血糖之间的中间代谢状态,是最重要的 T2DM 高危人群,其中 IGT 预测发展为糖尿病有更高的敏感性,每年有 1.5%～10.0% 的 IGT 患者进展为 T2DM;并且在大多数情况下,IGR 是糖尿病自然病程中的一部分,最后进展至糖尿病。糖尿病早期,部分患者可通过饮食控制、运动、减肥等使血糖得到控制,多数患者则需在此基础上使用口服降糖药使血糖达理想控制,但不需要用胰岛素治疗;随病情进展,β 细胞分泌胰岛素功能进行性下降,患者需应用胰岛素帮助控制高血糖,但不依赖外源胰岛素维持生命;随胰岛细胞破坏进一步加重,至胰岛 β 细胞功能完全衰竭时,则需要外源胰岛素维持生命。由于部分 T2DM 患者发病隐匿,至发现时 β 细胞功能已严重损害、血糖很高,这类患者即需应用胰岛素帮助控制高血糖。

　　(一)T1DM

　　T1DM 绝大多数是自身免疫性疾病,遗传因素和环境因素共同参与其发病。某些外界因素(如病毒感染、化学毒物和饮食等)作用于有遗传易感性的个体,激活 T 淋巴细胞介导的一系列自身免疫反应,引起选择性胰岛 β 细胞破坏和功能衰竭,体内胰岛素分泌不足进行性加重,最终导致糖尿病。

　　1.遗传因素

　　在同卵双生子中 T1DM 同病率达 30%～40%,提示遗传因素在 T1DM 发病中起重要作用。T1DM 遗传易感性涉及多个基因,包括 *HLA* 基因和非 HLA 基因,现尚未被完全识别。已知位于 6 号染色体短臂的 *HLA* 基因为主效基因,其他为次效基因。HLA-Ⅰ、Ⅱ类分子参与了 CD4[+] T 淋巴细胞及 CD8[+] 杀伤 T 淋巴细胞的免疫耐受,从而参与了 T1DM 的发病。

　　总而言之,T1DM 存在着遗传异质性,遗传背景不同的亚型其病因及临床表现不尽相同。

　　2.环境因素

　　(1)病毒感染:据报道与 T1DM 发病有关的病毒包括风疹病毒、腮腺炎病毒、柯萨奇病毒、脑心肌炎病毒和巨细胞病毒等。病毒感染可直接损伤 β 细胞,迅速、大量破坏 β 细胞或使细胞发生慢性损伤、数量逐渐减少。病毒感染还可损伤 β 细胞而暴露其抗原成分,从而触发自身免疫反应,现认为这是病毒感染导致

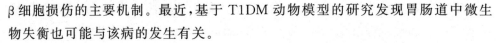

β细胞损伤的主要机制。最近,基于T1DM动物模型的研究发现胃肠道中微生物失衡也可能与该病的发生有关。

(2)化学毒物和饮食因素:链脲佐菌素和四氧嘧啶糖尿病动物模型以及灭鼠剂吡甲硝苯脲所造成的人类糖尿病属于非免疫介导性β细胞破坏(急性损伤)或免疫介导性β细胞破坏(小剂量、慢性损伤)。而过早接触牛奶或谷类蛋白,引起T1DM发病机会增大,可能与肠道免疫失衡有关。

3.自身免疫

许多证据支持T1DM为自身免疫性疾病:①遗传易感性与HLA区域密切相关,而HLA区域与免疫调节,以及自身免疫性疾病的发生有密切关系;②常伴发其他自身免疫性疾病,如桥本甲状腺炎、Addison病等;③早期病理改变为胰岛炎,表现为淋巴细胞浸润;④已发现近90%新诊断的T1DM患者血清中存在针对β细胞的单株抗体;⑤动物研究表明,免疫抑制治疗可预防小剂量链脲佐菌素所致动物糖尿病。

(1)体液免疫:已发现90%新诊断的T1DM患者血清中存在针对β细胞的抗体,比较重要的有多株胰岛细胞抗体(ICA)、胰岛素抗体(IAA)、谷氨酸脱羧酶抗体(GADA)、蛋白质酪氨酸磷酸酶样蛋白抗体、锌转运体8抗体等。胰岛细胞自身抗体检测可预测T1DM的发病及确定高危人群,并可协助糖尿病分型及指导治疗。

(2)细胞免疫:目前认为细胞免疫异常在T1DM发病中起更重要作用。细胞免疫失调表现为致病性和保护性T淋巴细胞比例失衡及其所分泌的细胞因子或其他递质相互作用紊乱,一般认为发病经历3个阶段:①免疫系统被激活;②免疫细胞释放各种细胞因子;③在激活的T淋巴细胞和各种细胞因子的作用下,胰岛β细胞受到直接或间接的高度特异性的自身免疫性攻击,导致胰岛炎和β细胞破坏。

(二)T2DM

T2DM也是由遗传因素及环境因素共同作用而形成的多基因遗传性复杂病,是一组异质性疾病。目前对T2DM的病因和发病机制仍然认识不足,但环境因素扮演着重要角色。

1.遗传因素与环境因素

同卵双生子中T2DM的同病率接近100%,但起病和病情进程则受环境因素的影响而变异甚大。遗传特点:①参与发病的基因很多,分别影响糖代谢有关过程中的某个中间环节;②每个基因参与发病的程度不等,大多数为次效基因,可能有个别为主效基因；③每个基因只是赋予个体某种程度的易感性，并不足以致病，也不一定是致病所必需；④多基因异常的总效应形成遗传易感性。现有资料显示遗传因素主要影响β细胞功能。

环境因素包括增龄、现代生活方式、营养过剩、体力活动不足、子宫内环境以及应激、化学毒物等。在遗传因素和上述环境因素共同作用下所引起的肥胖，特别是中心性肥胖，与胰岛素抵抗和 T2DM 的发生密切相关。近几十年糖尿病发病率的急剧增高难以用遗传因素解释，以营养过剩和运动减少为主要参与因素的生活方式改变起着更为重要的作用。

2.胰岛素抵抗和β细胞功能缺陷

β细胞功能缺陷导致不同程度的胰岛素缺乏和组织（特别是骨骼肌和肝脏）胰岛素抵抗是 T2DM 发病的两个主要环节。不同个体其胰岛素抵抗和胰岛素分泌缺陷在发病中的重要性不同，同一患者在疾病进程中两者的相对重要性也可能发生变化。在存在胰岛素抵抗的情况下，如果β细胞能代偿性增加胰岛素分泌，则可维持血糖正常；当β细胞功能无法代偿胰岛素抵抗时，就会发生 T2DM。

（1）胰岛素抵抗：胰岛素降低血糖的主要机制包括抑制肝脏产生葡萄糖、刺激内脏组织（如肝脏）对葡萄糖的摄取及促进外周组织（骨骼肌、脂肪）对葡萄糖的利用。胰岛素抵抗指胰岛素作用的靶器官（主要是肝脏、肌肉和脂肪组织）对胰岛素作用的敏感性降低。

胰岛素抵抗是 T2DM 的重要特征，现认为可能是多数 T2DM 发病的始发因素，且产生胰岛素抵抗的遗传背景也会影响β细胞对胰岛素抵抗的代偿能力。但胰岛素抵抗的发生机制至今尚未阐明。目前主要有脂质超载和炎症两种论点：脂质过度负荷增多致血液循环中 FFA 及其代谢产物水平增高，以及在非脂肪细胞（主要是肌细胞、肝细胞、胰岛β细胞）内沉积，抑制胰岛素信号转导；增大的脂肪细胞吸引巨噬细胞，分泌炎症性信号分子（如 TNF-α、抵抗素、IL-6 等），通过 Jun 氨基端激酶阻断骨骼肌内的胰岛素信号转导。

（2）β细胞功能缺陷：β细胞功能缺陷在 T2DM 的发病中起关键作用，β细胞对胰岛素抵抗的失代偿是导致 T2DM 发病的最后环节。现已证明从糖耐量正常到 IGT 到 T2DM 的进程中，β细胞功能呈进行性下降，T2DM 诊断时其β细胞功能已降低约 50%。

T2DM β细胞功能缺陷主要表现如下。①胰岛素分泌量的缺陷：T2DM 早期空腹胰岛素水平正常或升高，葡萄糖刺激后胰岛素分泌代偿性增多（但相对于血糖水平而言胰岛素分泌仍是不足的);随着疾病的进展和空腹血糖浓度增高,基础胰岛素分泌不再增加,甚至逐渐降低,而葡萄糖刺激后胰岛素分泌缺陷更明显。患者一般先出现对葡萄糖刺激反应缺陷,对非葡萄糖的刺激(如氨基酸、胰高糖素、化学药物等)尚有反应;至疾病后期胰岛 β 细胞衰竭时,则对葡萄糖和非葡萄糖的刺激反应均丧失。②胰岛素分泌模式异常:静脉注射葡萄糖后(IVGTT 或高糖钳夹试验)第一时相胰岛素分泌减弱或消失;口服葡萄糖胰岛素释放试验中早时相胰岛素分泌延迟、减弱或消失;疾病早期第二时相(或晚时相)胰岛素分泌呈代偿性升高及峰值后移,当病情进一步发展则第二时相(或晚时相)胰岛素分泌也渐减;且对葡萄糖和非葡萄糖刺激反应均减退。③胰岛素脉冲式分泌缺陷:正常胰岛素呈脉冲式分泌,涵盖基础和餐时状态;T2DM 胰岛素分泌谱紊乱,正常间隔脉冲消失,出现高频脉冲及昼夜节律紊乱;在 DM 的发生发展过程中,胰岛素脉冲式分泌异常可能比糖刺激的第一时相胰岛素分泌异常更早出现。④胰岛素质量缺陷:胰岛素原与胰岛素的比例增加,胰岛素原的生物活性仅约为胰岛素的 15%。

3.胰岛 α 细胞功能异常和胰高糖素样多肽-1(GLP-1)分泌缺陷

近年研究发现,与正常糖耐量者比较,T2DM 患者血 GLP-1 浓度降低,尤其进餐后更为明显。但目前尚不清楚这种现象是高血糖的诱发因素或是继发于高血糖。

GLP-1 由肠道 L 细胞分泌,主要生物作用包括刺激 β 细胞葡萄糖介导的胰岛素合成和分泌、抑制胰高糖素。其他生物学效应包括延缓胃内容物排空、抑制食欲及摄食、促进 β 细胞增殖和减少凋亡、改善血管内皮功能和保护心脏功能等。GLP-1 在体内迅速被 DPP-Ⅳ 降解而失去生物活性,其血浆半衰期不足 2 分钟。

已知胰岛中 α 细胞分泌胰高糖素在保持血糖稳态中起重要作用。正常情况下,进餐后血糖升高刺激早时相胰岛素分泌和 GLP-1 分泌,进而抑制 α 细胞分泌胰高糖素,从而使肝糖输出减少,防止出现餐后高血糖。研究发现,T2DM 患者由于 β 细胞数量明显减少,α 细胞数量无明显改变,致 α/β 细胞比例显著增加;另外 T2DM 患者普遍存在 α 细胞功能紊乱,主要表现为 α 细胞对葡萄糖敏感性下降(也即需要更高的血糖浓度才能实现对胰高糖素分泌的抑制作用),T2DM 患者负荷后 GLP-1 的释放曲线低于正常个体;从而导致胰高糖素水平升高,肝糖输出增加。通过提高内源性 GLP-1 水平或补充外源 GLP-1 后,可观察到 GLP-1 以葡萄糖依赖方式促进 T2DM 的胰岛素分泌和抑制胰高血糖素分泌,并

可恢复 α 细胞对葡萄糖的敏感性。

胰岛 α 细胞功能异常和 GLP-1 分泌缺陷可能在 T2DM 发病中也起重要作用。

4.T2DM 的自然史

T2DM 早期存在胰岛素抵抗而 β 细胞可代偿性增加胰岛素分泌时,血糖可维持正常;当 β 细胞无法分泌足够的胰岛素以代偿胰岛素抵抗时,则会进展为 IGR 和糖尿病。IGR 和糖尿病早期不需胰岛素治疗的阶段较长,部分患者可通过生活方式干预使血糖得到控制,多数患者则需在此基础上使用口服降糖药使血糖达理想控制;随 β 细胞分泌胰岛素功能进行性下降,患者需应用胰岛素控制高血糖,但不依赖外源胰岛素维持生命;但随着病情进展,相当一部分患者需用胰岛素控制血糖或维持生命。

三、糖尿病的临床表现

(一)基本临床表现

血糖升高后因渗透性利尿引起多尿,继而口渴多饮;外周组织对葡萄糖利用障碍,脂肪分解增多,蛋白质代谢负平衡,渐见乏力、消瘦,儿童生长发育受阻;患者常有易饥、多食。故糖尿病的临床表现常被描述为"三多一少",即多尿、多饮、多食和体重减轻。可有皮肤瘙痒,尤其外阴瘙痒。血糖升高较快时可使眼房水、晶体渗透压改变而引起屈光改变致视力模糊。部分患者无任何症状,仅于健康检查或因各种疾病就诊化验时发现高血糖。

(二)常见类型糖尿病的临床特点

1.T1DM 临床特点

(1)免疫介导性 T1DM(1A 型):诊断时临床表现变化很大,可以是轻度非特异性症状、典型三多一少症状或昏迷。多数青少年患者起病较急,症状较明显;如未及时诊断治疗,可出现糖尿病酮症酸中毒。多数 T1DM 患者起病初期都需要胰岛素治疗,使代谢恢复正常,但此后可能有持续数周至数月不等的时间需要的胰岛素剂量很小或不需要胰岛素,即所谓"蜜月期"现象,这是由于 β 细胞功能得到部分恢复。某些成年患者,起病缓慢,早期临床表现不明显,经历一段或长或短的不需胰岛素治疗的阶段,称为"成人隐匿性自身免疫糖尿病(LADA)"。尽管起病急缓不一,一般较快进展到糖尿病需依赖外源胰岛素控制血糖。这类患者很少肥胖,但肥胖不排除本病可能性。多数 1A 型患者血浆基础胰岛素水平低于正常,葡萄糖刺激后胰岛素分泌曲线低平。胰岛 β 细胞自身抗体或呈阳性。

(2)特发性 T1DM(1B 型):通常急性起病,β 细胞功能明显减退甚至衰竭,临床上表现为糖尿病酮症甚至酸中毒。β 细胞自身抗体检查阴性。病因未明,诊断时需排除单基因突变糖尿病。

2.T2DM 临床特点

流行病学调查显示,在我国糖尿病患病人群中,T2DM 占 90% 以上。多见于成人,常在40岁以后起病,但也可发生于青少年;多数起病隐匿,症状相对较轻,半数以上无任何症状;不少患者因慢性并发症、伴发病或仅于健康检查时发现。很少自发性发生 DKA,但在应激、严重感染、中断治疗等诱因下也可发生DKA。T2DM 常有家族史。临床上与肥胖症、血脂异常、脂肪肝、高血压、冠心病等疾病常同时或先后发生,并常伴有高胰岛素血症,目前认为这些均与胰岛素抵抗有关,称为代谢综合征。由于诊断时所处的病程阶段不同,其 β 细胞功能表现差异较大,有的早期患者进食后胰岛素分泌高峰延迟,餐后 3～5 小时血浆胰岛素水平不适当地升高,引起反应性低血糖,可成为这些患者的首发临床表现。

3.某些特殊类型糖尿病

(1)青年人中的成年发病型糖尿病:MODY 是一组高度异质性的单基因遗传病。主要临床特征:①有三代或以上家族发病史,且符合常染色体显性遗传规律;②先证者发病年龄＜25 岁;③无酮症倾向。

(2)线粒体基因突变糖尿病临床特征:线粒体基因突变糖尿病临床特征:①母系遗传;②发病早,β 细胞功能逐渐减退,自身抗体阴性;③身材多消瘦;④常伴神经性耳聋或其他神经肌肉表现。

(3)糖皮质激素所致糖尿病:部分患者应用糖皮质激素后可诱发或加重糖尿病,常常与剂量和使用时间相关。多数患者停用后糖代谢可恢复正常。不管以往有否糖尿病,使用糖皮质激素时均应监测血糖,及时调整降糖方案,首选胰岛素控制高血糖。

4.妊娠糖尿病

GDM 通常是在妊娠中、末期出现,此时与妊娠相关的胰岛素拮抗激素的分泌亦达高峰。GDM 一般只有轻度无症状性血糖增高,但由于血糖轻度增高对胎儿发育也可能有不利影响,因此妊娠期间应重视筛查。对所有孕妇,特别是GDM 高风险的妇女(GDM 个人史、肥胖、尿糖阳性,或有糖尿病家族史者),最好在怀孕前进行筛查,若 FPG＞7.0 mmol/L、随机血糖＞11.1 mmol/L或糖化血红蛋白＞6.5% 则可确诊为显性糖尿病。

所有既往无糖尿病的孕妇应在妊娠 24～28 周时进行 OGTT。针对 GDM 的诊断方法和标准一直存在争议。就诊断方法而言,分为一步法及两步法。一步法是妊娠 24～28 周行 75 g OGTT;若 FPG ≥5.1 mmol/L,服糖后 1 小时血糖≥10.0 mmol/L、2 小时≥8.5 mmol/L,不再检测 3 小时血糖;血糖值超过上述任一指标即可诊断为 GDM。两步法是妊娠 24～28 周先做50 g OGTT 初步筛查,即口服 50 g 葡萄糖,1 小时后抽血化验血糖,血糖水平≥7.8 mmol/L 为异常;异常者需进一步行 100 g OGTT 确诊,分别测定 FPG 及负荷后 1 小时、2 小时和 3 小时血糖水平;两项或两项以上异常即可确诊为 GDM。

一步法简单易行,对该法诊断的 GDM 进行治疗可能会改善母婴结局,但鉴于 OGTT 变异度较大,且根据现有一步法的诊断标准可大幅度增加 GDM 的患病率,由此增加的经济负担,以及诊断的 GDM 进行干预所带来的母婴益处尚需要更多的临床研究证实。故目前不同组织对一步法及两步法的推荐态度有所不同。NIH 及美国妇产科医师学会推荐两步法,国际糖尿病与妊娠研究组及世界卫生组织则支持采用一步法,而既往支持一步法的 ADA 2014 年发表声明称两种方法都可以选用,美国预防医学工作组、美国家庭医师协会和内分泌学会则并未就选择哪种方法做明确推荐。

对 GDM 和"糖尿病合并妊娠"均需积极有效处理,以降低围生期疾病相关的患病率和病死率。GDM 妇女分娩后血糖一般可恢复正常,但未来发生 T2DM 的风险显著增加。此外,由于某些 GDM 患者孕前可能已经存在未被诊断的各种类型的糖尿病,故 GDM 患者应在产后 6～12 周使用非妊娠 OGTT 标准筛查糖尿病,并长期追踪观察。

四、糖尿病的实验室检查

(一)糖代谢异常严重程度或控制程度的检查

1.尿糖测定

大多采用葡萄糖氧化酶法,测定的是尿葡萄糖,尿糖阳性是诊断糖尿病的重要线索。但尿糖阳性只是提示血糖值超过肾糖阈(大约 10 mmol/L),因而尿糖阴性不能排除糖尿病可能。并发肾脏病变时,肾糖阈升高,虽然血糖升高,但尿糖阴性。肾糖阈降低时,虽然血糖正常,尿糖可阳性。

2.血糖测定和 OGTT

血糖升高是诊断糖尿病的主要依据,又是判断糖尿病病情和控制情况的主要指标。血糖值反映的是瞬间血糖状态。常用葡萄糖氧化酶法测定。抽静脉血或取毛细血管血,可用血浆、血清或全血。如血细胞比容正常,血浆、血清血糖比全血血糖高 15%。诊断糖尿病时必须用静脉血浆测定血糖,治疗过程中随访血糖控制情况可用便携式血糖计测定末梢血糖。

当血糖高于正常范围而又未达到诊断糖尿病标准时,须进行 OGTT。OGTT 应在无摄入任何热量8 小时后,清晨空腹进行,成人口服 75 g 无水葡萄糖,溶于 250～300 mL 水中,5～10 分钟内饮完,空腹及开始饮葡萄糖水后2 小时测静脉血浆葡萄糖。儿童服糖量按每千克体重 1.75 g 计算,总量不超过 75 g。

如下因素可影响 OGTT 结果的准确性:试验前连续 3 天膳食中糖类摄入过少、长期卧床或极少活动、应激情况、应用药物(如噻嗪类利尿剂、β 受体阻滞剂、糖皮质激素等)、吸烟等。因此急性疾病或应激情况时不宜行 OGTT;试验过程中,受试者不喝茶及咖啡、不吸烟、不做剧烈运动;试验前 3 天内摄入足量碳水化合物;试验前 3～7 天停用可能有影响的药物。

3.糖化血红蛋白和糖化血浆清蛋白测定

糖化血红蛋白是葡萄糖或其他糖与血红蛋白的氨基发生非酶催化反应(一种不可逆的蛋白糖化反应)的产物,其量与血糖浓度呈正相关。糖化血红蛋白有 a、b、c 3 种,以糖化血红蛋白 c 最为重要。正常人糖化血红蛋白 c 占血红蛋白总量的 3%～6%,不同实验室之间其参考值有一定差异。血糖控制不良者糖化血红蛋白 c 升高,并与血糖升高的程度和持续时间相关。由于红细胞在血液循环中的寿命约为 120 天,因此糖化血红蛋白 c 反映患者近 8～12 周平均血糖水平,为评价糖尿病长期血糖控制水平的主要监测指标之一。需要注意糖化血红蛋白 c 受检测方法、有无贫血和血红蛋白异常疾病、红细胞转换速度、年龄等因素的影响。另外,糖化血红蛋白 c 不能反映瞬时血糖水平及血糖波动情况,也不能确定是否发生过低血糖。

血浆蛋白(主要为清蛋白)同样也可与葡萄糖发生非酶催化的糖化反应而形成果糖胺,其形成的量也与血糖浓度和持续时间相关,正常值为 1.7～2.8 mmol/L。由于清蛋白在血中半衰期为 19 天,故果糖胺反映患者近 2～3 周内平均血糖水平,为糖尿病患者近期病情监测的指标。

(二)胰岛 β 细胞功能检查

1.胰岛素释放试验

正常人空腹基础血浆胰岛素为 35～145 pmol/L(5～20 mU/L),口服 75 g 无水葡萄糖(或 100 g 标准面粉制作的馒头)后,血浆胰岛素在 30～60 分钟上升至高峰,峰值为基础值的 5～10 倍,3～4 小时恢复到基础水平。本试验反映基础和葡萄糖介导的胰岛素释放功能。胰岛素测定受血清中胰岛素抗体和外源性胰岛素的干扰。

2.C肽释放试验

C肽释放试验方法同上。正常人空腹基础值＞400 pmol/L,高峰时间同上,峰值为基础值的5～6倍。也反映基础和葡萄糖介导的胰岛素释放功能。C肽测定不受血清中的胰岛素抗体和外源性胰岛素的影响。

3.其他检测

β细胞功能的方法如静脉注射葡萄糖-胰岛素释放试验和高糖钳夹试验可了解胰岛素释放第一时相;胰高糖素-C肽刺激试验和精氨酸刺激试验可了解非糖介导的胰岛素分泌功能等。可根据患者的具体情况和检查目的而选用。

(三)其他检查

1.血脂水平检测

胆固醇,尤其是LDL-C在动脉粥样硬化发生和发展中发挥着关键作用。糖尿病患者发生动脉粥样硬化的危险度明显增高,故要严密监测血脂,并结合年龄、性别、吸烟与否、血压水平及有无血管病变等确定个体化血脂治疗方案及达标标准。

2.足底压力检测

有条件者可行足底压力分析,以指导糖尿病足患者的足部护理及对足矫形器的监测。

3.有关病因和发病机制的检查

GADA、ICA、IAA及IA-2A的联合检测,胰岛素敏感性检查,基因分析等。

五、糖尿病的诊断与鉴别诊断

大多数早期T2DM患者并无明显症状,故容易漏诊和误诊。在临床工作中要善于发现糖尿病,尽可能早期诊断和治疗。糖尿病诊断以血糖升高为依据,血糖的正常值和糖代谢异常的诊断切点是依据血糖值与糖尿病特异性并发症(如视网膜病变)发生风险的关系来确定。应注意如单纯检查空腹血糖,糖尿病漏诊率高,应加测餐后血糖,必要时进行OGTT。

(一)诊断线索

有多食、多饮、多尿及体重减轻(三多一少)症状者;以糖尿病各种急慢性并发症或伴发病首诊就诊者,原因不明的酸中毒、失水、昏迷、休克;反复发作的皮肤疖或痈、真菌性阴道炎等;手足麻木、视物模糊等。高危人群,有糖调节受损史

(IFG 和/或IGT);年龄≥45 岁;超重或肥胖;T2DM 的一级亲属;有巨大儿生产史或妊娠糖尿病史等。

(二)诊断标准

我国目前采用国际上通用 WHO 糖尿病专家委员会提出的诊断和分类标准(表 6-1、表 6-2),要点如下。

表 6-1　糖尿病诊断标准

诊断标准	静脉血浆葡萄糖水平(mmol/L)
(1)糖尿病症状＋随机血糖	≥11.1
(2)空腹血糖(FPG)	≥7.0
(3)OGTT 2 小时血糖	≥11.1

注:需再测一次予以证实,诊断才能成立。随机血糖指不考虑上次用餐时间,一天中任意时间的血糖,不能用来诊断 IFG 或 IGT。

表 6-2　糖代谢状态分类

糖代谢分类	静脉血浆葡萄糖水平(mmol/L)	
	空腹血糖(FPG)	糖负荷后 2 小时血糖水平
正常血糖(NGR)	<6.1	<7.8
空腹血糖受损(IFG)	6.1～6.9	<7.8
糖耐量减低(IGT)	<7.0	7.8～11.0
糖尿病(DM)	≥7.0	≥11.1

注:2003 年 11 月国际糖尿病专家委员会建议将 IFG 的界限值修订为 5.6～6.9 mmol/L。

(1)糖尿病诊断是基于空腹(FPG)、任意时间或 OGTT 中 2 小时血糖值。空腹指至少8 小时内无任何热量摄入;任意时间指一天内任何时间,无论上一次进餐时间及食物摄入量。糖尿病症状指多尿、烦渴多饮和难于解释的体重减轻。FPG 3.9～6.0 mmol/L(70～108 mg/dL)为正常;6.1～6.9 mmol/L(110～125 mg/dL)为 IFG;≥7.0 mmol/L(126 mg/dL)应考虑糖尿病。OGTT 中 2 小时血糖值<7.7 mmol/L(139 mg/dL)为正常糖耐量;7.8～11.0 mmol/L(140～199 mg/dL)为 IGT;≥11.1 mmol/L(200 mg/dL)应考虑糖尿病。

(2)糖尿病的临床诊断推荐采用葡萄糖氧化酶法测定静脉血浆葡萄糖。

(3)对于无糖尿病症状,仅一次血糖值达到糖尿病诊断标准者,必须在另一天复查核实而确定诊断;如复查结果未达到糖尿病诊断标准,应定期复查。IFG 或 IGT 的诊断应根据 3 个月内的两次 OGTT 结果,用其平均值来判断。严重疾病(急性严重感染、创伤)或其他应激情况下,可因拮抗胰岛素的激素(如儿茶酚胺、皮质醇等)分泌增多而发生应激性高血糖;但这种代谢紊乱常为暂时性和自限性,因此在应激因素消失前,不能据此时血糖诊断糖尿病,必须在应激消除后复查才能明确其糖代谢状况。

(4)儿童糖尿病诊断标准与成人相同。

(5)孕期首次产前检查时,使用普通糖尿病诊断标准筛查孕前未诊断的T2DM,如达到糖尿病诊断标准即可判断孕前就患有糖尿病。若初次检查结果正常,则在孕 24～28 周筛查有无 GDM。

(6)近年对应用糖化血红蛋白作为糖尿病诊断指标的国内外研究很多,并得到了广泛的关注。糖化血红蛋白是评价长期血糖控制的金标准。流行病学和循证医学研究证明糖化血红蛋白能稳定和可靠地反映患者的预后。且糖化血红蛋白具有检测变异小、更稳定、可采用与DCCT/UKPDS一致的方法并进行标化、无须空腹或定时采血且受应激等急性状态影响小等优点。美国糖尿病协会(ADA)已经把糖化血红蛋白≥6.5%作为糖尿病的诊断标准,WHO 也建议在条件成熟的地方采用糖化血红蛋白作为诊断糖尿病的指标。然而由于我国有关糖化血红蛋白诊断糖尿病切点的相关资料尚不足,而且我国尚缺乏糖化血红蛋白检测方法的标准化,包括测定仪器和测定方法的质量控制存在着明显的地区差异,故目前在我国尚不推荐采用糖化血红蛋白诊断糖尿病。

(三)鉴别诊断

注意鉴别其他原因所致尿糖阳性。肾性糖尿因肾糖阈降低所致,尿糖阳性,但血糖及 OGTT 正常。某些非葡萄糖的糖尿如果糖、乳糖、半乳糖尿,用班氏试剂(硫酸铜)检测呈阳性反应,用葡萄糖氧化酶试剂检测呈阴性反应。

甲状腺功能亢进症、胃空肠吻合术后,因碳水化合物在肠道吸收快,可引起进食后 0.5～1 小时血糖过高,出现糖尿,但 FPG 和餐后 2 小时血糖正常。严重弥漫性肝病患者,葡萄糖转化为肝糖原功能减弱,肝糖原贮存减少,进食后 0.5～1 小时血糖过高,出现糖尿,但 FPG 偏低,餐后 2～3 小时血糖正常或低于正常。急性应激状态时,胰岛素拮抗激素(如肾上腺素、ACTH、肾上腺皮质激素和生长激素)分泌增加,可使糖耐量减低,出现一过性血糖升高、尿糖阳性,应激过后可恢复正常。

(四)分型

最重要的是鉴别 T1DM 和 T2DM,由于两者缺乏明确的生化或遗传学标志,主要根据临床特点和发展过程,从发病年龄、起病急缓、症状轻重、体重、有否酮症酸中毒倾向、是否依赖外源胰岛素维持生命等方面,结合胰岛 β 细胞自身抗体和 β 细胞功能检查结果而进行临床综合分析判断。一般来说,T1DM 发病年龄轻,起病急、症状较重,明显消瘦,有酮症倾向,需要胰岛素治疗。但两者的区别都是相对的,临床单靠血糖水平不能区分 T1DM 还是 T2DM,有些患者诊断初期可能同时具有 T1DM 和 T2DM 的特点,如这些人发病年龄较小但进展慢、一般不胖、胰岛素分泌功能降低但尚未达容易发生酮症的程度、其中相当部分患者使用口服降糖药即可达良好血糖控制,这些患者确实暂时很难明确归为T1DM 或 T2DM;这时可先做一个临时性分型,用于指导治疗。然后依据对治疗的初始反应和 β 细胞功能的动态变化再重新评估和分型。随着疾病的进展,诊断会越来越明确。从发病机制角度来讲,胰岛 β 细胞自身抗体是诊断 T1DM 的特异指标。

MODY 和线粒体基因突变糖尿病有一定临床特点,但确诊有赖于基因分析。

许多内分泌疾病,如肢端肥大症(或巨人症)、库欣综合征、嗜铬细胞瘤可分泌生长激素、皮质醇、儿茶酚胺,抵抗胰岛素而引起继发性糖尿病。还要注意药物影响和其他特殊类型糖尿病。

(五)并发症和伴发病的诊断

对糖尿病的各种并发症及经常伴随出现的肥胖、高血压、血脂异常等也须进行相应检查和诊断以便及时治疗。

T1DM 应根据体征和症状考虑自身免疫性甲状腺疾病、系统性红斑狼疮等的筛查。

六、糖尿病的治疗

由于糖尿病的病因和发病机制尚未完全阐明,目前仍缺乏病因治疗。

糖尿病治疗的近期目标是通过控制高血糖和相关代谢紊乱以消除糖尿病症状和防止出现急性严重代谢紊乱;远期目标是通过良好的代谢控制达到预防和/或延缓糖尿病慢性并发症的发生和发展,维持良好健康和学习、劳动能力,提高患者的生活质量、降低病死率和延长寿命。保障儿童患者的正常生长发育。

近年循证医学的发展促进了糖尿病治疗观念的进步,糖尿病的控制已从传统意义上的治疗转变为系统管理,最好的管理模式是以患者为中心的团队式管理,团队主要成员包括全科和专科医师、糖尿病教员、营养师、运动康复师、患者及其家属等,并建立定期随访和评估系统。

近年临床研究证实:使新诊断的糖尿病患者达到良好血糖控制可延缓糖尿病微血管病变的发生、发展;早期有效控制血糖可能对大血管有较长期的保护作用(代谢记忆效应);全面控制 T2DM 的危险因素可明显降低大血管和微血管病变的发生风险和死亡风险。早期良好控制血糖尚可保护 β 细胞功能以及改善胰岛素敏感性。故糖尿病管理须遵循早期和长期、积极而理性、综合治疗和全面达标、治疗措施个体化等原则。IDF 提出糖尿病综合管理 5 个要点(有"五驾马车"之称):糖尿病教育、医学营养治疗、运动治疗、血糖监测和药物治疗。

已有证据显示,将糖化血红蛋白降至 7% 左右或以下可显著减少糖尿病微血管并发症;如在诊断糖尿病后早期降低糖化血红蛋白,可以减少慢性大血管病变风险。应对血糖控制的风险与获益、可行性和社会因素等进行综合评估,为患者制定合理的个体化糖化血红蛋白控制目标。对于大多数非妊娠成人,糖化血红蛋白的合理控制目标为<7%。ADA 和 EASD 立场声明建议,对于某些患者(如病程短、预期寿命长、无明显的 CVD 等),在无明显的低血糖或其他不良反应的前提下,可考虑更严格的糖化血红蛋白目标(如糖化血红蛋白 6.0%~6.5%)。而对于有严重低血糖病史,预期寿命有限,有显著的微血管或大血管并发症,或有严重的并发症,糖尿病病程长,并且尽管进行了糖尿病自我管理教育、合适的血糖监测、接受有效剂量的多种降糖药物包括胰岛素治疗仍然很难达标的患者,应采用较为宽松的糖化血红蛋白目标(如糖化血红蛋白 7.5%~8%,或甚至更高些)。即糖尿病患者血糖控制目标应该遵循个体化的原则。

(一)糖尿病健康教育

糖尿病健康教育是重要的基础管理措施之一。每位糖尿病患者一旦诊断即应规范接受糖尿病教育,目标是使患者充分认识糖尿病并掌握糖尿病的自我管理能力。健康教育被公认是决定糖尿病管理成败的关键。良好的健康教育可充分调动患者的主观能动性,积极配合治疗,有利于疾病控制达标,防止各种并发症的发生和发展,降低医疗费用和负担,使患者和国家均受益。健康教育包括糖尿病防治专业人员的培训,医务人员的继续医学教育,患者及其家属和公众的卫生保健教育。应对患者和家属耐心宣教,使其认识到糖尿病是终生疾病,治疗需持之以恒,充分认识自身的行为和自我管理能力是糖尿病能否成功控制的关键。同时促进患者治疗性生活方式改变,定期辅导并应将其纳入治疗方案,让患者了解糖尿病的基础知识和治疗控制要求,学会自我血糖监测,掌握医学营养治疗的具体措施和体育锻炼的具体要求,使用降血糖药物的注意事项,学会胰岛素注射技术,从而在医务人员指导下长期坚持合理治疗并达标,坚持随访,按需要调整治疗方案。同时,糖尿病健康教育应涉及社会心理问题,因为良好情感状态与糖尿病治疗效果密切相关。劝诫患者戒烟和烈性酒,讲求个人卫生,预防各种感染。

(二)医学营养治疗

医学营养治疗是糖尿病基础管理措施,是综合管理的重要组成部分。对医学营养治疗的依从性是决定患者能否达到理想代谢控制的关键影响因素。其主要目标是纠正代谢紊乱、达到良好的代谢控制、减少 CVD 的危险因素、提供最佳营养以改善患者健康状况、减缓 β 细胞功能障碍的进展。总的原则是确定合理的总能量摄入,合理、均衡地分配各种营养物质,恢复并维持理想体重。

1.计算总热量

首先按患者性别、年龄和身高查表或用简易公式计算理想体重[理想体重(kg)=身高(cm)−105],然后根据理想体重和工作性质,参照原来生活习惯等,计算每天所需总热量。成年人休息状态下每天每千克理想体重给予热量 25~30 kcal,轻体力劳动 30~35 kcal,中度体力劳动 35~40 kcal,重体力劳动 40 kcal 以上。儿童、孕妇、乳母、营养不良及伴有消耗性疾病者应酌情增加,肥胖者酌减,使体重逐渐恢复至理想体重的±5%左右。

2.膳食搭配

膳食中碳水化合物所提供的能量应占饮食总热量的 50%~60%。不同种类碳水化合物引起血糖增高的速度和程度有很大不同,可用食物生糖指数(GI)来衡量。GI 指进食恒量的食物(含 50 g 碳水化合物)后,2~3 小时内的血糖曲线下面积相比空腹时的增幅除以进食 50 g 葡萄糖后的相应增幅。GI≤55%为低 GI 食物,55%~70%为中 GI 食物,GI≥70%为高 GI 食物。低 GI 食物有利于血糖控制和控制体重。应限制含糖饮料摄入;可适量摄入糖醇和非营养性甜味剂。肾功能正常的糖尿病个体,推荐蛋白质的摄入量占供能比的 10%~15%,成人每天每千克理想体重 0.8~1.2 g;孕妇、乳母、营养不良或伴消耗性疾病者增至 1.5~2.0 g;伴有糖尿病肾病而肾功能正常者应限制至 0.8 g,血尿素氮已升高者应限制在 0.6 g 以下;蛋白质应至少有 1/3 来自动物蛋白质,以保证必需氨基酸的供给。膳食中由脂肪提供的能量不超过总热量的 30%,其中饱和脂肪酸不应超过总热量的 7%;食物中胆固醇摄入量应<300 mg/d。

此外,各种富含食用纤维的食品可延缓食物吸收,降低餐后血糖高峰,有利于改善糖、脂代谢紊乱,并促进胃肠蠕动、防止便秘。提倡食用绿叶蔬菜、豆类、块根类、粗谷物、含糖成分低的水果等。

3.糖尿病的营养补充治疗

没有明确的证据显示糖尿病患者维生素或矿物质的补充是有益的(如果没有缺乏)。不建议常规补充抗氧化剂如维生素 E、维生素 C 和胡萝卜素,因为缺乏有效性和长期安全性的证据。目前的证据不支持糖尿病患者补充 Ω-3(EPA 和 DHA)预防或治疗心血管事件的建议。没有足够的证据支持糖尿病患者常规应用微量元素如铬、镁和维生素 D 以改善血糖控制。没有足够的证据支持应用肉桂或其他中草药/补充剂治疗糖尿病。

4.饮酒

成年糖尿病患者如果想饮酒,每天饮酒量应适度(成年女性每天饮酒的酒精量≤15 g,成年男性≤25 g)。饮酒或许使糖尿病患者发生迟发低血糖的风险增加,尤其是应用胰岛素或促胰岛素分泌剂的患者。教育并保证让患者知晓如何识别和治疗迟发低血糖。

5.钠摄入

普通人群减少钠摄入每天<2 300 mg 的建议对糖尿病患者也是合适的。对糖尿病合并高血压的患者,应考虑进一步减少钠的摄入。

6.合理分配

确定每天饮食总热量和糖类、蛋白质、脂肪的组成后,按每克糖类、蛋白质产热 4 kcal,每克脂肪产热 9 kcal,将热量换算为食品后制订食谱,并根据生活习惯、病情和配合药物治疗需要进行安排。可按每天三餐分配为 1/5、2/5、2/5 或 1/3、1/3、1/3。

以上仅是原则估算,在治疗过程中要根据患者的具体情况进行调整。如肥胖患者在治疗措施适当的前提下,体重不下降,应进一步减少饮食总热量;体形消瘦的患者,经治疗体重已恢复者,其饮食方案也应适当调整,避免体重继续增加。

(三)运动治疗

体育运动在糖尿病患者的管理中占重要地位,尤其对肥胖的 T2DM 患者,运动可增加胰岛素敏感性,有助于控制血糖和体重。根据年龄、性别、体力、病情、有无并发症及既往运动情况等不同条件,在医师指导下开展有规律的合适运动,循序渐进,并长期坚持。建议糖尿病患者每周至少进行 150 分钟的中等强度的有氧体力活动(50%～70%最大心率),每周运动时间应该分布在 3 天以上,运动间隔时间一般不超过 2 天。若无禁忌证,应该鼓励 T2DM 患者每周至少进行

2次阻力性肌肉运动。如果患者觉得达到所推荐的运动量和时间有困难,应鼓励他们尽可能进行适当的体育运动。运动前、中、后要监测血糖。运动量大或激烈运动时应建议患者调整食物及药物,以免发生低血糖。T1DM 患者为避免血糖波动过大,体育锻炼宜在餐后进行,运动量不宜过大,持续时间不宜过长。血糖>14 mmol/L、有明显的低血糖症状或者血糖波动较大、有糖尿病急性并发症和心眼脑肾等严重慢性并发症者暂不适宜运动。

(四)病情监测

糖尿病病情监测包括血糖监测、其他 CVD 危险因素和并发症的监测。

血糖监测基本指标包括空腹血糖、餐后血糖和糖化血红蛋白。糖化血红蛋白是评价长期血糖控制的金指标,也是指导临床调整治疗方案的重要依据之一,推荐糖尿病患者开始治疗时每 3 个月检测1次糖化血红蛋白,血糖达标后每年也至少监测 2 次。也可用糖化血清蛋白来评价近 2~3 周的血糖控制情况。建议患者应用便携式血糖计进行自我监测血糖(SMBG),以了解血糖的控制水平和波动情况,指导调整治疗方案。自我血糖监测适用于所有糖尿病患者,尤其对妊娠和胰岛素治疗的患者更应加强自我血糖监测。SMBG 的方案、频率和时间安排应根据患者的病情、治疗目标和治疗方案决定。

患者每次就诊时均应测量血压;每年至少 1 次全面了解血脂及心、肾、神经、眼底等情况,以便尽早发现问题并给予相应处理。

(五)高血糖的药物治疗

1.口服降糖药物

高血糖的药物治疗多基于 2 型糖尿病的两个主要病理生理改变——胰岛素抵抗和胰岛素分泌受损。口服降糖药物根据作用效果的不同,可以分为促胰岛素分泌剂(磺脲类、格列奈类、DPP-Ⅳ抑制剂)和非促胰岛素分泌剂(双胍类、噻唑烷二酮类、α 糖苷酶抑制剂)。磺脲类药物、格列奈类药物直接刺激胰岛素分泌,DPP-Ⅳ抑制剂通过减少体内 GLP-1 的分解而增加 GLP-1 增加胰岛素分泌的作用,噻唑烷二酮类药物可改善胰岛素抵抗,双胍类药物主要减少肝脏葡萄糖的输出,α 糖苷酶抑制剂主要延缓碳水化合物在肠道内的吸收。

(1)二甲双胍:目前临床上使用的双胍类药物主要是盐酸二甲双胍。双胍类药物主要药理作用是通过减少肝脏葡萄糖的输出和改善外周胰岛素抵抗而降低血糖。许多国家和国际组织制定的糖尿病指南中推荐二甲双胍作为 2 型糖尿病患者控制高血糖的一线用药和联合用药中的基础用药。临床试验显示,二甲双胍可以使糖化血红蛋白下降$1\%\sim2\%$并可使体重下降。单独使用二甲双胍类药物不导致低血糖,但二甲双胍与胰岛素或促胰岛素分泌剂联合使用时可增加低血糖发生的危险性。二甲双胍的主要不良反应为胃肠道反应。双胍类药物罕见的严重不良反应是诱发乳酸酸中毒。因此,双胍类药物禁用于肾功能不全[血肌酐水平男性>132.6 mmol/L,女性>123.8 mmol/L 或肾小球滤过率<60 mL/(min·1.73 m^2)]、肝功能不全、严重感染、缺氧或接受大手术的患者。在做造影检查使用碘化造影剂时,应暂时停用二甲双胍。

(2)磺脲类药物:磺脲类药物属于促胰岛素分泌剂,主要药理作用是通过刺激胰岛 β 细胞分泌胰岛素,增加体内的胰岛素水平而降低血糖。临床试验显示,磺脲类药物可以使糖化血红蛋白降低$1\%\sim2\%$,是目前许多国家和国际组织制定的糖尿病指南中推荐的控制 2 型糖尿病患者高血糖的主要用药。目前在我国上市的磺脲类药物主要为格列苯脲、格列齐特、格列吡嗪和格列喹酮。磺脲类药物如果使用不当可以导致低血糖,特别是在老年患者和肝、肾功能不全者;磺脲类药物还可以导致体重增加。有肾功能轻度不全的患者,宜选择格列喹酮。患者依从性差时,建议服用每天一次的磺脲类药物。

(3)噻唑烷二酮类药物:噻唑烷二酮类药物主要通过增加靶细胞对胰岛素作用的敏感性而降低血糖。目前在我国上市的噻唑烷二酮类药物主要有罗格列酮和吡格列酮。临床试验显示,噻唑烷二酮类药物可以使糖化血红蛋白下降$1\%\sim1.5\%$。噻唑烷二酮类药物单独使用时不导致低血糖,但与胰岛素或促胰岛素分泌剂联合使用时可增加发生低血糖的风险。体重增加和水肿是噻唑烷二酮类药物的常见不良反应,这种不良反应在与胰岛素联合使用时表现更加明显。噻唑烷二酮类药物的使用还与骨折和心力衰竭风险增加相关。有心力衰竭(纽约心力衰竭分级 Ⅱ 以上)的患者、有活动性肝病或转氨酶增高超过正常上限2.5 倍的患者,以及有严重骨质疏松和骨折病史的患者中应禁用本类药物。

(4)格列奈类药物:非磺脲类的胰岛素促泌剂,我国上市的有瑞格列奈,那格列奈和米格列奈。本类药物主要通过刺激胰岛素的早期分泌而降低餐后血糖,具有吸收快、起效快和作用时间短的特点,可降低糖化血红蛋白$0.3\%\sim1.5\%$。此类药物需在餐前即刻服用,可单独使用或与其他降糖药物联合应用(磺脲类除外)。格列奈类药物的常见不良反应是低血糖和体重增加,但低血糖的发生频率和程度较磺脲类药物轻。

(5)α糖苷酶抑制剂:α糖苷酶抑制剂通过抑制碳水化合物在小肠上部的吸收而降低餐后血糖。适用于以碳水化合物为主要食物成分和餐后血糖升高的患者。国内上市的 α 糖苷酶抑制剂有阿卡波糖,伏格列波糖和米格列醇。α 糖苷酶抑制剂可使糖化血红蛋白下降 0.5%～0.8%,不增加体重,并且有使体重下降的趋势,可与磺脲类、双胍类、噻唑烷二酮类或胰岛素合用。α 糖苷酶抑制剂的常见不良反应为胃肠道反应。服药时从小剂量开始,逐渐加量是减少不良反应的有效方法。单独服用本类药物通常不会发生低血糖;合用 α 糖苷酶抑制剂的患者如果出现低血糖,治疗时需使用葡萄糖、牛奶或蜂蜜,而食用蔗糖或淀粉类食物纠正低血糖的效果差。

(6)二肽基肽酶-Ⅳ抑制剂(DPP-Ⅳ抑制剂):DPP-Ⅳ抑制剂通过抑制二肽基肽酶-Ⅳ而减少 GLP-1 在体内的失活,增加 GLP-1 在体内的水平。GLP-1 以葡萄糖浓度依赖的方式增强胰岛素分泌,抑制胰高血糖素分泌。目前国内上市的 DPP-Ⅳ抑制剂为西格列汀。在包括中国 2 型糖尿病患者在内的临床试验显示 DPP-Ⅳ抑制剂可降低糖化血红蛋白 0.5%～1.0%。DPP-Ⅳ抑制剂单独使用不增加低血糖发生的风险,不增加体重。目前在我国上市的西格列汀在有肾功能不全的患者中使用时应注意减少药物的剂量。

(7)GLP-1 受体激动剂:GLP-1 受体激动剂通过激动 GLP-1 受体而发挥降低血糖的作用。GLP-1 受体激动剂以葡萄糖浓度依赖的方式增强胰岛素分泌、抑制胰高血糖素分泌并能延缓胃排空和通过中枢性的抑制食欲而减少进食量。目前国内上市的 GLP-1 受体激动剂为艾塞那肽,需皮下注射。在包括中国 2 型糖尿病患者在内的临床试验显示 GLP-1 受体激动剂可以使糖化血红蛋白降低 0.5%～1%。GLP-1 受体激动剂可以单独使用或与其他口服降糖药物联合使用。GLP-1 受体激动剂有显著的体重降低作用,单独使用无明显导致低血糖发生的风险。GLP-1 受体激动剂的常见胃肠道不良反应,如恶心,程度多为轻到中度,主要见于刚开始治疗时,随治疗时间延长逐渐减少。

2.胰岛素治疗

胰岛素治疗是控制高血糖的重要手段。1 型糖尿病患者需依赖胰岛素维持生命,也必须使用胰岛素控制高血糖。2 型糖尿病患者虽然不需要胰岛素来维持生命,但由于口服降糖药的失效或出现口服药物使用的禁忌证时,仍需要使用胰岛素控制高血糖,以减少糖尿病急、慢性并发症发生的危险。在某些时候,尤其是病程较长时,胰岛素治疗可能会变成最佳的、甚至是必需的保持血糖控制的措施。

开始胰岛素治疗后应该继续坚持饮食控制和运动,并加强对患者的宣教,鼓励和指导患者进行自我血糖监测,以便于胰岛素剂量调整和预防低血糖的发生。

所有开始胰岛素治疗的患者都应该接受低血糖危险因素、症状和自救措施的教育。

胰岛素的治疗方案应该模拟生理性胰岛素分泌的模式,包括基础胰岛素和餐时胰岛素两部分的补充。胰岛素根据其来源和化学结构可分为动物胰岛素、人胰岛素和胰岛素类似物。胰岛素根据其作用特点可分为超短效胰岛素类似物、常规(短效)胰岛素、中效胰岛素、长效胰岛素(包括长效胰岛素类似物)和预混胰岛素(包括预混胰岛素类似物)。临床试验证明,胰岛素类似物与人胰岛素相比控制血糖的能力相似,但在模拟生理性胰岛素分泌和减少低血糖发生的危险性方面胰岛素类似物优于人胰岛素。

(1)胰岛素的起始治疗:①T1DM 患者在发病时就需要胰岛素治疗,而且需终生胰岛素替代治疗。②T2DM 患者在生活方式和口服降糖药联合治疗的基础上,如果血糖仍然未达到控制目标,即可开始口服药物和胰岛素的联合治疗。一般经过较大剂量多种口服药物联合治疗后糖化血红蛋白仍>7%时,就可以考虑启动胰岛素治疗。③对新发病并与 1 型糖尿病鉴别困难的消瘦的糖尿病患者,应该把胰岛素作为一线治疗药物。④在糖尿病病程中(包括新诊断的 2 型糖尿病患者),出现无明显诱因的体重下降时,应该尽早使用胰岛素治疗。⑤根据患者的具体情况,可选用基础胰岛素或预混胰岛素起始胰岛素治疗。

胰岛素的起始治疗中基础胰岛素的使用:①基础胰岛素包括中效人胰岛素和长效胰岛素类似物。当仅使用基础胰岛素治疗,不必停用胰岛素促分泌剂。②使用方法:继续口服降糖药物治疗,联合中效或长效胰岛素睡前注射。起始剂量为 0.2 U/kg 体重。根据患者空腹血糖水平调整胰岛素用量,通常每 3~5 天调整一次,根据血糖的水平每次调整 1~4 U 直至空腹血糖达标。如 3 个月后空腹血糖控制理想但糖化血红蛋白不达标,应考虑调整胰岛素治疗方案。

胰岛素的起始治疗中预混胰岛素的使用:①预混胰岛素包括预混入胰岛素和预混胰岛素类似物。根据患者的血糖水平,可选择每天 1~2 次的注射方案。当使用每天两次注射方案时,应停用胰岛素促泌剂。②使用方法包括以下 2 条。每天一次预混胰岛素:起始的胰岛素剂量一般为 0.2 U/kg 每天,晚餐前注射。根据患者空腹血糖水平调整胰岛素用量,通常每 3~5 天调整一次,根据血糖的水平每次调整 1~4 U 直至空腹血糖达标。每天两次预混胰岛素:起始的胰岛素剂量一般为每天 0.4~0.6 U/kg,按 1:1 的比例分配到早餐前和晚餐前。根据空腹血糖,早餐后血糖和晚餐前后血糖分别调整早餐前和晚餐前的胰岛素用量,每 3~5 天调整一次,根据血糖水平每次调整的剂量为 1~4 U,直到血糖达标。

1 型糖尿病在蜜月期阶段,可以短期使用预混胰岛素 2～3 次/天注射。

(2)胰岛素的强化治疗。

1)多次皮下注射:①在上述胰岛素起始治疗的基础上,经过充分的剂量调整,如患者的血糖水平仍未达标或出现反复的低血糖,需进一步优化治疗方案。可以采用餐时＋基础胰岛素或每天 3 次预混胰岛素类似物进行胰岛素强化治疗。②使用方法包括以下 2 条。餐时＋基础胰岛素:根据睡前和三餐前血糖的水平分别调整睡前和三餐前的胰岛素用量,每 3～5 天调整一次,根据血糖水平每次调整的剂量为 1～4 U,直到血糖达标;每天 3 次预混胰岛素类似物:根据睡前和三餐前血糖水平进行胰岛素剂量调整,每3～5 天调整一次,直到血糖达标。

2)持续皮下胰岛素输注(CSII):①是胰岛素强化治疗的一种形式,更接近生理性胰岛素分泌模式,在控制血糖方面优于多次皮下注射且低血糖发生的风险小。②需要胰岛素泵来实施治疗。③主要适用人群有 T1DM 患者;计划受孕和已妊娠的糖尿病妇女;需要胰岛素强化治疗的 T2DM 患者。

3)特殊情况下胰岛素的应用:对于血糖较高的初发 T2DM 患者,由于口服药物很难使血糖得到满意的控制,而高血糖毒性的迅速缓解可以部分减轻胰岛素抵抗和逆转 β 细胞功能,故新诊断的 T2DM 伴有明显高血糖时可以使用胰岛素强化治疗。方案可以选择各种胰岛素强化治疗方案。如多次皮下注射、胰岛素泵注射等。应注意加强血糖的监测,及时调整胰岛素剂量,使各点血糖在最短时间接近正常,同时尽量减少低血糖的发生。

4)胰岛素注射装置:可以根据个人需要和经济状况选择使用胰岛素注射笔(胰岛素笔或者特充装置)、胰岛素注射器或胰岛素泵。

(六)T2DM 高血糖的管理策略和治疗流程

应依据患者病情特点结合其经济、文化、对治疗的依从性、医疗条件等多种因素,制定个体化的治疗方案,且强调跟踪随访,根据病情变化调整治疗方案,力求达到安全平稳降糖、长期达标。

生活方式干预是 T2DM 的基础治疗措施,应该贯穿于糖尿病治疗的始终。如果单纯生活方式干预血糖不能达标,应开始药物治疗。选择降糖药物应考虑有效性、安全性及费用。首选二甲双胍,且如果没有禁忌证,其应一直保留在治疗方案中;不适合二甲双胍治疗者可选择其他种类药物。如单独使用二甲双胍治疗血糖未达标,可加用其他种类的降糖药物。基线糖化血红蛋白很高的患者(如≥9.0％),也可直接开始两种口服降糖药联合,或胰岛素治疗。两种口服药联合治疗而血糖仍不达标者,可加用胰岛素治疗(每天 1 次基础胰岛素或每天

1~2 次预混胰岛素)或采用 3 种口服药联合治疗。若血糖仍不达标,则应将治疗方案调整为多次胰岛素治疗或 CSII。

在选择治疗药物时也可根据患者血糖特点,如空腹血糖高时可选用双胍类、磺脲类和中长效胰岛素;餐后血糖升高为主时可选用格列奈类和/或 α-糖苷酶抑制剂、短效及超短效胰岛素;DPP-Ⅳ抑制剂及 GLP-1 受体激动剂降低餐后血糖同时可降低空腹血糖,并且低血糖风险小。

(七)手术治疗糖尿病

近年证实减重手术可明显改善肥胖 T2DM 患者的血糖控制,甚至可使部分糖尿病患者"缓解",术后2~5 年的 T2DM 缓解率可达 60%。故近年 IDF 和 ADA 已将减重手术(代谢手术)推荐为肥胖 T2DM 的可选择的治疗方法之一;我国也已开展这方面的治疗。2013 版《中国2 型糖尿病防治指南》提出减重手术治疗的适应证:BMI$\geqslant$32 kg/m^2 为可选适应证,28~32 kg/m^2 且合并糖尿病、其他心血管疾病为慎选适应证。但目前各国有关手术治疗的 BMI 切点不同,应规范手术的适应证,权衡利弊,避免手术扩大化和降低手术长、短期并发症发生的风险,并加强手术前后对患者的管理。目前还不适合大规模推广。

(八)胰腺移植和胰岛细胞移植

单独胰腺移植或胰肾联合移植可解除对胰岛素的依赖,改善生活质量。治疗对象主要为 T1DM 患者,目前尚局限于伴终末期肾病的 T1DM 患者;或经胰岛素强化治疗仍难达到控制目标,且反复发生严重代谢紊乱者。然而,由于移植后发生的免疫排斥反应,往往会导致移植失败,故必须长期应用免疫抑制剂。

同种异体胰岛移植可使部分 T1DM 患者血糖水平维持正常达数年。但供体来源的短缺和需要长期应用免疫抑制剂限制了该方案在临床上的广泛推广。且移植后患者体内功能性胰岛细胞的存活无法长期维持,移植后随访 5 年的患者中不依赖胰岛素治疗的比率低于 10%。近年还发现采用造血干细胞或间充质干细胞治疗糖尿病具有潜在的应用价值,但此治疗方法目前尚处于临床前研究阶段。

(九)糖尿病慢性并发症的防治原则

糖尿病慢性并发症是患者致残、致死的主要原因,强调早期防治。T1DM 病程$\geqslant$5 年者及所有 T2DM 患者确诊后应每年进行慢性并发症筛查。现有证据显示:仅严格控制血糖对预防和延缓 T2DM 患者,特别是那些长病程、已发生 CVD 或伴有多个心血管危险因子患者慢性并发症的发生发展的作用有限,所以应早期和积极全面控制 CVD 危险因素。

在糖尿病合并高血压患者的血压目标值方面各指南有所不同。JNC8 将60 岁以下糖尿病高血压患者的血压目标值设定为＜18.7/12.0 kPa(140/90 mmHg)。2013 年和 2014 年美国糖尿病学会(ADA)糖尿病诊疗指南将糖尿病患者的血压目标值设定为＜18.7/10.7 kPa(140/80 mmHg),而欧洲心脏病学会(ESC)和欧洲糖尿病学会(EASD)联合发布的《2013 糖尿病、糖尿病前期和心血管疾病指南》则将这些目标值设定为＜18.7/11.3 kPa(140/85 mmHg),《2013 年中国 2 型糖尿病防治指南》在这一指标上与 ADA 指南保持一致。血压≥18.7/12.0 kPa(140/90 mmHg)者,除接受生活方式治疗外,还应立即接受药物治疗,并及时调整药物剂量使血压达标。糖尿病并高血压患者的药物治疗方案应包括一种血管紧张素转化酶抑制剂(ACEI)或血管紧张素受体拮抗剂(ARB)。如果一类药物不能耐受,应该用另一类药物代替。避免 ACEI 和 ARB 联用。为使血压控制达标,常需联用多种药物(最大剂量的 2 种或多种药物)。如果已经应用 ACE 抑制剂、ARB 类或利尿剂,应监测血肌酐/估计肾小球滤过率(eGFR)和血钾水平。糖尿病并慢性高血压的孕妇,为了母亲长期健康和减少胎儿发育损害,建议血压目标值为 14.7～17.1 kPa(110～129 mmHg)/8.7～10.5 kPa(65～79 mmHg)。妊娠期间,ACEI 和 ARB 类均属禁忌。

治疗和管理血脂异常的目的是预防心血管终点事件的发生。LDL-C 是首要的治疗靶标,如果不能检测 LDL-C,那么总胆固醇应作为治疗的靶标。其他如 non-HDL-C 和 Apo B 亦可作为次要的治疗和管理靶标。

心血管风险增加的 T1DM 及 T2DM 患者(10 年风险＞10%),考虑阿司匹林一级预防治疗(剂量 75～162 mg/d)。这包括大部分＞50 岁男性或＞60 岁女性,并至少合并一项其他主要危险因素(CVD 家族史、高血压、吸烟、血脂异常或蛋白尿)。CVD 低危的成年糖尿病患者(10 年 CVD 风险＜5%,如＜50 岁男性或＜60 岁女性且无其他主要 CVD 危险因素者)不应推荐使用阿司匹林预防CVD,因为出血的潜在不良反应可能抵消了其潜在益处。

严格的血糖控制可预防或延缓 T1DM 和 T2DM 蛋白尿的发生和进展。已有微量清蛋白尿而血压正常的早期肾病患者应用 ACEI 或 ARB 也可延缓肾病的进展;一旦进展至临床糖尿病肾病期,治疗的重点是矫正高血压和减慢 GFR下降速度。ACEI 或 ARB 除可降低血压外,还可减轻蛋白尿和使 GFR 下降延缓。糖尿病肾病(Ⅳ 期)饮食蛋白量为每天每千克体重 0.8 g,以优质动物蛋白为主;GFR 进一步下降后减至 0.6 g 并加用复方 α-酮酸。尽早使用促红细胞生成素纠正贫血，治疗维生素 D-钙磷失平衡可明显改善进展期患者的生活质量和预后。糖尿病肾病肾衰竭者需透析或移植治疗。

综合眼科检查包括散瞳后眼底检查、彩色眼底照相，必要时行荧光造影检查。有任何程度黄斑水肿、严重 NPDR 或任何 PDR 的患者，应该立即转诊给有治疗糖尿病视网膜病变丰富经验的眼科医师。高危 PDR、临床明显的黄斑水肿和部分严重 NPDR 患者，进行激光光凝治疗可以降低失明的危险。糖尿病黄斑水肿是抗血管内皮生长因子（VEGF）治疗的指征。由于阿司匹林不增加视网膜出血的风险且有心脏保护作用，视网膜病变的存在不是阿司匹林治疗的禁忌证。重度 NPDR 应尽早接受视网膜光凝治疗；PDR 患者存在威胁视力情况时（如玻璃体积血不吸收、视网膜前出现纤维增殖、黄斑水肿或视网膜脱离等）应尽早行玻璃体切割手术，争取尽可能保存视力。

所有 T2DM 确诊时和 T1DM 确诊 5 年后应该使用简单的临床检测手段（如 10 g 尼龙丝、音叉振动觉检查等）筛查糖尿病周围神经病变，只有当临床表现不典型时才需要进行电生理学检查；此后至少每年检查一次。除非临床特征不典型，一般不需要进行电生理学检查或转诊给神经病学专家。目前糖尿病周围神经病变尚缺乏有效治疗方法，早期严格控制血糖并保持血糖稳定是防治糖尿病神经病变最重要和有效的方法；其他如甲钴胺、α-硫辛酸、前列腺素类似物、醛糖还原酶抑制剂、神经营养因子等有一定的改善症状和促进神经修复的作用；对痛性糖尿病神经病变可选用抗惊厥药（卡马西平、普瑞巴林和加巴喷丁等）、选择性 5-羟色胺和去甲肾上腺素再摄取抑制剂（度洛西汀）、三环类抗忧郁药物（阿米替林、丙米嗪）减轻神经病变相关的特定症状，改善患者的生活质量。

对所有糖尿病患者每年进行全面的足部检查，以确定溃疡和截肢的危险因素。足部检查应该包括视诊、评估足动脉搏动、保护性感觉丢失的检查（10 g 单尼龙丝＋以下任何一项检查：128 Hz音叉检查振动觉，针刺感，踝反射或振动觉阈值）。对所有糖尿病患者都应给予糖尿病足自我保护的教育并提供一般的足部自我管理的教育。对于足溃疡及高危足患者，尤其有足溃疡或截肢病史者，推荐多学科管理。吸烟、有 LOPS、畸形或既往有下肢并发症者，应该转诊给足病专家进行持续性预防治疗和终生监护。首次筛查外周动脉病变时，应该包括跛行的病史并评估足动脉搏动。明显跛行或踝肱指数异常者，应该进行进一步的血管评估。对高危足应防止外伤、感染，积极治疗血管和神经病变。对已发生足部溃疡者要鉴别溃疡的性质，给予规范化处理，以降低截肢率和医疗费用。对高足压患者的治疗，除根据引起足压增高的原因给予相应处理外，国外的临床经验已证明,治疗性鞋或鞋垫使压力负荷重新分配,有预防足溃疡发生的作用,尤其是对曾发生过足溃疡和有足畸形的患者效果更好。

所有糖尿病患者应行心理和社会状态评估和随访,及时发现和处理抑郁、焦虑、饮食紊乱和认知功能损害等。

(十)糖尿病合并妊娠及 GDM 的管理

糖尿病合并妊娠及 GDM 均与先兆子痫、大于胎龄儿、剖宫产及肩难产等母婴并发症有关,故整个妊娠期糖尿病控制对确保母婴安全至关重要。由于胎儿发生先天性畸形危险性最大的时期是停经 9 周前及受孕 7 周内,因而糖尿病妇女应在接受胰岛素治疗使血糖控制达标后才受孕。受孕前应进行全面检查,由糖尿病医师和妇产科医师共同评估是否合适妊娠。尽早对 GDM 进行诊断,确诊后即按诊疗常规进行管理。医学营养治疗原则与非妊娠患者相同,务使孕妇体重正常增长。应选用胰岛素控制血糖;虽然国外有文献报道二甲双胍和格列本脲应用于妊娠期患者有效、安全,但我国目前尚未批准任何口服降糖药用于妊娠期高血糖的治疗。密切监测血糖,GDM 患者妊娠期血糖应控制在餐前及餐后 2 小时血糖值分别≤5.3、6.7 mmol/L,特殊情况下可测餐后 1 小时血糖(≤7.8 mmol/L);夜间血糖不低于 3.3 mmol/L;妊娠期糖化血红蛋白宜<5.5%。糖尿病合并妊娠患者妊娠期血糖控制应达到下述目标:妊娠早期血糖控制勿过于严格,以防低血糖发生;妊娠期餐前、夜间血糖及 FPG 宜控制在 3.3～5.6 mmol/L,餐后峰值血糖5.6～7.1 mmol/L,糖化血红蛋白<6.0%。无论 GDM 或糖尿病合并妊娠,经过饮食和运动管理,妊娠期血糖达不到上述标准时,应及时加用胰岛素进一步控制血糖。

密切监测胎儿情况和孕妇的血压、肾功能、眼底等。计划怀孕或已经怀孕的女性糖尿病患者应该进行综合性眼科检查,综合评价糖尿病视网膜病发生和/或发展风险。妊娠前 3 个月应进行眼科检查,随后整个妊娠期间和产后 1 年密切随访。根据胎儿和母亲的具体情况,选择分娩时间和方式。产后注意对新生儿低血糖症的预防和处理。GDM 患者应在产后 6～12 周用 OGTT 及非妊娠糖尿病诊断标准筛查是否有永久性糖尿病,如果血糖正常,应至少每 3 年进行一次糖尿病筛查。

(十一)围术期管理

糖尿病与手术应激之间有复杂的相互影响:糖尿病血管并发症可明显增加手术风险,糖尿病患者更易发生感染及伤口愈合延迟;而手术应激可显著升高血糖,甚至诱发糖尿病急性并发症,增加术后病死率。择期手术前应尽量将空腹血糖控制<7.8 mmol/L 及餐后血糖<10 mmol/L,接受大、中型手术者术前改为胰岛素治疗,并对可能影响手术预后的糖尿病并发症进行全面评估。需急诊手术而又存在酸碱、水电解质平衡紊乱者应及时纠正。术中、术后密切监测血糖,围术期患者血糖控制在 8.0~10.0 mmol/L 较安全。

(十二)免疫接种

年龄≥6 个月的糖尿病患者每年都要接种流感疫苗。所有≥2 岁的糖尿病患者须接种肺炎球菌多糖疫苗。年龄>65 岁的患者如果接种时间超过 5 年者需再接种一次。再接种指征还包括肾病综合征、慢性肾脏疾病及其他免疫功能低下状态,如移植术后。年龄在 19~59 岁的糖尿病患者如未曾接种乙肝疫苗,应该接种。年龄≥60 岁的糖尿病患者如未曾接种乙肝疫苗,也可以考虑接种。

第二节　糖尿病酮症酸中毒

糖尿病酮症酸中毒(DKA)是由于胰岛素不足和升糖激素不适当升高引起的糖、脂肪、蛋白质和水盐与酸碱代谢严重紊乱综合征。糖尿病酮症酸中毒的发生与糖尿病类型有关,T1DM 有发生糖尿病酮症酸中毒的倾向,有的 T1DM 患者以糖尿病酮症酸中毒为首发表现;T2DM 患者亦可被某些诱因诱发糖尿病酮症酸中毒。常见的诱因有急性感染、胰岛素不适当减量或突然中断治疗、饮食不当(如过量或不足、食品过甜和酗酒等)、胃肠疾病(如呕吐和腹泻等)、脑卒中、心肌梗死、创伤、手术、妊娠、分娩和精神刺激等。有时可无明显诱因,严重者有神志障碍,可因并发休克和急性肾衰竭等而导致死亡。

随着糖尿病防治水平的提高,糖尿病酮症酸中毒的总体发病率和发病密度逐年下降。除了年龄是影响发病密度的重要因素外,≤35 岁的年轻女性因糖尿病酮症酸中毒而住院者反而增加,其原因可能主要与糖尿病酮症酸中毒的预防不力有关。

一、病因与发病机制

糖尿病酮症酸中毒的发病机制主要涉及两个方面。一是胰岛素绝对缺乏(T2DM 发生糖尿病酮症酸中毒时与 T1DM 一样)。有人检测 T2DM 和 T1DM

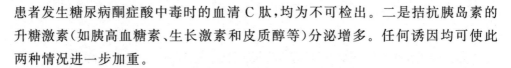

患者发生糖尿病酮症酸中毒时的血清 C 肽,均为不可检出。二是拮抗胰岛素的升糖激素(如胰高血糖素、生长激素和皮质醇等)分泌增多。任何诱因均可使此两种情况进一步加重。

(一)T1DM 因严重胰岛素缺乏导致糖尿病酮症酸中毒

胰岛素缺乏是发生糖尿病酮症酸中毒的病因和发病基础。胰岛素缺乏时,伴随着胰高血糖素等升糖激素的不适当升高,葡萄糖对胰高血糖素分泌的抑制能力丧失,胰高血糖素对刺激(精氨酸和进食)的分泌反应增强,导致肝和肾葡萄糖生成增多和外周组织利用葡萄糖障碍,加剧血糖的进一步升高,并使肝脏的酮体生成旺盛,出现酮症或酮症酸中毒。除了胰高血糖素外,升高血糖的激素还包括儿茶酚胺、糖皮质激素和生长激素等,这些升糖激素在糖尿病酮症酸中毒的发展中起了重要作用。

T1DM 和 T2DM 均可发生糖尿病酮症酸中毒,但 T1DM 比 T2DM 常见。近年来的研究及临床观察发现,成人隐匿性自身免疫性糖尿病(LADA)可能以酮症起病。但 T1DM 和 T2DM 导致胰岛素缺乏的原因有所不同。T1DM 本身即有胰岛素绝对缺乏,依赖胰岛素而生存,中断胰岛素治疗、胰岛素泵使用不当、胰岛素泵发生障碍而"停止"胰岛素治疗或加上诱发因素都可诱发糖尿病酮症酸中毒,严重患者可在无任何诱因的情况下发生糖尿病酮症酸中毒。

(二)T2DM 因急性应激诱发糖尿病酮症酸中毒

通常情况下,T2DM 的胰岛素分泌为相对不足,一般不会发生自发性糖尿病酮症酸中毒。T2DM 患者发生糖尿病酮症酸中毒时均存在 1 个或多个诱因,如严重外伤、手术、卒中、心肌梗死、器官移植和血液透析等,有时是因为使用了抑制胰岛素分泌或拮抗胰岛素作用的药物所致,如糖皮质激素、生长激素、二氮嗪、苯妥英钠、肾上腺素、氢氯噻嗪或奥曲肽等。

(三)其他原因引起或诱发糖尿病酮症酸中毒

引起糖尿病酮症酸中毒的其他原因均属少见。糖尿病与非糖尿病均可发生酮症酸中毒,但糖尿病患者发生的酮症酸中毒(即 DKA)往往更严重。

1.酮症倾向性糖尿病

酮症倾向性糖尿病(KPD)患者糖尿病酮症酸中毒发作时没有明确的诱因,主要见于 T1DM。

2.糖尿病酒精性酮症酸中毒

糖尿病患者饮用过量酒精而引起酒精性酮症酸中毒,伴或不伴糖尿病酮症酸中毒;而非糖尿病者亦可因饮酒过量而引起酒精性酮症酸中毒。因此,单纯的酒精性酮症酸中毒应与糖尿病患者的糖尿病酮症酸中毒鉴别,因为前者只需要补液即可,一般不必补充胰岛素。

3.月经相关性糖尿病酮症酸中毒

女性 T1DM 患者在每次月经期发生糖尿病酮症酸中毒和高血糖危象,糖尿病酮症酸中毒发作与月经周期一致而无诱发糖尿病酮症酸中毒的其他因素存在(月经性糖尿病酮症酸中毒/高血糖症)。

4.药物所致的代谢性酸中毒

该病可危及生命。引起代谢性酸中毒的药物很多,如抗病毒制剂和双胍类等。根据酸中毒的病理生理特征,一般可分为以下几种类型:①肾脏排 H^+ 障碍,如Ⅰ型与Ⅳ型肾小管酸中毒;②H^+ 的负荷增加,如酸性药物和静脉营养支持治疗等;③HCO_3^- 丢失过多,如药物所致的严重呕吐与Ⅱ型肾小管性酸中毒等。药物所致的代谢性酸中毒的病因诊断主要依赖于药物摄入史,一般可根据动脉血气分析、血清阴离子隙和血清渗透隙等确定诊断。

5.恶性生长抑素瘤

该病罕见,患者因大量分泌生长抑素而出现抑制综合征,表现为酮症酸中毒、低胃酸症、胆石症、脂肪泻、贫血和消瘦,酮症酸中毒的发生与肿瘤分泌大分子生长抑素有关。

(四)过度脂肪分解导致酮体堆积和代谢性酸中毒

由于脂肪动员和分解加速,血液和肝脏中的非酯化脂肪酸(游离脂肪酸,FFA)增加。在胰岛素绝对缺乏的情况下,FFA 在肝内重新酯化受阻而不能合成甘油三酯(TG);同时由于糖的氧化受阻,FFA 的氧化障碍而不能被机体利用;因此,大量 FFA 转变为酮体。糖尿病酮症酸中毒时,酮体被组织利用减少,肾脏因失水而使酮体排出困难,从而造成酮体在体内堆积。含产酮氨基酸的蛋白质分解也增加酮体的产生。血酮升高(酮血症)和尿酮排出增多(酮尿)统称为酮症。酮体中的乙酰乙酸(AcAc)和 β-羟丁酸(OHB)属有机酸性化合物,在机体代偿过程中消耗体内的碱储备。早期由于组织利用及体液缓冲系统和肺与肾的调节,pH 可保持正常;当代谢紊乱进一步加重,血酮浓度继续升高并超过机体的代偿能力时,血 pH 降低,出现失代偿性酮症酸中毒;当 pH<7.0 时,可致呼吸中枢麻痹和严重肌无力,甚至死亡。另一方面,酸中毒时,血 pH 下降使血红蛋白与氧亲和力降低(Bohr 效应),可使组织缺氧得到部分改善。如治疗时过快提高血 pH,反而加重组织缺氧,诱发脑水肿和中枢神经功能障碍,称为酮症酸中毒昏

迷。所有以上因素均加重酮症。当酮体在体内堆积过多，血中存在的缓冲系统不能使其中和，则出现酸中毒和水、电解质代谢紊乱。

二、临床表现

酮体在体内堆积依程度的轻重分为酮症和糖尿病酮症酸中毒，前者为代偿期，后者为失代偿期。T1DM 合并糖尿病酮症酸中毒的患者多较年轻，可无诱因而自发；T2DM 合并糖尿病酮症酸中毒多为老年糖尿病患者，发病前多有诱发因素和多种并发症；酮症倾向性糖尿病和 LADA 患者可以糖尿病酮症酸中毒为首发临床表现。根据酸中毒的程度，糖尿病酮症酸中毒分为轻度、中度和重度3 度。轻度仅有酮症而无酸中毒（糖尿病酮症）；中度除酮症外，还有轻至中度酸中毒（DKA）；重度是指酸中毒伴意识障碍（糖尿病酮症酸中毒昏迷），或虽无意识障碍，但二氧化碳结合力＜10 mmol/L。

(一)糖尿病酮症酸中毒引起失水/电解质丢失/休克

糖尿病酮症酸中毒时，一方面使葡萄糖不能被组织利用；另一方面拮抗胰岛素作用的激素（其中主要是儿茶酚胺、胰高血糖素和糖皮质激素）分泌增多，肝糖原和肌糖原分解增多，肝内糖异生作用增强，肝脏和肌肉中糖释放增加。两者共同作用的后果是血糖升高。

1.失水

大量的葡萄糖从尿中排出，引起渗透性利尿，多尿症状加重，同时引起水和血清电解质丢失。严重失水使血容量减少，可导致休克和急性肾衰竭；失水还使肾血流量减少，酮体从尿中排泄减少而加重酮症。此外，失水使血渗透压升高，导致脑细胞脱水而引起神志改变，但糖尿病酮症酸中毒患者的神志改变与酸中毒程度无直接关系。一般认为，糖尿病酮症酸中毒是由下列因素的综合作用引起的：血糖和血酮浓度增高使血浆渗透压上升，血糖升高的 mmol 值与血浆渗透压的增值（Δmmol）相等；细胞外液高渗时，细胞内液向细胞外转移，细胞脱水伴渗透性利尿。蛋白质和脂肪分解加速，渗透性代谢物（经肾）与酮体（经肺）排泄带出水分，加之酸中毒失代偿时的厌食、恶心和呕吐，使水摄入量减少，丢失增多，故患者的水和电解质丢失往往相当严重。在一般情况下，失水多于失盐；失水引起血容量不足，血压下降甚至循环衰竭。

2.电解质平衡紊乱

渗透性利尿、呕吐及摄入减少、细胞内外水分及电解质的转移及血液浓缩等因素均可导致电解质平衡紊乱。血钠正常或减低，早期由于细胞内液外移引起稀释性低钠血症;进而因多尿和酮体排出致血钠丢失增加,失钠多于失水而引起缺钠性低钠血症;严重高脂血症可出现假性低钠血症。如失水超过失钠,血钠也可增高(缺钠性高钠血症)。由于细胞分解代谢增加,磷在细胞内的有机结合障碍,磷自细胞释出后由尿排出,引起低磷血症。低磷血症导致红细胞 2,3-二磷酸甘油减少,使血红蛋白与氧的亲和力增加,引起组织缺氧。

3.血压下降和休克

多数患者的多尿、烦渴多饮和乏力症状加重,但亦可首次出现。如未及时治疗,病情继续恶化,于 2~4 天发展至失代偿阶段,出现食欲减退、恶心和呕吐,常伴头痛、烦躁和嗜睡等症状,呼吸深快,呼气中有烂苹果味(丙酮气味)。病情进一步发展,出现严重失水,尿量减少,皮肤黏膜干燥和眼球下陷,脉快而弱,血压下降和四肢厥冷。到晚期,除食欲降低外,多饮、多尿和体重减轻的症状加重,患者常感显著乏力。失水较明显,血容量减少和酸中毒最终导致低血容量性休克。血压下降使肾灌注量降低,当收缩压<9.3 kPa(70 mmHg)时,肾滤过量减少引起少尿或无尿,严重时发生急性肾衰竭。各种反射迟钝甚至消失,终至昏迷。患者还可有感染等诱因引起的临床表现,但常被糖尿病酮症酸中毒的表现掩盖。

(二)其他临床表现依病情而定

1.消化道症状

多数患者有不同程度的消化道症状,如恶心、呕吐、腹痛或上消化道出血等。少数患者腹痛剧烈,酷似急腹症,以儿童及老年患者多见。易误诊,应予注意。其发病机制尚不明了,可能主要与酸中毒有关。

急性食管坏死综合征少见,但后果严重。病因与糖尿病酮症酸中毒、酒精摄入、血栓栓塞、组织低灌注状态、胃内容物腐蚀、胃肠-食管麻痹、幽门梗阻、感染和血管病变有关。主要表现为上消化道出血、上腹部疼痛、呕吐、厌食和发热等;实验室检查可见贫血和粒细胞升高。食管镜检可见黏膜变黑和糜烂,黑色的食管与胃贲门的界线清晰。活检组织可发现坏死黏膜组织。

2.感染表现

有些患者可有体温降低而潜在感染,需要警惕。如果入院时为低体温,经治疗后,体温升高,常提示合并有感染。

3.脑水肿

糖尿病酮症酸中毒时的脑水肿是患者死亡的主要原因之一(20%~60%),发病机制未明,主要有两种见解,一种观点认为,脑水肿是糖尿病酮症酸中毒本身的表现之一,可能主要与个体差异和代谢紊乱的严重程度有关;但更多的学者认为,脑水肿是糖尿病酮症酸中毒治疗过程中的并发症,过度使用胰岛素和补水,导致血清与脑组织的渗透压失平衡,水分随渗透压差进入脑组织。在形成糖尿病酮症酸中毒的过程中,脑细胞内产生了多种渗透型物质,同时下丘脑分泌的AVP亦增多,以保存脑细胞的水分,但当血清葡萄糖浓度和渗透压下降时,这些物质便成为驱使水分向脑细胞转移的主要因素。

糖尿病酮症酸中毒的患者发生神志模糊和昏迷有多种可能。除糖尿病酮症酸中毒外,最常见的原因为脑水肿。脑水肿可分为症状性和无症状性(亚临床型)两种,症状性脑水肿见于约 1% 的糖尿病酮症酸中毒患者,而无症状性脑水肿相当常见,经 MRI 证实(脑室变窄)者高达 50% 以上,而且绝大多数是在治疗中发生的,提示目前的糖尿病酮症酸中毒治疗措施有促发脑水肿可能。引起脑水肿的主要原因是无溶质的自由水增加。自由水一般有 3 个来源:一是饮水(如入院前)使胃内潴留的自由水进入循环;二是使用了较大剂量的无电解质的葡萄糖溶液(如 5% 葡萄糖溶液);三是糖尿病酮症酸中毒治疗后,原来依靠脂肪酸供能的脑组织突然改为葡萄糖供能,结果因代谢而产生较多的自由水。严重失水使血液黏稠度增加,在血渗透压升高、循环衰竭及脑细胞缺氧等多种因素的综合作用下,出现神经元自由基增多,信号传递途径障碍,甚至 DNA 裂解和线粒体失活,细胞呼吸功能及代谢停滞,出现不同程度的意识障碍和脑水肿。

4.急性心血管事件和器官衰竭

老年人和病情严重或治疗不及时者,可诱发心肌梗死、脑卒中或心力衰竭。糖尿病酮症酸中毒所致的代谢紊乱和病理生理改变经及时、正确的治疗可以逆转。因此,糖尿病酮症酸中毒的预后在很大程度上取决于及时诊断和正确处理。但老年人、全身情况差和已有严重慢性并发症者的死亡率仍很高,主要原因为糖尿病所并发的心肌梗死、肠坏死、休克、脑卒中、严重感染和心肾衰竭等。妊娠并糖尿病酮症酸中毒时,胎儿和母亲的死亡率明显增高。妊娠期反复发作糖尿病酮症酸中毒是导致胎儿死亡或胎儿宫内发育迟滞的重要原因之一。

5.严重低体温

糖尿病酮症酸中毒患者出现严重低体温往往提示其预后极差,死亡率极高。病理生理变化的一个显著特征是发生肾近曲小管上皮细胞糖原蓄积现象(阿-埃细胞现象),肾近曲小管上皮细胞糖原蓄积并伴有核下肾小管上皮细胞空泡变性,其发生机制未明。主要见于糖尿病酮症酸中毒,可能与低体温和糖代谢严重紊乱有关。

三、诊断

糖尿病酮症酸中毒的诊断并不困难。对昏迷、酸中毒、失水和休克的患者，要想到糖尿病酮症酸中毒的可能性，并作相应检查。如尿糖和酮体阳性伴血糖增高，血 pH 和/或二氧化碳结合力降低，无论有无糖尿病病史，都可诊断为糖尿病酮症酸中毒。糖尿病合并尿毒症和脑血管意外时，可出现酸中毒和/或意识障碍，并可诱发糖尿病酮症酸中毒，因此应注意两种情况同时存在的识别。

（一）从应激/饮酒/呕吐/表情淡漠患者中筛查糖尿病酮症酸中毒

临床上，当糖尿病患者遇有下列情况时要想到糖尿病酮症酸中毒的可能：①有加重胰岛素绝对或相对缺乏的因素，如胰岛素突然减量或停用、胰岛素失效、感染、应激、进食过多高糖、高脂肪食物或饮酒等；②恶心、呕吐和食欲减退；③呼吸加深和加快；④头昏、头痛、烦躁或表情淡漠；⑤失水；⑥心率加快、血压下降，甚至是休克；⑦血糖明显升高；⑧酸中毒；⑨昏迷。

（二）糖尿病病史/血糖-血酮明显升高/酸中毒确立糖尿病酮症酸中毒诊断

糖尿病酮症酸中毒临床诊断不难，诊断依据：①糖尿病病史，以酮症为首发临床表现者则无；②血糖和血酮或血 β-羟丁酸明显升高；③呼气中有酮味；④呼吸深快、有失水征和神志障碍等。糖尿病酮症酸中毒的诊断流程如图 6-1 所示。临床上遇有昏迷者要首先想到糖尿病酮症酸中毒可能。

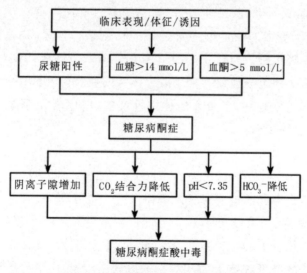

图 6-1　糖尿病酮症酸中毒的诊断流程

1.血酮明显升高

血酮明显升高伴 pH 和碳酸氢根降低是糖尿病酮症酸中毒典型特征。酮体包括乙酰乙酸（AcAc）、β-羟丁酸（OHB）和丙酮。正常情况下，葡萄糖无氧糖酵解的终产物为丙酮酸，在丙酮酸羧激酶的作用下，被氧化为乙酰乙酸。糖尿病酮症酸中毒时，三羧酸循环受阻，乙酰乙酸不能被氧化代谢，在还原型辅酶 I（NADH）的参与下被氧化为 β-羟丁酸，后者在肝细胞线粒体内自动地转化为丙酮，三者合称为酮体，其中，乙酰乙酸和 β-羟丁酸为强酸，可被血液中的缓冲系统所中和。如果所产生的酮体被全部中和，则只发生酮血症；如果不能被全部中和则引起酮症酸中毒。丙酮可经肺部排泄，使患者呼气中有酮味（烂苹果味）。血酮体升高定量检查常在 5 mmol/L 以上，严重病例可达 25～35 mmol/L。特别是 β-羟丁酸升高。正常时，血中 β-羟丁酸与乙酰乙酸比值为 1；而糖尿病酮症酸中毒时，则比值常在 10 以上。故直接测定血中 β-羟丁酸比测定酮体更为可靠。

目前糖尿病酮症酸中毒的诊断标准的定量指标（如血清 HCO_3^- 和 pH）和定性指标（如血酮体和尿酮体）均缺乏特异性，HCO_3^- 18 mEq/L 相当于 β-羟丁酸 3.0 mmol/L（儿童）和 3.8 mmol/L（成人）。如果用 β-羟丁酸诊断糖尿病酮症酸中毒，那么其与 HCO_3^-、pH 和血糖的不一致率在 20% 以上。糖尿病酮症酸中毒患者在入院时的 HCO_3^- 和血糖没有相关性，而血糖与 β-羟丁酸的相关性也不强。由于 HCO_3、pH 和血糖受许多因素（尤其是复合性酸碱平衡紊乱和高氯血症）的影响，因而只要可能，就应该用血清 β-羟丁酸（儿童 3.0 mmol/L，成人 3.8 mmol/L）作为糖尿病酮症酸中毒的诊断切割值。但是，硝基氢氰酸盐检测酮体不能测得 β-羟丁酸。急诊室一般只测 β-羟丁酸。糖尿病酮症酸中毒时，应同时测定酮体的 3 种组分或血 β-羟丁酸。酮症时要排除乙醇中毒可能。异丙醇中毒者的血丙酮明显升高，可致血酮体阳性反应，但患者无酮尿，β-羟丁酸和乙酰乙酸不升高，血糖正常。

2.血糖升高

一般在 16.7～33.3 mmol/L（300～600 mg/dL），如血糖＞33.3 mmol/L 时多伴有高渗性高血糖状态或有肾功能障碍。

3.严重酸中毒

血二氧化碳结合力和 pH 降低，剩余碱负值（＞－2.3 mmol/L）和阴离子间隙增大与碳酸盐的降低程度大致相等。糖尿病酮症酸中毒患者偶见碱血症，多因严重呕吐、摄入利尿药或碱性物质补充过多所致。碳酸氢根（HCO_3^-）常小于 10 mmol/L，阴离子间隙（AG）因酮体堆积或同时有高乳酸血症而增大。

（三）其他检查有助于糖尿病酮症酸中毒病情和并发症判断

1.血电解质

血钠降低（<135 mmol/L），但也可正常。当输入大量生理盐水后，常因高氯性酸中毒而加重糖尿病酮症酸中毒，因而建议使用平衡溶液。由于摄入不足和排出过多，糖尿病酮症酸中毒的钾缺乏显著，但由于酸中毒和组织分解加强，细胞内钾外移，故治疗前的血钾可正常或偏高，但在补充血容量、注射胰岛素和纠正酸中毒后，常发生严重的低钾血症，可引起心律失常或心搏骤停。糖尿病酮症酸中毒治疗前，因分解代谢旺盛、多尿和酸中毒等，虽然磷的丢失严重，但血磷多数正常。但是，在开始胰岛素治疗后至恢复饮食前的一段时间内，一方面因血磷得不到及时补充，另一方面又因血磷随葡萄糖一起进入细胞内，以及尿磷丢失，血磷可能迅速下降。血磷下降的程度与速度主要与以下因素有关：①禁食或饮食中缺乏磷的供应；②连续使用数天以上的大剂量葡萄糖液和胰岛素，如每天的胰岛素用量在100 U以上和葡萄糖在200 g/d以上；③肾功能相对较好，无肾衰竭并发症或严重感染等促进机体分解代谢的并发症（分解代谢时伴有软组织磷的输出）；④酸中毒纠正过于迅速；⑤伴有临床型或亚临床型急性肾衰竭，且尿量在2 500 mL/d以上。

糖尿病酮症酸中毒产生过多的β-羟丁酸、非酯化脂肪酸和乳酸等有机酸，抑制肾小管尿酸排泌，出现一过性高尿酸血症，但一般不会引起急性痛风性关节炎发作。

2.血白细胞计数

不论有无感染的存在，因为存在应激、酸中毒和脱水等情况，故糖尿病酮症酸中毒患者的外周血白细胞计数常升高，特别是中性粒细胞增高很明显，如无感染存在，治疗后常迅速恢复正常。

3.酶活性测定

血清淀粉酶、谷草转氨酶和谷丙转氨酶可呈一过性增高，一般在治疗后2～3天恢复正常。如果血清淀粉酶显著升高且伴有腹痛和血钙降低，提示糖尿病酮症酸中毒诱发了急性胰腺炎。肥胖、糖尿病神经病、严重高甘油三酯血症和高脂肪饮食是急性胰腺炎的主要危险因素。

4.血尿素氮和肌酐

血尿素氮和肌酐可轻至中度升高（多为肾前性）或正常。一般为肾前性，经治疗后恢复正常。原有糖尿病肾病者可因糖尿病酮症酸中毒而加速肾损害的速度，恶化肾功能。

5.尿液检查

尿糖和尿酮阳性或强阳性。肾损害严重时,尿糖和尿酮阳性强度可与血糖和血酮值不相称,随糖尿病酮症酸中毒治疗恢复而下降,但肾脏有病变时可不下降或继续升高。此外,重度糖尿病酮症酸中毒缺氧时,有较多的乙酰乙酸被还原为 β-羟丁酸,此时尿酮反而阴性或仅为弱阳性,糖尿病酮症酸中毒病情减轻后,β-羟丁酸转化为乙酰乙酸,使尿酮再呈阳性或强阳性,对这种血糖-酸中毒-血酮分离现象应予认识,以免错误判断病情。部分患者可有蛋白尿和管型尿,随糖尿病酮症酸中毒治疗恢复可消失。

6.其他特殊检查

胸部 X 线检查有助于确定诱因或伴发的肺部疾病。心电图检查可发现低钾血症、心律失常或无痛性心肌梗死等病变,并有助于监测血钾水平。

四、鉴别诊断

(一)糖尿病酮症酸中毒与饥饿性酮症及酒精性酮症鉴别

糖尿病酮症酸中毒应与饥饿性酮症和酒精性酮症酸中毒鉴别,鉴别的要点是饥饿性酮症或酒精性酮症时,血糖不升高。饥饿性酮症者有进食少的病史,虽有酮症酸中毒,但无糖尿病史,血糖不高和尿糖阴性是其特征。酒精性酮症酸中毒有饮酒史,但无糖尿病病史,血糖不高,尿糖阴性,易于鉴别。妊娠合并糖尿病酮症酸中毒时的血糖水平不一,多数明显升高,少数患者的血糖稍微升高、正常甚至在发生糖尿病酮症酸中毒之前有过低血糖病史。鉴别的要点是血酮体(β-羟丁酸)测定。

(二)糖尿病酮症酸中毒与低血糖昏迷/高渗性高血糖状态/糖尿病乳酸性酸中毒/水杨酸盐中毒/腹部急性并发症/脑卒中鉴别

糖尿病酮症酸中毒患者昏迷只占少数,此时应与低血糖昏迷、高渗性高血糖状态及乳酸性酸中毒等相鉴别。

1.高渗性高血糖状态

高渗性高血糖状态以血糖和血渗透压明显升高及中枢神经系统受损为特征。糖尿病酮症酸中毒和高渗性高血糖状态(HHS)是高血糖危象的两种不同表现。高渗性高血糖状态的特点:血糖和血浆渗透压明显高于糖尿病酮症酸中毒的患者;血酮体阴性或仅轻度升高;临床上中枢神经系统受损症状比糖尿病酮症酸中毒的患者明显,故不难鉴别,应当注意的是糖尿病酮症酸中毒可与高渗性昏迷合并存在(如高钠性高渗性昏迷)。此种情况时,血钠升高特别明显。

2.乳酸性酸中毒

乳酸性酸中毒一般发生在服用大量苯乙双胍或饮酒后。糖尿病乳酸性酸中毒(DLA)患者多有服用大量苯乙双胍(降糖灵)病史,有的患者在休克、缺氧、饮酒或感染等情况下,原有慢性肝病、肾病和心力衰竭史者更易发生。本病的临床表现常被各种原发病所掩盖。休克时,可见患者呼吸深大而快,但无酮味,皮肤潮红。实验室检查示血乳酸>5 mmol/L,pH<7.35或阴离子隙>18 mmol/L,乳酸/丙酮酸(L/P)>3.0。血清渗透压隙升高提示急性酒精中毒或其他有毒渗透性物质中毒可能。

3.低血糖昏迷

患者有胰岛素、磺脲类药物使用过量或饮酒病史及 Whipple 三联征表现,即空腹和运动促使低血糖症发作、发作时血浆葡萄糖<2.8 mmol/L 和供糖后低血糖症状迅速缓解。患者亦无酸中毒和失水表现。低血糖症反复发作或持续时间较长时,中枢神经系统的神经元出现变性与坏死,可伴脑水肿、弥漫性出血或节段性脱髓鞘;肝脏和肌肉中的糖源耗竭。低血糖症纠正后,交感神经兴奋症状随血糖正常而很快消失,脑功能障碍症状则在数小时内逐渐消失。但如低血糖症较重,则需要数天或更长时间才能恢复;严重而持久的低血糖昏迷(>6小时)可导致永久性脑功能障碍或死亡。

4.水杨酸盐中毒伴肾损害

老年人常因心血管疾病及其他疾病长期服用阿司匹林类解热止痛药,有的患者可发生慢性中毒(用量不一定很大)。主要原因可能是老年人对此类药物的代谢清除作用明显下降,或伴有肾功能不全时,其慢性蓄积程度急剧增加,后者又可导致水杨酸盐性肾损害。其临床表现可类似于糖尿病酮症酸中毒,测定血浆药物浓度有助于诊断。治疗同糖尿病酮症酸中毒,活性炭可吸附胃肠道内未吸收的残存药物,严重患者或急性中毒可考虑血液透析。

5.腹部急性并发症

腹痛可见于 $1/3\sim1/2$ 的糖尿病酮症酸中毒患者,慢性酒精中毒和麻醉药物成瘾为糖尿病酮症酸中毒腹痛的高危因素。糖尿病酮症酸中毒患者出现急性腹痛可能有多种原因,必须认真鉴别。

(1)糖尿病酮症酸中毒所致的腹痛:腹痛较轻,位置不定,伴或不伴恶心、呕吐和腹泻,此可能是糖尿病酮症酸中毒本身(尤其是酸中毒)的一种表现,血常规检查和粪便常规检查无特殊发现,并随着糖尿病酮症酸中毒的缓解而消失。

(2)腹部急性疾病:如急性阑尾炎、急性胰腺炎(尤其多见于高甘油三酯血症

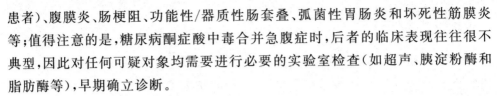

患者)、腹膜炎、肠梗阻、功能性/器质性肠套叠、弧菌性胃肠炎和坏死性筋膜炎等;值得注意的是,糖尿病酮症酸中毒合并急腹症时,后者的临床表现往往很不典型,因此对任何可疑对象均需要进行必要的实验室检查(如超声、胰淀粉酶和脂肪酶等),早期确立诊断。

6.糖尿病酮症酸中毒伴脑卒中

老年或原有高血压的糖尿病患者可因糖尿病酮症酸中毒而诱发脑血管意外,如果患者的酸中毒、失水与神志改变不成比例,或酸中毒已经基本纠正而神志无改善,尤其是出现神经定位体征时,要想到脑卒中可能。可有失语、神志改变和肢体瘫痪等体征,伴脑萎缩可表现智力下降、记忆力差和反应迟钝等。病史、定位检查及脑脊液检查有助于鉴别。CT和MRI有重要鉴别意义。

大约10%的糖尿病酮症酸中毒患者合并有糖尿病酮症酸中毒相关性脑卒中,除了最常见的脑水肿外,还包括动脉出血性脑梗死和缺血性脑梗死。同时,糖尿病酮症酸中毒因炎症和凝血机制障碍可合并弥散性血管内凝血(DIC)。在目前报道的病例中,糖尿病酮症酸中毒相关性脑卒中的主要表现形式有动脉缺血性脑卒中、脑静脉血栓形成和出血性脑卒中;临床鉴别均较困难,出凝血指标检查可提供诊断线索,影像检查以MRI为首选,其敏感性近100%。CT诊断的主要缺点是对脑水肿不敏感。

五、治疗

糖尿病酮症酸中毒患者的抢救应该在专科医师的持续指导下进行。抢救的措施与病情监测项目需要做到目的明确,预见性强。糖尿病酮症酸中毒所引起的病理生理改变,经及时正确治疗是可以逆转的。因此,糖尿病酮症酸中毒的预后在很大程度上取决于早期诊断和正确治疗。对单有酮症者,仅需补充液体和胰岛素治疗,持续到酮体消失。糖尿病酮症酸中毒是糖尿病的一种急性并发症,一旦确诊应住院治疗,严重者应立即进行抢救。治疗措施:纠正失水与电解质平衡;补充胰岛素;纠正酸中毒;去除诱因;对症治疗与并发症的治疗;加强护理与监测。

(一)迅速纠正失水与电解质紊乱

糖尿病酮症酸中毒常有严重失水,血容量与微循环灌注不足,导致一些危及生命的并发症,故失水的纠正至关重要。首先是扩张血容量,以改善微循环灌注不足,恢复肾灌注,有助于降低血糖和清除酮体。

1.补液总量

补液总量可按发病前体重的10%估计。补液速度应先快后慢,如无心力衰竭,在开始2小时内输入1 000～2 000 mL,以便较快补充血容量,改善周围循环和肾功能;以后根据血压、心率、每小时尿量及周围循环状况决定输液量和输液速度,在第3～6小时内输入1 000～2 000 mL;一般第1个24小时的输液总量为4 000～5 000 mL,严重失水者可达6 000～8 000 mL。如治疗前已有低血压或休克,快速补液不能有效升高血压时,应输入胶体溶液,并采用其他抗休克措施。老年或伴心脏病和心力衰竭患者,应在中心静脉压监护下调节输液速度及输液量。患者清醒后鼓励饮水(或盐水)。

2.补液种类

补液的原则仍是“先盐后糖、先晶体后胶体、见尿补钾”。治疗早期,在大量补液的基础上胰岛素才能发挥最大效应。一般患者的失水在50～100 mL/kg,失钠在7～10 mmol/kg,故开始补液阶段宜用等渗氯化钠溶液。如入院时血钠>150 mmol/L或补液过程中血钠逐渐升高(>150 mmol/L)时,不用或停用等渗盐溶液,患者无休克可先输或改输0.45%半渗氯化钠溶液,输注速度应放慢。绝大多数伴有低血压的糖尿病酮症酸中毒患者输入等渗盐水1 000～2 000 mL后,血压上升。如果血压仍<12.0/8.0 kPa(90/60 mmHg),可给予血浆或其他胶体溶液100～200 mL,可获得明显改善。如果效果仍差,可静脉给予糖皮质激素(如地塞米松10 mg或氢化可的松100 mg),甚至可适当予以血管活性药物(如多巴胺和多巴酚丁胺等),同时纠正酸中毒。应用糖皮质激素后,应适当增加胰岛素的剂量。当血糖降至13.8 mmol/L,应改输5%葡萄糖液。糖尿病酮症酸中毒纠正后,患者又可口服,可停止输液。

3.输液速度

脑水肿是导致患者死亡的最重要原因,输液速度过快是诱发脑水肿的重要原因之一。有心、肺疾病及高龄或休克患者,输液速度不宜过快,有条件者可监测中心静脉压,以指导输液量和输液速度,防止发生肺水肿。如患者能口服水,则采取静脉与口服两条途径纠正失水。单纯输液本身可改善肾脏排泄葡萄糖的作用,即使在补液过程中不用胰岛素,也使血糖明显下降。在扩容阶段后,输液速度不宜过快,过快则因尿酮体排泄增快,可引起高氯性酸中毒和脑肿胀。

近年来,人们主张即使在严重失水情况下,也仅仅应用生理盐水(0.9% NaCl),并尽量少用或不用碱性液体纠正酸中毒。为了防止血糖的快速波动,可使用两套输液系统对血糖的下降速度进行控制,这是预防脑水肿的主要措施。

(二)合理补充小剂量胰岛素

糖尿病酮症酸中毒发病的主要病因是胰岛素缺乏,一般采用低剂量胰岛素治疗方案,既能有效抑制酮体生成,又可避免血糖、血钾和血浆渗透压下降过快带来的各种风险。给予胰岛素治疗前应评估患者的以下病情:①是否已经使用了胰岛素(与使用胰岛素的剂量相关);②患者的有效循环功能和缺血缺氧状态(与胰岛素的使用途径有关);③糖尿病酮症酸中毒的严重程度与血糖水平;④是否伴有乳酸性酸中毒或高渗性高血糖状态。有人用计算机系统来协助计算胰岛素的用量,认为有助于减少胰岛素用量和住院时间。

1.短效胰岛素持续静脉滴注

最常采用短效胰岛素持续静脉滴注。开始以 0.1 U/(kg·h)(成人 5～7 U/h)胰岛素加入生理盐水中持续静脉滴注,通常血糖可依 2.8～4.2 mmol/(L·h)的速度下降,如在第 1 小时内血糖下降不明显,且脱水已基本纠正,胰岛素剂量可加倍。每 1～2 小时测定血糖,根据血糖下降情况调整胰岛素用量。

当血糖降至 13.9 mmol/L(250 mg/dL)时,胰岛素剂量减至每小时 0.05～0.1 U/kg(3～6 U/h),至尿酮稳定转阴后,过渡到平时治疗。在停止静脉滴注胰岛素前 1 小时,皮下注射短效胰岛素 1 次,或在餐前胰岛素注射后 1～2 小时再停止静脉给药。如糖尿病酮症酸中毒的诱因尚未去除,应继续皮下注射胰岛素治疗,以避免糖尿病酮症酸中毒反复。胰岛素持续静脉滴注前是否加用冲击量(负荷量)无统一规定。一般情况下,不需要使用所谓的负荷量胰岛素,而持续性静脉滴注正规(普通,速效)胰岛素(每小时 0.1 U/kg)即可。如能排除低钾血症,可用 0.1～0.15 U/kg胰岛素静脉推注,继以上述持续静脉滴注方案治疗。

2.胰岛素泵治疗

按 T1DM 治疗与教育程序(DTTPs)给药,以取得更好疗效,降低低血糖的发生率。儿童患者在胰岛素泵治疗过程中,如反复发作糖尿病酮症酸中毒,建议检查胰岛素泵系统,排除泵失效的因素(如机械故障)。这样可达到安全控制血糖,避免糖尿病酮症酸中毒或低血糖的发作。目前应用的胰岛素泵大多采用持续性皮下胰岛素输注(CSII)技术。使用胰岛素或超短效胰岛素类似物,并可根据患者血糖变化规律个体化地设定 1 个持续的基础输注量及餐前追加剂量,以模拟人体生理性胰岛素分泌。新近发展的胰岛素泵采用螺旋管泵技术,体积更小,携带方便,有多种基础输注程序选择和报警装置,其安全性更高。

3.皮下或肌内注射胰岛素

轻度糖尿病酮症酸中毒患者也可采用皮下或肌内注射胰岛素。剂量视血糖和酮体测定结果而定。采用基因重组的快作用胰岛素类似物(如诺和锐等)治疗儿童无并发症的糖尿病酮症酸中毒也取得很好的效果。

4.5%葡萄糖液加胰岛素治疗

在补充胰岛素过程中,应每小时用快速法监测血糖 1 次。如果静脉滴注胰岛素 2 小时,血糖下降未达到滴注前血糖的 30%,则胰岛素滴入速度加倍,达到目标后再减速。血糖下降也不宜过快,以血糖每小时下降 3.9~6.1 mmol/L 为宜,否则易引起脑肿胀。当血糖下降到 13.8 mmol/L 时,则改输 5%葡萄糖液。在 5%葡萄糖液中,按 2∶1[葡萄糖(g)∶胰岛素(U)]加入胰岛素。酮体消失或血糖下降至 13.8 mmol/L 时,或患者能够进食即可停止输液,胰岛素改为餐前皮下注射。根据血糖监测结果以调整胰岛素剂量。

(三)酌情补钾和补磷

糖尿病酮症酸中毒时的机体钾丢失严重,但血清钾浓度高低不一,经胰岛素和补液治疗后可加重钾缺乏,并出现低钾血症。一般在开始胰岛素及补液治疗后,只要患者的尿量正常,血钾<5.5 mmol/L 即可静脉补钾,以预防低钾血症的发生。在心电图与血钾测定监护下,最初每小时可补充氯化钾 1.0~1.5 g。若治疗前已有低钾血症,尿量≥40 mL/h 时,在胰岛素及补液治疗同时必须补钾。严重低钾血症(<3.0 mmol/L)可危及生命,此时应立即补钾,当血钾升至 3.5 mmol/L 时,再开始胰岛素治疗,以免发生心律失常、心脏骤停和呼吸肌麻痹。

1.补钾

在输液中,只要患者没有高钾血症,每小时尿量在 30 mL 以上,即可在每 500 mL 液体中加入氯化钾(10%)溶液 10 mL。每天补钾总量为 4~6 g。在停止输液后还应口服钾制剂,每天 3 g,连服 1 周以上,以完全纠正体内的缺钾状态。

2.补磷

糖尿病酮症酸中毒时,体内有磷缺乏,但血清磷可能降低、正常甚至升高。当血磷浓度<0.32 mmol/L时,可致心肌、骨骼肌无力和呼吸阻抑。如果患者的病情重,病史长且血磷明显降低应考虑补磷。补磷的方法主要是迅速恢复自然进食,尤其是及时进食富含无机磷的食物,如牛奶和水果等;如果血磷在 0.4 mmol/L 以下,可能诱发溶血和严重心律失常,应紧急口服中性磷制剂或静脉滴注无机磷。

国外有人主张补充磷酸钾,特别是儿童和青少年糖尿病酮症酸中毒患者。糖尿病酮症酸中毒患者的红细胞中因磷缺乏而有 2,3-二磷酸甘油酸(2,3-DPG)缺乏,从而使红细胞氧离曲线右移,不利于组织获得氧供,但在糖尿病酮症酸中毒时存在的酸中毒可使血 pH 降低以代偿，一旦酸中毒被纠正，这种代偿功能即不存在而使组织缺氧加重。不过补磷未列为糖尿病酮症酸中毒的常规治疗。血磷显著降低，且在治疗过程中仍不上升者可一般每小时给予 12.5 mmol/L 的缓冲性磷酸钾，由于磷酸盐可明显降低血钙。应在补磷过程中监测血清钙和磷，以免引起低钙血症或严重的高磷血症。

(四)严重酸中毒时小量补碱

酮体产生过多可发生酸中毒。轻度酸中毒(血 pH＞7.0)时，一般不需补充碱性药物。经补液和胰岛素治疗后即可自行纠正，不必补碱。重度酸中毒时，外周血管扩张，心肌收缩力降低，可导致低体温和低血压，并降低胰岛素敏感性，当血 pH 低至 7.0 时，可抑制呼吸中枢和中枢神经功能，诱发脑损伤和心律失常，应予以抢救。

1.补碱原则和方法

补碱宜少、宜慢。符合前述补碱标准者，可静脉滴注 5％碳酸氢钠 200 mL，当血渗透压很高时，可考虑配用 1.25％碳酸氢钠等渗溶液(3 份注射用水加 1 份 5％碳酸氢钠溶液)输注。补碱过多和过快易发生不良结果：增加尿钾丢失；二氧化碳透过血-脑屏障比 HCO_3^- 快，二氧化碳与水结合后形成碳酸，使脑细胞发生酸中毒；补碱过多，可使脑细胞内外渗透压失衡而引起脑水肿；补碱后，红细胞释氧功能因血 pH 升高而下降，使组织缺氧加重；治疗后酮体消失，原来与酮体结合血液中的缓冲系统特别是碳酸/碳酸氢钠缓冲系统重新释放，加上所补的碳酸氢钠，故可引起反跳性碱中毒。如果糖尿病酮症酸中毒患者在治疗前神志不清，经治疗后神志恢复，而在补碱过程中又出现神志不清，要考虑补碱过多过快而引起的脑水肿可能；补液治疗容易发生高氯性酸中毒，其原因与大量生理盐水引起氯负荷和高氯性酸中毒有关，高氯性酸中毒可能进一步加重原有的酸中毒。

当血 pH 降至 6.9～7.0 时，50 mmol 碳酸氢钠(约为 5％碳酸氢钠 84 mL)稀释于 200 mL 注射用水中(pH＜6.9 时，100 mmol 碳酸氢钠加 400 mL 注射用水)，以 200 mL/h 的速度静脉滴注。此后，以 30 分钟至 2 小时的间隔时间监测血 pH，pH 上升至 7.0 以上停止补碱。

2.过多过快补碱的危害

(1)二氧化碳透过血-脑屏障的弥散能力快于碳酸氢根，快速补碱后脑脊液 pH 呈反常性降低，引起脑细胞酸中毒，加重昏迷。

(2)血 pH 骤然升高，而红细胞 2,3-二磷酸甘油降低和高糖化血红蛋白状态改变较慢，使血红蛋白与氧的亲和力增加，加重组织缺氧，有诱发和加重脑水肿的危险。

（3）促进钾离子向细胞内转移，可加重低钾血症，并出现反跳性碱中毒，故补碱需十分慎重。

（五）抢救和处理其他并发症

1.休克、心力衰竭和心律失常

如休克严重且经快速输液后仍不能纠正，应考虑合并感染性休克或急性心肌梗死的可能，应仔细查找，给予相应处理。年老或合并冠状动脉病（尤其是急性心肌梗死）、输液过多等可导致心力衰竭和肺水肿，应注意预防，一旦出现，应予相应治疗。血钾过低和过高均可引起严重心律失常，应在心电监护下，尽早发现，及时治疗。

2.脑水肿

糖尿病酮症酸中毒性脑水肿可以发生于新诊断的 T2DM 治疗之前，但绝大多数的脑水肿是糖尿病酮症酸中毒的最严重并发症，病死率高，可能与脑缺氧、补碱过早过多过快、血糖下降过快和补液过多等因素有关。脑水肿易发生于儿童及青少年糖尿病并发糖尿病酮症酸中毒者。这些并发症在治疗过程中是可以避免的，如严密监测血糖、血钾、心电图及观察神志改变等。关于脑水肿发生的原因及机制目前尚不清楚。临床有学者观察到儿童发生脑水肿与基础状态的酸中毒、血钠和血钾的异常及氮质血症有关。糖尿病酮症酸中毒经治疗后，高血糖已下降，酸中毒改善，但昏迷反而加重，应警惕脑水肿的可能。可用脱水剂、呋塞米和地塞米松治疗。

严重的弥漫性脑水肿（恶性脑水肿）因最终形成脑疝而死亡。这些患者即使幸存，也多遗留广泛而严重的神经-精神-躯体并发症，如运动障碍、视力下降、健忘或植物人状态。因此，如果临床表现能确认存在严重的弥漫性脑水肿，并经 CT 证实，应该施行减压式双额颅骨切除术，紧急降低颅内压。

3.肾衰竭

糖尿病酮症酸中毒时失水和休克，或原来已有肾病变，以及治疗延误等，均可引起急性肾衰竭。强调预防，一旦发生，及时处理。

（六）防治和监测糖尿病酮症酸中毒并发症

1.对症治疗

酸中毒可引起急性胃扩张，用 5％碳酸氢钠液洗胃，清除残留食物，以减轻呕吐等消化道症状，并防止发生吸入性肺炎和窒息。护理是抢救糖尿病酮症酸中毒的重要环节,按时清洁口腔和皮肤,预防压疮和继发性感染与院内交叉感染,必须仔细观察和监测病情变化,准确记录生命体征(呼吸、血压和心率),以及神志状态、瞳孔大小、神经反应和水出入量等。

2.抗感染

感染常为糖尿病酮症酸中毒的诱因,也可以是其伴发症;呼吸道及泌尿系统感染最常见,应积极治疗。因糖尿病酮症酸中毒可引起低体温和白细胞升高,故不能单靠有无发热或血常规来判断感染。糖尿病酮症酸中毒的诱因以感染最为常见,且有少数患者可以体温正常或低温,特别是昏迷者,不论有无感染的证据,均应采用适当的抗生素以预防和治疗感染。鼻-脑毛霉菌病虽罕见,但十分严重,应早期发现,积极治疗。

存在免疫缺陷的糖尿病酮症酸中毒患者可能发生致命的接合菌感染,早期受累的软组织主要是鼻、眼球和脑组织,继而扩散至肺部及全身,两性霉素 B、卡泊芬净和泊沙康唑有较好疗效,配合高压氧治疗和免疫调节剂可增强疗效。

3.输氧

糖尿病酮症酸中毒患者有组织缺氧,应给予输氧。如并发休克、急性肾衰竭或脑水肿,应采取措施进行治疗。在治疗过程中需避免发生低血糖症或低钾血症。少见的并发症有横纹肌溶解症,可导致急性肾衰竭。

4.护理及监测

在治疗糖尿病酮症酸中毒的同时,应积极控制感染、降低颅内压和防治脑功能障碍。如果并发了脑卒中,除了大量出血患者需要手术治疗外,急性(24～36 小时)缺血性脑梗死采用溶栓剂治疗可取得很好效果,但动脉出血性脑卒中患者属于禁忌。急性期后,动脉缺血性脑卒中和脑静脉栓塞的儿童患者应长期使用抗凝治疗,一般建议首选低分子量肝素,继而口服华法林 3 个月。成年患者应控制高血压,重组的人Ⅶa 因子可能降低复发率。一般糖尿病酮症酸中毒病例不建议进行预防性抗凝治疗。

昏迷者应监测生命体征和神志改变,注意口腔护理,勤翻身,以防压疮。定时监测血糖、酮体、血钾、CO_2CP 和经皮二氧化碳分压的变化,以便及时调整治疗措施。

第三节　糖　尿　病　足

糖尿病足是指发生于糖尿病患者,与局部神经异常和下肢远端血管病变相关的足部感染、溃疡和/或深层组织破坏,它是糖尿病下肢神经病变和血管病变的结果。病变累及从皮肤到骨与关节的各层组织,严重者可发生局部或全足坏疽,需要截肢。国际糖尿病足工作组(IWGDF)将糖尿病足定义为糖尿病累及的踝以下全层皮肤创面,而与这种创面的病程无关。糖尿病患者因足病而造成截肢者比非糖尿病者高5～10倍,糖尿病足是引起糖尿病患者肢体残废的主要原因,严重地威胁着糖尿病患者的健康。

一、发病率和危险因素

(一)糖尿病足发病率与病期/年龄/吸烟/高血压/冠心病/血脂异常相关

2004年,全国14所三甲医院协作,对糖尿病足患者进行了调查,634例糖尿病足与周围血管病变患者中,男性占57.7%,女性42.3%;平均年龄(65.65±10.99)岁,70～80岁的足病发生率最高,达37.60%。这些患者大多有糖尿病并发症或者心血管病的危险因素,如吸烟率37%、高血压57%、冠心病28%和血脂异常29%;脑血管病26%;下肢动脉病27%;肾病40%;眼底病42%;周围神经病69%。386例合并足溃疡,47%为皮肤表面溃疡;35%的溃疡累及肌肉;18%的溃疡累及骨组织;70%合并感染。平均住院(25.70±19.67)天。我国北方地区的糖尿病足患者较南方地区更重,截肢率更高。最近报道的17家三甲医院联合调查了2007年1月至2008年12月期间住院的慢性足溃疡患者,结果发现住院慢性溃疡患者中糖尿病患者占到33%,是2006年多家医院调查住院慢性溃疡患者中糖尿病(4.9%)的8倍多。据国外调查,85%的糖尿病截肢起因于足溃疡。糖尿病患者截肢的预后较差,有学者报道了截肢患者随访5年,其死亡率将近40%。下肢血管病变、感染和营养不良是截肢的主要原因。

糖尿病足及截肢的治疗和护理给个人、家庭和社会带来沉重的经济负担。美国2007年的糖尿病医疗费用高达1 160亿美元,其中糖尿病足溃疡的治疗费用占33%。国内2004年调查的糖尿病足与下肢血管病变患者的平均住院费用约1.5万元。未来20年中,发展中国家T2DM的发病率将急剧升高,糖尿病足和截肢防治的任务繁重。

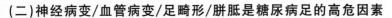

(二)神经病变/血管病变/足畸形/胼胝是糖尿病足的高危因素

病史和临床体检发现有下列情况（危险因素）时，应特别加强足病的筛查和随访：①既往足溃疡史；②周围神经病变和自主神经病变（足部麻木、触觉或痛觉减退或消失、足部发热、皮肤无汗、肌肉萎缩、腹泻、便秘和心动过速）和/或缺血性血管病（运动引起的腓肠肌疼痛或足部发凉）；③周围血管病（足部发凉和足背动脉搏动消失）；④足部畸形（如鹰爪足、压力点的皮肤增厚和 Charcot 关节病）和胼胝；⑤糖尿病的其他慢性并发症（严重肾脏病变，特别是肾衰竭及视力严重减退或失明）；⑥鞋袜不合适；⑦个人因素（社会经济条件差、独居老年人、糖尿病知识缺乏者和不能进行有效足保护者）。其中，糖尿病足溃疡最重要的危险因素是神经病变、足部畸形和反复应力作用（创伤），糖尿病足部伤口不愈合的重要因素是伤口深度感染和缺血。

二、发病机制

发病机制未完全阐明，糖尿病足与下列因素有密切关系。

(一)感觉神经病是糖尿病足的重要诱因

60%～70%的糖尿病患者有神经病变，多呈袜套样分布的感觉异常、感觉减退或消失，不能对不合适因素进行调整，如袜子过紧、鞋子过小和水温过高等。自主神经病使皮肤出汗和温度调节异常，造成足畸形、皮肤干燥、足跟烫伤、坏疽和皲裂，皮肤裂口成为感染的入口，自主神经病变常与 Charcot 关节病相关。运动神经病变引起跖骨和足尖变形，增加足底压力，还可使肌肉萎缩。当足底脂肪垫因变形异位时，足底局部的缓冲力降低，压力增大，指间关节弯曲变形，使鞋内压力增加导致足溃疡。

(二)下肢动脉闭塞引起足溃疡和坏疽

糖尿病患者外周血管动脉粥样硬化的发生率增加，血管疾病发生年龄早，病变较弥漫。下肢中、小动脉粥样硬化闭塞，血栓形成，微血管基底膜增厚，管腔狭窄，微循环障碍引起皮肤-神经营养障碍，加重神经功能损伤。足病合并血管病变者较单纯神经病变所致的足病预后差。缺血使已有溃疡的足病难以恢复。

(三)免疫功能障碍导致足感染

多核细胞的移动趋化功能降低，噬菌能力下降，感染使代谢紊乱加重，导致血糖增高，酮症又进一步损害免疫功能。80%以上的足病患者至少合并 3 种糖尿病慢性并发症或心血管危险因素。一旦发生足的感染，往往难以控制，用药时间长,花费大而疗效差。有时仅仅是皮肤水疱就可并发局部感染,严重者需要截肢(趾)。

(四)生长因子调节紊乱和慢性缺氧参与发病过程

糖尿病足溃疡患者一氧化氮合酶及精氨酸酶活性增加,而转化生长因子-β(TGF-β)浓度降低,一氧化氮合酶的代谢增强损伤组织,精氨酸酶活性增强使基质沉积。有学者发现,IGF-2 在正常人、糖尿病和糖尿病患者有并发症 3 组患者的上皮细胞中均可见,在溃疡边缘最明显,而 IGF-1 在非糖尿病的上皮细胞可见,在糖尿病未损伤的皮肤颗粒层和棘层表达减少,而在溃疡的基底层缺乏,成纤维细胞缺乏 IGF-1。基底层和成纤维细胞缺乏 IGF-1 使溃疡延迟愈合。高血糖引起慢性缺氧,与大血管和微血管病变造成的慢性缺氧一起损害溃疡愈合,是糖尿病足溃疡经久不愈的原因之一。Catrina 等将皮肤细胞和从糖尿病足溃疡及非糖尿病溃疡的活检标本置入不同糖浓度和不同氧张力条件下培养,发现高糖阻止了细胞对缺氧的感知与反应。这种机制可能也是糖尿病足溃疡持久不愈的重要解释。糖尿病足的形成与转归见图 6-2。

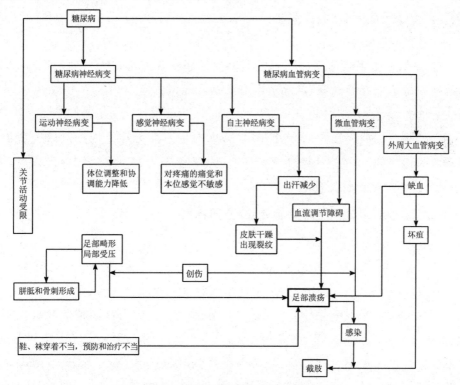

图 6-2 糖尿病足发病机制与转归

三、分级和临床表现

神经病变、血管病变和感染导致糖尿病足溃疡和坏疽,根据病因或病变性质分为神经性、缺血性和混合性。根据病情的严重程度进行分级,使用标准方法分类以促进交流、随访和再次评估。

(一)根据病因分为神经性/神经-缺血性/单纯缺血性溃疡三类

最常见足溃疡的部位是前足底,常为反复机械压力所致,由于周围神经病变引起的保护性感觉缺失,患者不能感觉到异常的压力变化,没有采取相应的预防措施,发生溃疡后极易并发感染,溃疡难以愈合,最后发生坏疽。因此,足溃疡和坏疽往往是神经病变、压力改变、血液循环障碍和感染等多种因素共同作用的结果。

1.神经性溃疡

神经病变起主要作用,血液循环良好。足病通常是温暖的,但有麻木感,皮肤干燥,痛觉不明显,足部动脉搏动良好。神经病变性足病的后果是神经性溃疡(主要发生于足底)和神经性关节病(Charcot 关节病)。

2.神经-缺血性溃疡

神经-缺血性溃疡常伴有明显的周围神经病变和周围血管病变,足背动脉搏动消失。足凉而有静息痛,足部边缘有溃疡或坏疽。

3.单纯缺血性溃疡

单纯缺血性溃疡较少见,单纯缺血所致的足溃疡无神经病变。糖尿病足溃疡患者初诊时约 50% 为神经性溃疡,50% 为神经-缺血性溃疡。国内糖尿病足溃疡主要是神经-缺血性溃疡。

(二)临床应用多种糖尿病足分级/分期标准

1.Wagner 分级

Wagner 分级主要是依据解剖学为基础的分级,也是最常用的经典分级方法。Wagner 分级重点关注溃疡深度和是否存在骨髓炎或坏疽(图 6-3)。

(1)0 级:存在足溃疡的危险因素。常见的危险因素为周围神经和自主神经病变、周围血管病变、以往足溃疡史、足畸形(如鹰爪足和夏科关节足)、胼胝、失明或视力严重减退、合并肾脏病变特别是肾衰竭、独立生活的老年人、糖尿病知识缺乏者和不能进行有效的足保护者。目前无足溃疡的患者应定期随访,加强足保护教育、必要时请足病医师给予具体指导,以防止足溃疡的发生。

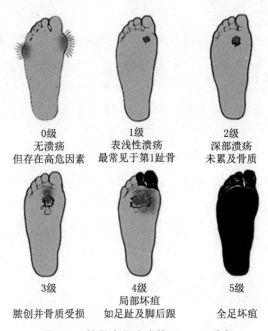

图 6-3　**糖尿病足溃疡的 Wagner 分级**

（2）1级：足部皮肤表面溃疡而无感染。突出表现为神经性溃疡，好发于足的突出部位，即压力承受点（如足跟部、足或趾底部），溃疡多被胼胝包围。

（3）2级：表现为较深的穿透性溃疡，常合并软组织感染，但无骨髓炎或深部脓肿，致病菌多为厌氧菌或产气菌。

（4）3级：深部溃疡常波及骨组织，并有深部脓肿或骨髓炎。

（5）4级：局限性坏疽（趾、足跟或前足背），其特征为缺血性溃疡伴坏疽，常合并神经病变（无严重疼痛的坏疽提示神经病变），坏死组织表面可有感染。

（6）5级：全足坏疽，坏疽影响到整个足部，病变广泛而严重。

2.Texas 分级与分期

Texas 分级与分期强调组织血液灌注和感染因素。德州大学（University of Texas）分类是在解剖学分类的基础上加入了分期，无感染无缺血的溃疡（A 级）、感染溃疡（B 级）、缺血性非感染溃疡（C 级）、缺血性感染溃疡（D 级）。该分类分期方法评估了溃疡深度、感染和缺血程度，考虑了病因与程度两方面的因素。截肢率随溃疡深度和分期严重程度而增加，随访期间的非感染非缺血性溃疡无一截肢。溃疡深及骨组织者的截肢率高 11 倍。感染与缺血并存，截肢增加近 90 倍。从更好反映临床病情程度上考虑，推荐采用该分类方法，但在实际应用中，多数仍然采用 Wagner 分类。

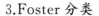
3.Foster 分类

Foster 等提出一种简单易记的糖尿病足分类方法。1 级:正常足;2 级:高危足;3 级:溃疡足;4 级:感染足;5 级:坏死足。3～5 级还可进一步分为神经性和缺血性。1～2 级主要是预防,3～5 级需要积极治疗。3 级神经性溃疡患者需要支具和特制鞋;4 级患者需要静脉用抗生素,缺血患者需要血管重建;5 级患者需要应用抗生素和外科处理,缺血患者需要血管重建。

我国习惯上将糖尿病足坏疽分为湿性坏疽和干性坏疽,国外则不如此分类。湿性坏疽指的是感染渗出较多的坏疽,其供血良好;干性坏疽是缺血性坏疽,由于动脉供血差,而静脉回流良好,因此坏疽呈干性。处理上,前者相对容易,以抗感染为主;后者必须在改善血液供应基础上采取局部措施。

4.PEDIS 分类

国际糖尿病足工作组从 2007 年起推荐采用 PEDIS 分类。P 指的是血液灌注,E 是溃疡面积,D 是溃疡深度,I 是感染,S 是感觉。该分类清楚地描述了足溃疡的程度和性质,特别适合用于临床科研。

四、辅助检查与诊断

(一)辅助检查协助糖尿病足诊断

糖尿病足的辅助检查主要包括足溃疡检查、影像检查、神经功能检查、动脉供血检查和足压力测定等。建立一种能够实际操作的、适合当地卫生医疗条件的筛查程序,登记每例糖尿病足患者。筛查能及时发现有危险因素的患者,筛查项目既包括糖尿病相关的全身性检查如眼底、血压、尿蛋白、神经功能和心血管系统等,也包括足的重点局部检查等。筛查本身不需要复杂的技术,但应该由训练有素的人员完成,需要对患者下肢和足病作出精确诊断。

电生理测定和定量检测振动觉与温度觉阈值对于糖尿病足的诊断有重要价值,但难以用于临床常规筛查。简单的音叉检查可用于诊断神经病变,缺血性糖尿病足应接受多普勒超声和血管造影。认真查找所有足溃疡及其可能的病因,评价神经病变、缺血性病变和感染因素的相对重要性,因为不同类型的防治方法是不同的。需要强调的是,临床上常规的物理检查基本能够帮助作出正确诊断和判断预后。如果患者的足背动脉和胫后动脉均搏动良好,皮肤温度正常,足的血供应无严重障碍。关键是要求患者脱鞋检查,而这点在繁忙的门诊往往难以做到。

合并感染时,需明确感染的程度、范围、窦道大小、深度及有无骨髓炎。通常情况下,一般体格检查很难判定足溃疡是否合并感染及感染的程度和范围。局部感染的征象包括红肿、疼痛和触痛。但这些体征可以不明显甚至缺乏;更可靠的感染表现是脓性分泌物渗出、捻发音(产气细菌所致)或深部窦道。应用探针探查感染性溃疡时,如发现窦道,探及骨组织,要考虑骨髓炎,并用探针取出溃疡深部的标本作细菌培养。新近的研究证实,探针触及骨组织基本上可以诊断为骨髓炎,具有很高的诊断敏感性和特异性。针吸取样具有特异性,但缺乏敏感性。皮肤表面溃疡培养的细菌常是污染菌,缺乏特异性。特殊检查的目的是确定有无深部感染及骨髓炎。X线片发现局部组织内气体说明有深部感染,X线片上见到骨组织被侵蚀,提示存在骨髓炎。判断困难时应行 MRI 检查。

(二)Charcot 关节病增加糖尿病足溃疡危险性

Charcot 关节病患者常有长期的糖尿病病史,且伴有周围神经病变和自主神经病变,如直立性低血压和麻痹性胃扩张。Charcot 关节病的病因未明,其起病与神经病变有关,诱因是创伤。创伤可较轻微,但可能伴有小骨折。Charcot 关节病好发于骨质疏松者。创伤后成骨细胞活性增加,骨组织破坏成小碎片,在修复过程中导致畸形,进而引起慢性关节病。反复损伤导致关节面与骨组织破坏,足溃疡危险性增加。急性 Charcot 关节病可与局部感染或炎症性关节病混淆。Charcot 关节病造成的畸形和功能丧失是可预防的,因此需要及早发现和早期治疗。在 X 线片上,可见到 Charcot 关节病的特征性改变,但病变早期很难识别。由于局部血流增加,骨扫描常显示早期骨摄入 ^{99m}Tc 增加;MRI 能早期发现应力性骨损伤。

(三)影像检查显示糖尿病足的性质与程度

一般表现为动脉内膜粗糙,不光滑,管壁增厚。管腔不规则、狭窄伴节段性扩张,管径小,管腔内有大小不等的斑块或附壁血栓。血管迂曲狭窄处的血流变细,频谱增宽;严重狭窄处可见湍流及彩色镶嵌血流,血流波形异常。收缩期峰值流速增快,狭窄远端的血流减慢;静脉血流障碍。

X 线检查和核素扫描显示局部骨质破坏、骨髓炎、骨关节病、软组织肿胀、脓肿和气性坏疽等病变。足骨骨髓炎可行 ^{99m}Tc-ciprofloxacin 闪烁扫描检查,以确定病变的程度与性质。

(四)神经系统检查评价足保护性感觉

较为简便的方法是采用 10 g 尼龙丝检查。取 1 根特制的 10 g 尼龙丝,一头接触于患者的大足趾、足跟和前足底外侧,用手按住尼龙丝的另一头,并轻轻施压,正好使尼龙丝弯曲,患者足底或足趾此时能感到足底尼龙丝,则为正常,否则为异常。异常者往往是糖尿病足溃疡的高危者,并有周围神经病变。准确使用10 g尼龙丝测定的方法:在正式测试前,在检查者手掌上试验2～3次,尼龙丝不可过于僵硬;测试时尼龙丝应垂直于测试处的皮肤,施压使尼龙丝弯曲约1 cm,去除对尼龙丝的压力;测定下一点前应暂停2～3秒,测定时应避开胼胝,但应包括容易发生溃疡的部位;建议测试的部位是大足趾,跖骨头1、2、3、5处及足跟和足背。如测定10个点,患者仅感觉到8个点或不足8个点,则视为异常。另一种检查周围神经的方法是利用音叉或Biothesiometer测定振动觉。Biothesiometer的功能类似于音叉,其探头接触于皮肤(通常为大足趾),然后调整电压,振动觉随电压增大而增强,由此可以定量测出振动觉。

神经电生理检查可了解神经传导速度和肌肉功能。甲襞微循环测定简便、无创,出结果快,但特异性不高,微循环障碍表现:①管襻减少,动脉端变细、异形管襻及襻顶淤血(＞30％);②血流速度缓慢,呈颗粒样、流沙样或为串珠样断流;③管襻周边有出血和渗出。

目前有多种糖尿病足分类和计分系统,多数已经得到临床验证,使用方便。简单的分类计分主要用于临床诊疗,而详细的分类和计分系统更适合于临床研究。

周围感觉定性测定很简单,如将音叉或一根细的不锈钢小棍置于温热水杯中,取出后测定患者不同部位的皮肤感觉,同时与正常人(检查者)的感觉进行比较。定量测定是利用皮肤温度测定仪如红外线皮肤温度测定仪,这种仪器体积小,测试快捷、方便,准确性和重复性均较好。

现已研制出多种测试系统测定足部不同部位的压力,如MatScan系统或FootScan系统等。这些系统测定足部压力的原理是让受试者站在有多点压力敏感器的平板上,或在平板上行走,通过扫描成像,传送给计算机,在屏幕上显示出颜色不同的脚印,如红色部分为主要受力区域,蓝色部分为非受力区域,以了解患者有无足部压力异常。此法还可用于步态分析,糖尿病足的步态分析可为足部压力异常的矫正提供依据。

(五)血管检查确定缺血性足病的程度与范围

踝动脉-肱动脉血压比值(ABI)是非常有价值的反映下肢血压与血管状态的指标,正常值0.9～1.3;＜0.9为轻度缺血,0.5～0.7为中度缺血,＜0.5为重度缺血。重度缺血容易发生下肢(趾)坏疽。正常情况下,踝动脉收缩压稍高于或相等于肱动脉,如果踝动脉收缩压过高[高于29.3 kPa(220 mmHg)或ABI＞1.3],

应高度怀疑下肢动脉粥样硬化性闭塞。此时,应测定足趾血压。足趾动脉较少发生钙化,测定踝动脉或足趾动脉需要多普勒超声听诊器或特殊仪器(仅能测定收缩压)。如果用多普勒超声仍不能测得足趾收缩压,则可采用激光测定。多功能血管病变诊断仪检查包括趾压指数(TBI,即趾动脉压/踝动脉压比值)和踝压指数(ABI,即踝动脉压/肱动脉压比值)。评判标准:以 ABI 或 TBI 值为标准,<0.9 为轻度供血不足;0.5～0.7 易出现间歇性跛行;0.3～0.5 可产生静息性足痛;<0.3 提示肢端坏疽的可能性大。如果有足溃疡,这种溃疡在周围血供未得到改善之前不能愈合。

血管超声和造影检查均可用于了解下肢血管闭塞程度、部位和有无斑块,既可为决定截肢平面提供依据,又可为血管旁路手术做准备。糖尿病患者下肢动脉血管造影的特点是下肢动脉病变的患病率高和病变范围广。如果严重足坏疽患者行踝以下截肢手术后,创面持久不愈,应该采用血管减数造影,明确踝动脉以下血管是否完全闭塞。踝动脉以下血管闭塞者应从膝以下截肢。有的患者长期夜间下肢剧痛,其最常见的病因是动脉闭塞。

踝部血管网(内踝血管网、外踝血管网和足底深支吻合)是否开通及其开通血管的数目影响足溃疡的预后。畅坚等发现,当 3 组踝部血管网均参与侧支形成时,足溃疡引起的截肢率明显降低;较少的踝部血管网参与侧支循环是与糖尿病足截肢率和大截肢率相关密切的危险因素。

经皮氧分压(transcutaneous oxygen tension,$TcPO_2$)的测定方法为采用热敏感探头置于足背皮肤。正常人足背皮肤氧张力 >5.3 kPa(40 mmHg)。$TcPO_2<4.0$ kPa(30 mmHg)提示周围血液供应不足,足部易发生溃疡或已有的溃疡难以愈合。$TcPO_2<2.7$ kPa(20 mmHg)者的足溃疡无愈合可能,需要进行血管外科手术以改善周围血供。如吸入 100% 氧气后,$TcPO_2$ 提高 1.3 kPa(10 mmHg),说明溃疡的预后较好。

五、预防

糖尿病足的处理涉及糖尿病专科、骨科、血管外科、普通外科、放射科和感染科等多个专科,需要医师和护士的密切配合,在国外,还有专门的足病师。糖尿病足患者的相关知识教育十分重要,可降低患病率,预防严重并发症,避免截肢。糖尿病足防治中需要多学科合作、专业化处理和预防为主。糖尿病足部溃疡和截肢的预防开始于糖尿病确诊时,且应坚持始终。患者每年应检查 1 次,如有并发症,则应每季度检查 1 次。如有足部溃疡,应立即治疗使溃疡愈合。

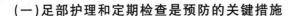

(一)足部护理和定期检查是预防的关键措施

具体的足部保健措施如下。

(1)避免赤脚行走。

(2)每天以温水洗脚和按摩,局部按摩不要用力揉搓。洗脚时,先用手试试水温,以免水温高而引起足的烫伤。洗脚后用毛巾将趾间擦干。足部用热水袋保暖时,切记用毛巾包好热水袋,不能使热水袋与患者皮肤直接接触。

(3)修剪趾甲或厚茧、鸡眼时,避免剪切太深或涂擦腐蚀性强的膏药。

(4)出现皮肤大疱和血疱时,不要用非无菌针头等随意刺破,应在无菌条件下处理。请专业人员修剪足底胼胝。

(5)足部皮肤干燥时可涂搽少许油脂。

(6)鞋跟不可过高,宜穿宽大(尤其是鞋头部)透气的软底鞋。有足病危险因素尤其是有足底压力异常者应着特制的糖尿病鞋,使足底压力分布科学合理,避免局部高压,降低足溃疡的发生。避免异物进入鞋内。

(二)矫正足压力异常和增加足底接触面积有良好预防效果

尽量减少局部受压点的压力和局部的机械应力,避免发生局部压力性溃疡。

六、治疗

糖尿病足溃疡不愈主要与神经血管病变和早期处理不当有关,患者的感染、截肢和死亡概率明显增加。糖尿病足的治疗包括基础治疗和局部治疗。基础治疗包括控制血糖和血压、纠正血脂异常和营养不良及戒烟等。局部治疗包括抗感染、改善下肢供血、局部减压和促进创面愈合,严重足病需要进行外科手术治疗,甚至截肢。

(一)控制代谢紊乱是足病处理的基础治疗

糖尿病治疗的基本原则和方法与一般糖尿病相同,但是需要注意的是足部严重感染时,患者的能量消耗大,所以饮食治疗在一段时期内可以适当放宽。应用胰岛素使血糖控制在正常或接近正常范围内。由于患者往往合并有多种糖尿病慢性并发症,如自主神经病、肾病和心血管疾病,特别需要注意在血糖监测的基础上调整胰岛素剂量,注意教育和管理患者的饮食,避免低血糖症。营养不良如低蛋白血症、贫血和低脂血症常见于严重足病的患者,是足溃疡乃至截肢的重要因素,因此应加强支持治疗,必要时输注血浆、清蛋白或复方氨基酸液。营养不良和低蛋白血症所致水肿的治疗主要是纠正营养不良状态,必要时采用利尿剂治疗。

高血压和血脂异常的治疗原则与一般糖尿病相似。但是,严重足病患者往往因营养不良而合并有低脂血症。

(二)神经性溃疡处理的关键是减轻局部压力

90％的神经性溃疡可以通过保守治疗而愈合。处理的关键是减轻局部压力,如特殊的矫形鞋或全接触石膏托(TCC)。处理胼胝可以减轻局部压力和改善血液循环,是促使神经性溃疡愈合的有效手段。糖尿病患者的胼胝处理需要专业化,如果胼胝中间有溃疡,应该将溃疡周围的胼胝予以剔除,因为局部隆起的过度角化组织不利于溃疡愈合。

(三)多种措施改善下肢血液供应

一般用扩张血管、活血化瘀、抗血小板和抗凝等药物改善微循环功能。

(1)口服 PGE_1 制剂的临床疗效确切。脂微球包裹的前列腺素 E_1(PGE_1)制剂:具有作用时间长和靶向性好的优势,可扩张血管,改善循环功能。一般以 $10\sim20$ μg 加入生理盐水 $250\sim500$ mL 中静脉滴注,1 次/天,$2\sim4$ 周为 1 个疗程。

(2)西洛他唑和沙格雷酯:治疗轻中度的下肢动脉病变均有一定的疗效。

(3)低分子右旋糖苷:$250\sim500$ mL 静脉滴注,1 次/天。

(4)山莨菪碱(654-2):使小静脉舒张,减少毛细血管阻力,增强微血管自律运动,加快血流速度;减轻红细胞聚集,降低血液黏滞度,减少微小血栓的形成,同时还降低微血管的通透性,减少渗出。但该药可诱发尿潴留及青光眼,应用时应注意观察。由于新近已经有多种疗效较为确切和不良反应小的抗血小板和扩血管药物,山莨菪碱制剂临床上已经很少应用。

介入治疗已经广泛地应用于治疗下肢动脉闭塞症。膝以下的动脉闭塞一般可采用深部球囊扩张术。膝以上的局限性动脉狭窄可采用支架植入治疗。尽管部分患者在接受介入治疗后有发生再狭窄的可能,但不妨碍血管介入治疗糖尿病合并下肢动脉闭塞症,因为介入治疗后的血管开通和下肢循环的改善可促使足溃疡愈合和避免截肢。手术后患肢可形成侧支循环,从而避免下肢的再次截肢。但是,10％～15％的患者治疗效果不理想,仍然需要截肢。截肢手术后要给予康复治疗,帮助患者尽快利用假肢恢复行走。由于一侧截肢后,另一侧发生溃疡或坏疽的可能性增加,因而必须对患者加强有关足保护的教育和预防。

一些研究认为,自体骨髓或外周血干细胞移植能促进缺血下肢的新生血管生成,适用于内科疗效不佳、下肢远端动脉流出道差而无法进行下肢搭桥的患者及年老体弱或伴发其他疾病不能接受手术的患者,这种方法操作简单,无明显不良反应,具有良好的应用前景。根据中华医学会糖尿病学分会的立场声明,干细胞移植治疗糖尿病等下肢动脉缺血性病变的安全性和有效性需要更有力的循证医学证据来验证和支持,目前尚未将干细胞移植治疗作为糖尿病下肢血管病变的常规治疗。

(四)根据病情处理糖尿病足溃疡

根据溃疡的深度、面积大小、渗出物多少及是否合并感染来决定换药的次数和局部用药。如神经-缺血性溃疡通常没有大量渗出物,因此不能选用吸收性很强的敷料;如合并感染而渗出较多时,敷料选择错误可以使创面泡软,病情恶化,引起严重后果。一般可以应用负压吸引治疗(VAC)清除渗液。或者应用具有强吸收力的藻酸盐敷料。为了保持伤口湿润,可选择水凝胶敷料处理干燥的伤口,逐步清创。尽量不要选择棉纱敷料,否则会引起伤口干燥和换药时疼痛。合并感染的伤口应该选择银离子敷料。

1.伤口床一般处理

在溃疡的治疗中起重要作用。治疗原则是将慢性伤口转变为急性伤口。利用刀和剪等手术器械清除坏死组织是正确治疗的第一步。缺血性溃疡和大面积溃疡需要逐步清除坏死组织。缺血性溃疡伤口干燥,需要用水凝胶湿润,蚕食清创。需要在充分的支持治疗下进行彻底清创。坏死的韧带和脂肪需要清除,骨髓炎时需要通过外科手术清除感染骨。无感染和肉芽组织生长良好的大面积溃疡可以进行皮瓣移植治疗。

当发生严重软组织感染,尤其是危及生命的感染时,清创、引流和控制感染是第一位的。在清除感染组织后应解决局部供血问题。如果清创面积大,而解决局部缺血不及时有力,有可能造成大面积组织坏死甚至坏疽,此时必须根据下肢血管造影结果尽早决定截肢平面。经典的足溃疡感染征象是局部红肿热痛、大量渗出、皮肤色泽变化和溃疡持久不愈合。糖尿病患者由于存在血管神经并发症,感染的临床表现可能不明显。

处理溃疡时,局部应用生理盐水清洁是正确的方法,避免用其他消毒药物,如雷氟诺尔等。厌氧菌感染可以局部使用过氧化氢溶液,然后用生理盐水清洗。局部庆大霉素等抗生素治疗和654-2治疗缺乏有效的循证医学根据。严重葡萄球菌感染时,可以局部短期用碘伏直至出现肉芽组织生长。

2.抗感染治疗

合并有严重感染、威胁肢体和生命的感染,即有骨髓炎和深部脓肿者,常需住院治疗。在血糖监测的基础上胰岛素强化治疗。可采用三联抗生素治疗,如静脉用第二和第三代头孢菌素、喹诺酮类抗菌药和克林霉素等。待细菌培养结果出来后,再根据药物敏感试验选用合适的抗生素。表浅的感染可采取口服广谱抗生素,如头孢霉素加克林达霉素。不应单独使用头孢霉素或喹诺酮类药物,因为这些药物的抗菌谱并不包括厌氧菌和一些其他革兰阳性细菌。深部感染治疗应首先静脉给药,以后再口服维持用药数周(最长达 12 周)。深部感染可能需要外科引流,包括切除感染的骨组织和截肢。在治疗效果不满意时,需要重新评估溃疡情况,包括感染的深度、微生物的种类、药物敏感和下肢血液供应情况,以及时调整治疗措施。

国际糖尿病足工作组推荐的静脉联合应用抗生素治疗的方案:①氨苄西林/头孢哌酮(舒巴坦);②替卡西林/克拉维酸;③阿莫西林/克拉维酸;④克林霉素加一种喹诺酮;⑤克林霉素和第二代或第三代头孢菌素类抗生素;⑥甲硝唑加一种喹诺酮。多重耐药增加和耐甲氧西林的金黄色葡萄球菌(MRSA)的增加意味着需要选择新的抗生素。

3.辅助药物和其他措施

难以治愈的足溃疡可采用生物制剂或生长因子类物质治疗。Dermagraft 含有表皮生长因子、胰岛素样生长因子、角化细胞生长因子、血小板衍生生长因子、血管内皮生长因子、α-转运生长因子和 β-转运生长因子,以及基质蛋白如胶原 1 和胶原 2、纤维连接素和其他皮肤成分,是一种人皮肤替代品,可用以治疗神经性足溃疡,促进溃疡愈合,改善患者的生活质量。愈合困难的足溃疡宜采用自体血提取的富含血小板凝胶治疗。这种凝胶不仅具有加速止血和封闭创面的特点,而且含有丰富的生长因子,能加速创面愈合。

2011 年,国际糖尿病工作组公布新版糖尿病足溃疡感染诊治指南,专家小组复习了 7 517 篇文献,其中 25 篇属于随机对照研究,4 篇为队列研究。专家组的结论是,已经报道的多种治疗方法如创面用抗生素、新型敷料、高压氧、负压吸引、创面用生物合成材料(包括血小板和干细胞在内的细胞材料),以及激光、电磁和微波等措施,只有负压吸引技术有足够的循证医学证据证明其有效性,高压氧治疗也有统计学意义的治疗效果。其他措施均缺乏循证依据。

高压氧治疗有利于改善缺氧状况,当下肢血管闭塞时,氧合作用指数下降,血乳酸升高,且代偿性血管舒张等加重水肿。此时若在 3 个绝对大气压下吸入

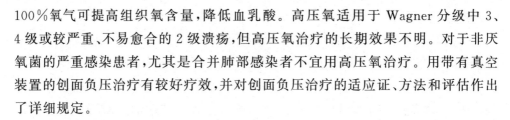

100%氧气可提高组织氧含量,降低血乳酸。高压氧适用于 Wagner 分级中 3、4 级或较严重、不易愈合的 2 级溃疡,但高压氧治疗的长期效果不明。对于非厌氧菌的严重感染患者,尤其是合并肺部感染者不宜用高压氧治疗。用带有真空装置的创面负压治疗有较好疗效,并对创面负压治疗的适应证、方法和评估作出了详细规定。

(五)严重糖尿病足需要外科处理

1.严重足趾-跖趾关节感染

严重足趾-跖趾关节感染一般需要进行半掌或其他方式截肢。截肢前需要进行下肢血管造影检查,以了解血管病变水平。年轻患者的截肢位置应尽可能低,尽可能保留肢体功能。而老年患者的重点是保存生命,保证截肢创面的一期愈合。截肢手术后要给予康复治疗。老年糖尿病足患者合并多种疾病,发生急性下肢动脉栓塞的风险高,需要及时给予溶栓治疗。

当糖尿病足感染或坏疽影响到足中部和后跟,必须在截肢或保守治疗中进行选择。Caravaggi 等报道,采取夏科关节手术(跗中切断术),经过 1 次或 2 次手术后取得了良好效果。该种手术可以避免足病变患者大截肢。如果患者的病变严重,应该行重建手术,如血管置换、血管成形或血管旁路术。但糖尿病患者下肢血管重建(特别是血管成形)术有争议。坏疽患者在休息时有疼痛及广泛的病变不能手术者要给予截肢。截肢前应行血管造影,以决定截肢水平。重建术包括受损关节的复位及融合术,但不能用于有坏疽或感染未控制者。术后约需 5 个月的时间达到固定,此期间患肢避免负重,术后加强一般治疗和支持治疗。全层皮肤缺损较大的溃疡可考虑皮肤移植,但要求伤口无坏死组织及感染,无暴露的肌腱、骨或关节,无不可清除的瘘或窦道。

2.难治性溃疡

难治性溃疡可以采用外科手术治疗。手术的目的是减少足部畸形,改善足的外观,减轻疼痛,改善血循环,减少溃疡形成,避免或减少截肢范围,尽量保留功能。趾伸肌腱延长术主要适用于跖趾关节过伸畸形或背侧脱位者。屈肌腱移位术主要适用于可屈性锤状趾畸形矫正。趾间关节成形术主要适用于固定性锤状趾畸形伴趾背或趾尖胼胝形成的治疗。跖骨头截骨短缩跖趾关节成形术主要适用于固定性锤状趾畸形伴跖趾关节脱位、跖底胼胝或溃疡的治疗。但是,这种治疗有严重的局部并发症。有学者认为,如果足跟溃疡能被避免,肌腱延长手术是治疗糖尿病前足和第 1 足趾处神经性溃疡的可选择方法。坏疽患者在休息时有疼痛及广泛的病变不能手术者,要给予有效的截肢。

3.神经压迫

感觉运动性周围神经病变患者常合并有神经压迫,下肢神经手术减压可降低高危糖尿病足和深部窦道的发生率。

4.夏科关节病

夏科关节病的治疗主要是长期制动。患者可以用矫形器具,鞋子内用特殊的垫子。如足底反复发生溃疡,可以给予多种适用于神经性糖尿病足溃疡和夏科关节的关节石膏支具,以减轻局部压力,同时又可在支具上开窗,使溃疡面暴露易于换药。支具不但可以使病变关节制动,还可以改变和纠正神经病变所致的足部压力异常。外科手术治疗夏科关节病是治疗的重要手段。手术方式包括切除踝骨和踝关节的残余物、松弛软组织、足的重排列和固定。6周后除去手术处理的固定物,再用石膏支具6周。3个月后,以矫正器替代石膏支具并让患者穿特制的鞋。

5.血管严重缺血

血管严重缺血治疗主要有经皮腔气囊血管成形术(PTA)和分流术(BGP)两种。前者是用带扩张球的导管逆行插入病变的血管以成形血管。当管腔完全闭塞或狭窄长度>10 cm,严重肝肾功能障碍时禁用该方法。BGP是用血管重建的方法恢复肢体灌注指数,多采用逆向隐静脉分流术,流入动脉多为周围动脉,流出动脉为足背动脉,适用于丧失行走能力的患者及不愈合的溃疡或坏疽。禁忌证为严重末端肢体缺血、器质性脑病长期卧床和膝部严重屈曲挛缩等。对于不稳定型心绞痛或充血性心力衰竭和急性肾功能不全的患者,应待病情稳定后再进行手术。总体上,糖尿病患者的下肢动脉闭塞性病变往往是多节段和远端病变更重,膝以下的动脉狭窄一般采取深部球囊扩张治疗。

6.钙化性小动脉病

钙化性小动脉病(calcific arteriolopathy,CAP)又称钙化性尿毒症性小动脉病(CUA),是动脉钙化的严重并发症。糖尿病是引起动脉钙化和CAP的常见原因,如果体格检查时发现局部组织缺血、淤血、血管扩张、小动脉钙化结节形成、四肢近端皮肤溃疡和组织坏死等,应想到CAP可能,并采用合适的影像检查予以证实。

参考文献

[1] 王晓焕.内分泌代谢疾病临床诊治策略[M].北京:科学技术文献出版社,2020.

[2] 肖新华.内分泌代谢疾病病例精解[M].北京:科学技术文献出版社,2020.

[3] 王宏伟.临床内科与内分泌疾病诊疗[M].北京:科学技术文献出版社,2019.

[4] 夏维波,李玉秀,李梅.协和内分泌大查房[M].北京:中国协和医科大学出版社,2021.

[5] 张波.临床内分泌疾病诊疗[M].天津:天津科学技术出版社,2018.

[6] 夏维波,李梅.遗传性内分泌代谢疾病[M].北京:人民卫生出版社,2022.

[7] 赵家军,彭永德.系统内分泌学[M].北京:中国科学技术出版社,2021.

[8] 刘建军,王玉金,员建中.临床内分泌学[M].南昌:江西科学技术出版社,2019.

[9] 曲伸,李虹.内分泌代谢疑难病例精选[M].上海:上海科学技术出版社,2020.

[10] 谭斌,肖智林,张凤田.临床内科诊疗[M].北京:科学技术文献出版社,2019.

[11] 夏维波,李玉秀,朱慧娟.协和内分泌疾病诊疗常规[M].北京:中国协和医科大学出版社,2021.

[12] 新涛.临床内分泌研究[M].长春:吉林科学技术出版社,2022.

[13] 廖二元,袁凌青.内分泌代谢病学[M].北京:人民卫生出版社,2019.

[14] 李洪梅.中国医学临床百家 内分泌科疾病病例精解[M].北京:科学技术文献出版社,2021.

[15] 陈家伦,宁光编.临床内分泌学[M].上海:上海科学技术出版社,2022.

[16] 陆涛.实用内分泌诊疗学[M].昆明:云南科技出版社,2020.

[17] 庞国明,倪青,张芳,等.当代内分泌疾病研究精华[M].北京:科学出版社,2021.

[18] 魏守超.实用临床内分泌研究[M].长春:吉林科学技术出版社,2019.

[19] 韩睿,李彦林.内分泌代谢性疾病的运动处方及饮食治疗[M].昆明:云南科技出版社,2022.

[20] 高东玲,刘阳,王慧卿.内分泌疾病基础与临床精要[M].长春:吉林科学技术出版社,2019.

[21] 伍俊妍,王燕.内分泌代谢疾病[M].北京:人民卫生出版社,2020.

[22] 薛君.实用内分泌疾病诊治学[M].开封:河南大学出版社,2020.

[23] 任国胜.内分泌系统疾病[M].北京:人民卫生出版社,2018.

[24] 杜新芝.临床内分泌疾病诊治策略[M].北京:科学技术文献出版社,2020.

[25] 陈适,潘慧,朱慧娟,等.协和内分泌综合征临床速查[M].北京:中国协和医科大学出版社,2021.

[26] 府伟灵,张忠辉.内分泌与代谢系统疾病[M].北京:人民卫生出版社,2020.

[27] 赵新刚.现代内分泌与代谢疾病诊疗学[M].长春:吉林科学技术出版社,2019.

[28] 施文,沈恺妮.协和内科住院医师手册[M].北京:中国协和医科大学出版社,2021.

[29] 田芳.临床内分泌诊疗学[M].天津:天津科学技术出版社,2020.

[30] 王娜.临床内分泌代谢性疾病治疗学[M].长春:吉林科学技术出版社,2019.

[31] 赵永才,周亚男,李少情.内分泌科医师处方手册[M].郑州:河南科学技术出版社,2020.

[32] 栾炳国.内分泌代谢疾病诊疗精要[M].天津:天津科学技术出版社,2018.

[33] 陆静毅,马晓静,周健,等.持续葡萄糖监测测定的目标范围内时间与 2 型糖尿病视网膜病变的相关性研究[J].中华内科杂志,2019,58(1):65.

[34] 何敏,李益明.不应忽视内分泌疾病相关的糖代谢异常[J].中华糖尿病杂志,2019,11(7):441-443.

[35] 李健,殷延华,戚建国,等.甲状腺结节超声恶性风险分层方法对甲状腺结节良恶性的鉴别诊断价值:中美指南对比分析[J].中国全科医学,2022,25(9):1077-1081.

[36] 孙娜娜,韩立坤.男性 2 型糖尿病合并良性甲状腺结节患者的内分泌激素特征[J].中国医科大学学报,2019,48(6):515-518,524.

[37] 李秀婷,王军,赵亮亮,等.环境内分泌干扰物与糖尿病发病关联的研究进展[J].环境与健康杂志,2018,35(5):465-469.